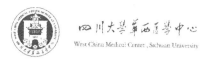

糖尿病
专科护士
培训指导

Diabetes Specialist Nurse Training Manual

编 者／袁 丽　叶子溦　陈 敏　欧 青　胡 雯　古 艳
（排名
不分先后）　邹树芳　林 双　刘 敏　肖 洁　武仁华　尹 好
　　　　　刘 维　黄明君　崔素芬　杨小玲　李 饶

主编／袁丽

秘书／叶子溦

 四川大学出版社

项目策划：李天燕
责任编辑：许　奕
责任校对：张伊伊
封面设计：墨创文化
责任印制：王　炜

图书在版编目（CIP）数据

糖尿病专科护士培训指导 / 袁丽主编. 一 成都：
四川大学出版社，2019.3
　ISBN 978-7-5690-1887-5

　Ⅰ．①糖… Ⅱ．①袁… Ⅲ．①糖尿病—护理—技术培
训—教材 Ⅳ．① R473.5

中国版本图书馆 CIP 数据核字（2019）第 047935 号

书名	糖尿病专科护士培训指导
	TANGNIAOBING ZHUANKE HUSHI PEIXUN ZHIDAO
主　编	袁　丽
出　版	四川大学出版社
地　址	成都市一环路南一段 24 号（610065）
发　行	四川大学出版社
书　号	ISBN 978-7-5690-1887-5
印前制作	四川胜翔数码印务设计有限公司
印　刷	郫县犀浦印刷厂
成品尺寸	185mm×260mm
印　张	14.75
字　数	356 千字
版　次	2020 年 4 月第 1 版
印　次	2021 年 5 月第 2 次印刷
定　价	49.00 元

◆ 读者邮购本书，请与本社发行科联系。
　电话：(028)85408408/(028)85401670/
　(028)86408023　邮政编码：610065
◆ 本社图书如有印装质量问题，请寄回出版社调换。
◆ 网址：http://press.scu.edu.cn

四川大学出版社
微信公众号

序

随着大众对护理需求的不断提高，护理专科化已成为临床护理实践与服务的发展方向，培养专科护士和普及专科化护理也成为促进我国护理事业发展的必经之路。如果缺乏专业护理人才的参与，基层的医疗服务水平很难切实提高。经过百余年发展，发达国家已经从专科护士的培训、认证、实践等方面建立起一套体系。近年来，我国的专业护理人才培养也正在提速：2005 年，《中国护理事业发展规划纲要（2005—2010 年）》明确提出"培养临床专业化护理骨干，促进护理工作的专业化发展"；2007 年，卫生部（现更名为国家卫生健康委员会）针对重症监护、急诊、手术室、器官移植、肿瘤 5 个专科领域制订培训大纲；而在"十三五"护理事业发展规划纲要专题讨论会上，有关部门再次强调要"完善激励机制，强化人才队伍建设"，借此推进我国专科护理体系建设，提高我国护理专业化水平。

据统计，2011 年，全世界约有 3.66 亿糖尿病患者，而我国目前糖尿病患者数量已超过 9240 万，居世界第一位，治疗糖尿病及其并发症的医疗费用每年超过 300 亿元人民币，占医疗卫生总费用的 8％以上，糖尿病已严重威胁人类生存和健康。糖尿病专科护士在糖尿病综合管理中发挥着极其重要的作用，这一点已达成共识。但目前训练有素的糖尿病专科护士十分紧缺，专门针对糖尿病专科护士的专业参考书籍更是难觅，这与快速发展的糖尿病治疗和专科护理技术很不相称。

《糖尿病专科护士培训指导》于是应运而生，填补了这一领域的空白。本书是由以四川大学华西医院糖尿病专科护士培训基地负责人袁丽教授为首的，长期从事糖尿病专科护士培训的护理专家和专科护士编写，是他们专科护理经验的总结和智慧的结晶。

该书的主要特点：①以糖尿病专科护士培养要求为框架，分别从国内外专科护士发展、专科护士的工作范畴及主要工作内容、专科护士的能力要求等方面进行了介绍；②详细介绍了糖尿病的相关基础知识、前沿治疗方案、糖尿病并发症护理、自我管理健康教育、病房风险管理及社区管理等，内容全面丰富；③介绍了糖尿病专科护理操作及特殊诊疗配合，增加了实用性和可操作性；④科研部分的介绍能拓展读者临床护理科研能力，提高专业素养。

　　本书内容丰富，新颖而实用，是一本质量较高的糖尿病专科护士专业书籍。相信本书的出版会对我国糖尿病专科护士培养事业做出贡献，故乐于将本书推荐给大家。

成翼娟

2019 年 6 月

目　录

第一章　糖尿病专科护理概论

第一节　国内外糖尿病专科护士培养概况

一、国外糖尿病专科护士培养概况

随着医学的不断发展，糖尿病专科护士（Diabetes Specialist Nurse，DSN）在糖尿病治疗护理及教育管理领域的作用越来越受到关注和重视，多个国家都开始制订适合自己国情的糖尿病专科护士培训计划。

国外糖尿病专科护理最早起源于美国，其 DSN 培养起步于 1921 年，1936 年实现糖尿病护理专科化，迄今已近百年。1974 年，美国护士协会（American Nurses Association，ANA）规定 DSN 培训的准入条件是有护士执照和学士学位，通过研究生入学考试并有一定的专科护理工作经验的护士；通常培训期为 2 年，需完成至少 500 小时的糖尿病专科实习课程。英国在 1952 年任命首位 DSN，其培训模式以英国护理委员会（English Nursing Board，ENB）928 课程（糖尿病基础课程）及 998 课程（教学和评估课程）为基础，根据专科特点设置理论、实践、研究等培训内容。在亚洲，日本 DSN 培养起步最早，由日本护理协会于 2001 年在下设的护理培训学校糖尿病护理部门展开，并规定只有持有保健师、助产师或护师资格证书且具有 5 年以上临床护理实践经验及 3 年以上的糖尿病护理经验者才有资格报名参加入学考试，考试合格后方可参加培训；培训必须在日本公认的机构完成，内容包括 6 个月的专科护士教育课程和 600 小时的临床实践学习。同时，这些发达国家除 DSN 培训机构外，还有 DSN 资格认证的专门机构，对 DSN 的认证和再认证也有统一的规定。美国 DSN 的认证机构为美国糖尿病教育协会，规定申请者必须有一个高等护理学位，外加 1000 小时在内分泌专家指导下的糖尿病管理实践，且通过全面的认证考试，才能获得 DSN 资格证书。日本 DSN 必须通过日本护理协会统一的资格认证考试才可获得 DSN 的认定证书，并进行注册。美国、日本还规定已注册的 DSN 每 5 年须重新申请资格认证，并均要求在这 5 年内有一定时间的糖尿病护理的实践经验及通过参加学术会议或继续教育取得足够的学分。

二、国内糖尿病专科护士培养概况

我国糖尿病专科护士培养工作与国外相比起步较晚，但却如雨后春笋，发展迅速。最早在 1992 年，香港医院管理局就规划设立了 DSN 培训课程，每 2 年举办 1 期，培训对象可以由医院推荐，也可以是护士自愿报名后经所在医院同意，培训后香港医院管理局颁发糖尿病专科培训证书。2000 年，浙江邵逸夫医院率先在内地设立了 DSN 培养中心，学员选拔条件为护理大专或以上学历、5 年以上糖尿病专科护理工作经历、良好的英语交流和专业基础，选拔的学员被送往美国罗马琳达大学医学中心的糖尿病中心学习 10 周，由美方专业人员负责培训。2001 年，香港理工大学护理学院开设了高级临床护士硕士培训课程，并同南方医科大学联合培养 DSN，经过理论考试和面试合格的护士将接受 1 年的正规学习，包括理论及实践课程共 791 学时、专业课脱产 1 个月、香港见习 1 周，修完全部课程并通过考试后获得由南方医科大学颁发的"研究生课程进修班结业证书"及香港理工大学颁发的"糖尿病专科护士培训证书"。同年，中华医学会糖尿病学分会也举办了首期糖尿病专科护理培训班。随后的十多年间全国许多地区如广东、上海、江苏、四川、重庆等在各地护理学会的支持下都成立了糖尿病专科护士培训基地，培训工作不断发展，糖尿病专科护理人员也不断增多。

目前，我国的糖尿病专科护理培训仍在探索阶段。主要存在的问题包括：

（一）糖尿病专科护士的培养模式不统一

从目前我国开展的培训情况看，大部分由各省卫生主管部门负责组织与管理，在指定医院成立专科护士培训管理中心对培训对象进行资格审查和培训管理，培训对象由各医院根据工作需要和专科护士应具备的基本条件进行筛选和推荐。另外还有其他一些组织形式，包括医院单独承办、院校合作培养等。培训方式主要有全脱产学习和分阶段脱产学习。全国范围内并没有出台统一的培训要求与模式。

（二）基本上都是采取理论与实践相结合的形式进行培训，但存在差异

首先，理论与实践的比例不相同，如广东省的理论时间为 9 周，而江苏省和四川省为 1 个多月；其次，培训时间不一致，江苏省为 4 个月，四川省为 2 个月，广东省为 6 个月和 1 年不等；最后，没有全国统一的培训目标和培训大纲，对培训教师也没有统一的师资管理制度。

（三）培训对象没有统一的准入要求

香港威尔斯亲王医院糖尿病中心对 DSN 培训的准入要求为本科毕业，有 3 年及以上的专科临床经验；浙江邵逸夫医院的选拔条件为 5 年以上工作经验，大专或以上学历；广东省的选拔条件为护理本科学历，有全科护理基础，有 5 年以上糖尿病专科护理工作经验，英语 4 级以上；四川省的选拔条件为大专以上学历，有 2 年以上护理工作经验；北京护理学会的准入条件是大专及以上学历，护师及以上职称；江苏省的选拔条件为护理大专以上学历，具有 8 年以上临床护理实践经验的主管护师或 15 年以上临床护理实践经验的资深护师，其中包括 3 年以上糖尿病护理工作经验。

（四）没有全国统一的 DSN 考核和资质认证标准

目前，各地 DSN 的考核内容基本都包括理论和实践两个方面，有的培训基地还包括科研及结业答辩。考核合格后由各培训组织自主颁发证书。目前北京市、安徽省、浙江省、四川省的 DSN 认定已上升到了卫生行政机构层面，考核合格后，培训承办单位仅颁发培训证书，而由省卫计委或护理学会颁发专科护士资格证书。而在香港，成为 DSN 必须取得香港医院管理局颁发的专科护士培训证书或者是从海外医科大学获得专科护士资格，当香港医院管理局或医院有此岗位设置需求时，从中挑选符合条件的护士聘为 DSN。台湾护理学会也于 2011 年开展了专科护士的统一资格认证，由指定医院进行培训。

第二节　糖尿病专科护士的概念、工作范畴、特征及其发展趋势

一、糖尿病专科护士的概念

糖尿病专科护士（DSN）是指具备一定执业资格，在糖尿病领域受过系统化的理论和实践培训，具备相应的糖尿病专科护理能力，能熟练运用糖尿病专科护理知识和技术为糖尿病患者提供专业化服务，经考核合格获得专科资格证书的注册护士。

二、糖尿病专科护士的工作范畴及特征

（一）糖尿病专科护士的工作范畴

糖尿病专科护士在糖尿病相关指南和诊疗常规指导下，主要承担以下职责：①提供直接护理，如采集病史、体格检查、解释实验室检查结果、评估功能状态及日常生活自我管理情况，并在饮食、活动、口服药及胰岛素治疗等方面给予患者指导；②组织和协调糖尿病专科护理工作；③掌握糖尿病相关护理操作规范及流程、并发症护理和应急状况的处置措施，为患者及其他医护人员提供糖尿病相关的知识信息和建议，及时发现并解决临床难题，指导临床护理人员提高对糖尿病患者的护理质量；④为门诊和住院患者提供个体化的糖尿病健康教育，内容包括糖尿病相关知识、药物使用、自我管理技能等；⑤协助政府制定糖尿病护理管理政策与制度，监控糖尿病护理管理质量；⑥开展糖尿病领域的护理研究。

在国外，糖尿病初诊的治疗和检查由糖尿病专科医师完成。患者明确诊断后，转由糖尿病专科护士为患者进行专科体检、询问病史并形成标准病历；复诊患者先由专科护士接诊，进行专科检查，然后将测量结果记录在标准化病历后转至专科医师就诊，诊疗后由专科护士将病历录入专用电脑，以便患者下次就诊时使用。在美国，DSN 以社区糖尿病中心为主要工作场所，糖尿病专科护士发挥核心作用，逐渐取代医师负责社区内的糖尿病教育、个案管理、糖尿病家庭护理工作，每年为患者进行糖尿病专科护理评估

与护理会诊，制订个体化糖尿病随访计划，并由家庭护士提供长期的家庭随访、糖尿病家庭自我管理教育、心理护理等延续服务，有些 DSN 还具有处方权。在澳大利亚，DSN 在糖尿病中心从事糖尿病门诊、会诊、并发症筛查等工作。在英国，至 2005 年，共有 126 家医院设有糖尿病住院专科护士（Diabetes Inpatient Specialist Nurse，DISN）。DISN 负责每日、每周访视全院各科室，加强新入院糖尿病患者的早期识别及治疗，随访和评估糖尿病住院患者，发现问题及时向病房医护人员提出建议并予以处理，缩短了以往请内分泌科医师会诊造成的时间耽搁。此外，DISN 还有计划地开展糖尿病健康教育讲座，完善糖尿病相关诊疗常规，以提高全院医护人员的糖尿病管理技能和糖尿病急慢性并发症的应对能力，从而减少了糖尿病住院患者病死率。

在国内，由于糖尿病专科护士人员数目尚少，且与糖尿病教育者（Certified Diabetes Educator，CDE）没有进行明显的区分，因此其工作场所主要集中在大型医院，工作范畴主要包括：

（1）医院 DSN 主要负责病房糖尿病患者管理；开展糖尿病健康教育，教育对象包括患者、家属和医疗辅助人员及大众市民；建立糖尿病患者健康档案并开展随访；负责培训糖尿病相关的医务人员，包括临床护士、医师等，向他们提供最新知识和先进的临床技术，传授及分享专科护理知识和经验，协助解决较复杂的疑难问题；跟营养师、康复师、足病治疗师等共同配合，促进患者正确饮食和运动；参与临床研究和护理科研工作，包括新药临床试验、治疗与护理技术新进展的研究；开展以 DSN 为核心，各病区责任护士参与的糖尿病联络护士工作模式等。南方医院、邵逸夫医院、华西医院等还先后开设了糖尿病教育门诊，采取门诊教育与随访相结合的方式，加强对糖尿病患者的教育及血糖管理。在香港，DSN 参与糖尿病门诊和妊娠糖尿病门诊，在妊娠糖尿病门诊中部分替代内科医师，与产科医师及营养师一起为孕妇提供产前血糖检测、胰岛素调整和教育，同时还具有药物处方权。

（2）社区 DSN 以社区卫生服务中心（站）为主导，设立社区糖尿病健康宣教点，开展社区延伸服务，定期下社区开展专项糖尿病防治服务工作，设置宣传专栏，举办讲座；配合社区卫生服务中心（站）开展高危人群筛查工作，对社区糖尿病患者、高危人群进行监控，并建立一对一管理模式和双向转诊制度，按糖尿病防治分级管理要求对患者进行随访指导，做到早期发现、尽早干预。

（3）DSN 还需要参与制订专科护理条约、标准和应变计划，与政府部门一起制订一些有关专科护理技能及护理发展的纲要，为未来专科护理服务的发展确立方向与基础。

（二）糖尿病专科护士的特征

糖尿病专科护士在糖尿病专科护理领域（包括评估、诊断、治疗、家庭护理、社区管理、预防和延缓糖尿病慢性并发症等方面）具有高水准的护理水平，具有分析复杂临床问题的能力，具有广博的理论知识并能恰当地应用，能预见护理措施的短期和长期效果。在工作中，DSN 不仅具有扎实的理论知识基础和操作实践能力，以及教育、管理经验，同时还需要具有敏锐的观察能力、良好的沟通能力、独立解决临床问题的能力及创新意识、健康的身体和心理素质以及职业道德，以保证在糖尿病专科护理工作中发挥最大的作用。

三、糖尿病专科护士的发展趋势

（一）扩大 DSN 的培训规模，壮大 DSN 队伍

随着我国糖尿病患者日益增多，患者对医疗卫生服务的需求逐渐增加，糖尿病专科护士的发展成为体现现代医疗改革和优质护理服务内涵、有效降低社会及医疗成本投入的有效举措。糖尿病专科护士的工作能力已充分得到患者及医院的肯定，社会和医疗机构对糖尿病专科护士的需求也逐步增加，在一定程度上反映出建立专业化糖尿病护理服务模式的潜在价值和必要性。而目前，与 4000 万左右的糖尿病患者对应的是，完成正式培训的糖尿病专科护士约 6800 人，远远不能满足实际需要，必须扩大培训规模和增加专科护士数量。

（二）建立糖尿病院内联络护士工作模式

在我国，由于糖尿病并发症的存在，糖尿病患者广泛分布在内、外、眼科等各类不同科室，因此需要广泛吸收非内分泌专科的护理人员完成糖尿病专科护士的培训，建立糖尿病院内联络护士工作模式，满足住院患者的需要，减少住院时间和花费，确保糖尿病住院患者的护理质量和护理安全。

（三）拓展 DSN 的工作职能

我国 DSN 的工作模式还在探讨中，迄今为止，只有少数医院设有 DSN 专职岗位，其工作内容主要为进行糖尿病教育，在其他职能方面涉及较少。糖尿病专科护士的职能还应该扩展到多个方面，而不仅仅只是为患者提供相应的教育和为同业的护理人员提供糖尿病专科领域的信息，还需要开展糖尿病领域的护理研究，参与护理质量、护理效果评价等。目前在发达国家，专科护士有自己的组织和杂志，并经常召开学术会议，交流糖尿病护理和管理的经验以及有关的研究。

（四）建立国家统一的 DSN 培训、管理和认证标准

未来我们需要通过多方努力，学习国外先进经验，争取卫生行政部门能参与到糖尿病专科护士的考核和认证工作中来，共同建立资格考试机制，成立认证专家咨询委员会，制定和推行全国统一的规范化的认证和考核制度。首先，在培训机构方面，中华护理学会可在各地区设立统一认证的培训基地，使用规范的培训教材及模式对学员进行理论和实践的培训，参加过这些基地培训并结业者方有资格参加国家的统一认证考试。其次，成立考试委员会，负责考试安排和认证工作。最后，开展 DSN 的再认证工作，每3~5 年一次，以保证 DSN 的质量和促进其在职业生涯中提升自身价值和专业能力，使其与时俱进，还能作为糖尿病护理专业人才甄选、绩效管理、薪资待遇及训练发展的使用工具。未来还应加强 DSN 的高等学历教育，设立糖尿病专科硕士专业，通过提高专业人员的学历来提升该领域的科研水平，缩小与发达国家的差距。同时，在具备相关认证制度及法律规范的基础上，国家劳动部门或各大医院应设立相应的岗位，使糖尿病专科护士合法化，为专科护士争取更多的处方权、独立执业权等权利，在满足患者健康需

求的同时，推动我国糖尿病专科护理不断发展与完善。

第三节　糖尿病专科护士的专业素质、知识和技术能力要求

一、糖尿病专科护士的专业素质

（一）心理素质

良好的精神面貌和健康的心理素质有助于糖尿病专科护士为患者提供最佳的护理服务。因此糖尿病专科护士需保持积极向上、乐观自信的生活态度，有宽阔的胸怀，在工作中能积极学习新方法和新技术，听取不同意见，取众之长，补己之短，能临危不惧，在困难和复杂的环境中能沉着应对。

（二）专业技术方面的素质

（1）扎实的糖尿病专业理论知识。掌握糖尿病及其并发症的症状、体征和护理要点，能及时准确地制订护理计划；同时了解最新的护理理论和信息，积极开展和参与护理科研工作。

（2）娴熟的护理操作技能。除常见的医疗护理技术外，对糖尿病专科护理技术应精通，能稳、快、准、好地完成各项护理工作。

（3）掌握糖尿病急重症的急救技术，熟练地配合医生完成对急症或危重患者的抢救。

（4）高度的责任心。密切观察患者情况的变化，严格执行操作规程，认真做好查对制度，时刻牢记医疗安全第一，杜绝医疗差错事故发生。

（5）敏锐的观察力。善于捕捉有用的信息，有丰富的想象力，勇于技术创新。

（6）较强的人际沟通能力。有较强的语言表达力，掌握与人交流的技巧，能根据患者的具体情况灵活运用语言进行心理护理。

（三）职业道德方面的素质

对患者应像对待朋友亲人一样，为其创造整洁、舒适、安全、有序的诊疗环境，及时热情地接待患者，用同理心去倾听他们的诉说，并尽量满足其提出的合理要求，施予人性化的医疗服务。

（四）身体素质

护理工作任务繁重，护士要有健康的身体，精力充沛，才能保证顺利地完成工作。

（五）文化仪表方面的素质

加强自身文化修养，积极参加继续教育学习，扩大知识面，跟上医学发展的步伐；同时要掌握礼仪知识，言行举止、着装得体，有气质，提升自身形象。

（六）健康教育的义务宣传员

糖尿病健康教育是糖尿病三级预防的重要措施，糖尿病专科护士在此领域任务重

大，应竭尽所能向患者及家属进行糖尿病健康和卫生知识的宣传教育。

二、糖尿病专科护士的知识和技术能力要求

（一）糖尿病专科护士的知识要求

糖尿病专科护士通过培训和学习，要掌握多方面的知识，最终达到以下目的：能够利用糖尿病专科知识与技能为糖尿病群体及其家属提供护理服务以及相关的健康教育，促进康复和提高自护能力；能够为社区与公众组织举办糖尿病教育课程，促进群体健康；能够组织和实施糖尿病并发症筛查工作；能够指导和帮助低年资医生和其他护士提高糖尿病相关防治工作的能力；能够参加糖尿病护理门诊及接受全院会诊；能够把握专科发展的前沿，开展专科领域的护理研究等。

（二）糖尿病专科护士的技术能力要求

糖尿病专科护士的核心能力包括护理实践能力、指导和教育患者及家属的能力、提供咨询的能力、临床和专业的领导能力、创新能力、决策能力等。

（1）临床护理评估能力：具备细致入微的观察、分析、判断能力，能够对患者进行全面的身体评估与心理评估。

（2）临床护理能力：掌握糖尿病理论知识，包括病因、病理生理改变、治疗方法、预后情况及预防与康复措施；掌握糖尿病目前常用药物的作用、不良反应及临床使用情况；熟悉目前开展的各种辅助检查（口服葡萄糖耐量试验、动态血糖监测、血管造影、踝肱指数等）的目的、方法、意义和注意事项；掌握内分泌专科常用的专科技术，如测血糖、注射胰岛素、胰岛素泵安置等。

（3）紧急救护能力：熟悉糖尿病急性并发症（糖尿病酮症酸中毒、低血糖等）和危重症的抢救配合。

（4）提供科学的护理：具有较强的护理技能，能应用护理程序的工作方法解决患者存在或潜在的健康问题；熟悉糖尿病护理进展。

（5）临床护理记录准确：按照相应规定进行正确的医疗护理文件书写，为患者建立健康档案。

（6）保证护理质量：能胜任护理工作，勇于钻研业务技术，不断学习，保持高水平的护理。

（叶子澈　黄明君）

第二章　糖尿病概述

第一节　胰岛素与糖代谢

一、血糖的基础知识

糖是机体中重要的能源和结构物质。在人体内糖的主要形式是葡萄糖（Glucose，Glu）及糖原（Glycogen，Gn）。葡萄糖是糖在血液中的运输形式，在机体糖代谢中占据主要地位；糖原是葡萄糖的多聚体，包括肝糖原、肌糖原和肾糖原等，是糖在体内的储存形式。

血液中含有多种糖分，除葡萄糖外，还有果糖、半乳糖、甘露糖、乳糖、蔗糖等。临床上所说的血糖一般特指血液中的葡萄糖，在正常情况下，成人空腹血糖的浓度维持在 $3.9 \sim 6.1$ mmol/L 范围内。正常人尿中可有微量葡萄糖，血糖浓度超过肾糖阈（一般为 8.88mmol/L）或血糖虽未升高但肾糖阈降低，导致尿中出现大量葡萄糖，称为糖尿。正常人血糖浓度虽然有波动，但能保持相对恒定，主要是由于机体存在一系列调节机制保持血糖的动态平衡。

（一）血糖的来源与去路

1. 血糖的来源

（1）食物中的糖：食物中的淀粉和糖原等糖类物质，在胃肠中被消化，以单糖的形式被吸收，经门静脉入肝，大约 60％ 被肝细胞摄取，其余进入体循环。这是血糖的主要来源。

（2）机体内储存的糖原分解：肝脏和肌肉中储存的糖原最多，分别称为肝糖原和肌糖原。机体在饥饿或空腹状态下，肝脏储存的糖原经葡萄糖－6－磷酸酶分解成葡萄糖后入血。这是空腹时血糖的主要来源。肌肉缺乏葡萄糖－6－磷酸酶，故肌糖原不能转变为葡萄糖，肌肉不能调节血糖水平，肌糖原氧化供能仅为肌肉本身活动所用。脑组织消耗能量大，但糖原储存很少，必须靠血液不断供应葡萄糖。

（3）糖异生作用：肝脏可将生糖氨基酸、乳酸和甘油等非糖物质通过糖异生作用转变成葡萄糖以维持血糖水平。

2. 血糖的去路

血糖的去路主要是组织细胞对葡萄糖的摄取和利用，包括：

（1）氧化供能：通过有氧氧化和无氧酵解产生三磷酸腺苷（ATP）。这是主要的血糖去路，在较大量的运动或劳动时，血糖的消耗较多。

（2）合成糖原：进食后，葡萄糖在肝脏、肌肉组织细胞中合成糖原储存，以备需要能量时释放。

（3）转化为非糖物质：当摄取超过需要时，血糖则转化成甘油、脂肪酸以合成脂肪，还可转化为氨基酸以合成蛋白质。

（二）血糖浓度的调节

正常情况下，人体血糖浓度在一天之中是保持在一定范围内轻度波动的，其之所以能保持动态平衡，是因为人体内有一套调节血糖浓度的机制，其中激素和体液调节因子对血糖的调节作用是最直接、最精细，也是最重要的。

1. 胰岛素

胰岛素（Insulin）是由胰岛 β 细胞分泌的蛋白质激素，是调节血糖最重要的激素，能同时促进糖原、脂肪、蛋白质合成。其主要通过在靶细胞上的受体发挥生理效应。胰岛素作用的总效应是降低血糖，作用的主要靶器官或组织是肝脏、肌肉和脂肪，在肝脏中可以抑制葡萄糖异生作用及糖原分解，从而降低肝糖的输出，并且还可以刺激某些外周组织，特别是骨骼肌和脂肪对葡萄糖的摄取，通过这些作用以降低血糖水平。如果其调节作用下降，就会导致胰岛素抵抗（Insulin Resistance，IR）。胰岛素抵抗是指单位浓度的胰岛素细胞效应减弱，即胰岛素作用的靶细胞对胰岛素敏感性下降或其作用降低的现象。在 IR 状况下，为维持血糖稳定，胰岛 β 细胞不得不代偿性分泌更多胰岛素，导致高胰岛素血症（Hyperinsulinemia），引发一系列代谢紊乱。目前认为 IR 是 2 型糖尿病和肥胖等多种疾病发生的主要原因。

2. 胰高血糖素

胰高血糖素是胰岛 α 细胞分泌的一种多肽激素，是主要的增大肝糖输出的因素。它可以迅速刺激肝脏的糖原分解以及葡萄糖的产生，随后增强葡萄糖的异生作用，因此，在治疗中常用于改善低血糖。目前认为胰高血糖素是升高血糖的最重要的激素。

3. 肾上腺素

肾上腺素是肾上腺髓质分泌的一种儿茶酚胺类激素，通过刺激肝糖原及肌糖原分解而升高血糖，还可促进胰高血糖素的分泌，抑制胰岛素的分泌。在胰高血糖素分泌受损时（如 1 型糖尿病患者），其是上调血糖水平的关键激素。运动或应激可促进肾上腺素分泌，提高血糖水平，为机体供能。肾上腺髓质肿瘤可导致分泌过量的肾上腺素。

4. 生长激素

生长激素是由垂体分泌的一种多肽激素，能促进糖异生和脂肪分解，因此一般认为它是胰岛素的拮抗激素。

5. 皮质醇

皮质醇是在促肾上腺皮质激素刺激下由肾上腺皮质分泌的激素，可促进糖异生及蛋白质和脂肪的分解。肾上腺皮质功能亢进患者因肾上腺皮质的增生或肿瘤，血浆皮质醇浓度升高，可致高血糖；反之，肾上腺皮质功能减退患者可致低血糖症。

6. 甲状腺素

甲状腺素是由甲状腺分泌的激素，主要通过促进糖原分解而升高血糖，可促进胃肠蠕动和增加糖在肠道内的吸收。

7. 生长抑素

生长抑素是由胰岛δ细胞、胃肠和下丘脑分泌的多肽类激素，主要通过抑制生长激素的释放，调节胰高血糖素和胰岛素的分泌而对血糖起调节作用。

8. 神经调节

当血糖降低时，机体产生饥饿感，进食后胃肠将摄入的食物消化水解成葡萄糖后吸收入血，使血糖升高，当血糖上升到一定程度，大脑发出指令，使食欲减退，随着葡萄糖的利用和储存，血糖又一次下降，如此反复维持血糖的动态平衡。

二、胰岛素的基础知识

胰岛素（Insulin）是由胰腺的胰岛β细胞所产生并且第一个被测序的蛋白质激素，也是首个通过重组 DNA 技术生产的蛋白质。胰岛素基因定位于 11 号染色体短臂上。

（一）分子结构

人胰岛素含 51 个氨基酸残基，分子量为 6000，由 A、B 两条链通过两个二硫键连接而成，在 A 链中还有一个链内二硫键，将第 6 位和第 11 位氨基酸残基连接起来。A链含有 21 个氨基酸残基，而 B 链有 30 个。B 链的 C 末端区域（B23~B26）是胰岛素生物学活性的关键区域，具有高度保守性。人胰岛素与其他生物种系略有差异。

（二）生物合成

首先在胰岛β细胞粗面内质网的核糖核蛋白体形成含 100 个氨基酸残基的前胰岛素原。通常在血液循环中不能检测到前胰岛素原，因为它很快被酶切去信号肽，生成有86 个氨基酸的胰岛素原（Proinsulin），贮存在β细胞高尔基体的分泌小泡内，最后被蛋白水解酶切开产生胰岛素和 C 肽（C－peptide），再分泌到β细胞外，进入血液循环中。未经过蛋白酶水解的胰岛素原，有一小部分也随着胰岛素进入血液循环，胰岛素原的生物活性仅为胰岛素的 10%。

（三）胰岛素的分泌模式

胰岛β细胞中储备的胰岛素约 200U，正常人每天分泌 25~50U 胰岛素入血。胰岛素的分泌主要受血糖的影响，呈双时相脉冲式分泌。空腹时，血浆胰岛素浓度是 5~15 μU/ml；进餐后，血浆胰岛素浓度增加 5~10 倍。按照进食与否，正常人胰岛素的生理性分泌由基础胰岛素及餐时胰岛素两部分组成，其分泌量分别占全天胰岛素分泌总量的 50%。

1. 空腹及进食状态下的分泌模式

（1）基础胰岛素分泌量为 18~32U/24h，无峰值，不依赖于进食，其作用是阻止肝脏内储存的肝糖原分解为葡萄糖入血，也阻止脂肪酸、氨基酸经糖异生作用转换成葡萄糖入血，对调节空腹高血糖和餐前血糖非常重要。当禁食时间过长，血糖浓度下降，基础胰岛素分泌随之减低甚至停止分泌时，肝脏动员肝糖原分解成葡萄糖入血，从而在不进食的状态下也能保持血糖浓度在正常范围。

（2）餐时胰岛素分泌。进食后，当血糖浓度大于 5.55mmol/L 时可立即增加胰岛素的分泌（根据个体对胰岛素的敏感性不同，可较基础胰岛素分泌增加 3～10 倍不等），从而抑制餐后血糖浓度的急剧升高。随着消化过程结束，血糖浓度逐渐下降，在进食后 2～3 小时胰岛素的大量分泌也结束，恢复到基础分泌的状态。

2. 双时相分泌模式

静脉葡萄糖耐量试验发现，正常人的胰岛 β 细胞受到葡萄糖负荷刺激后呈双时相式胰岛素分泌，分别称为一相分泌和二相分泌（图 2-1），分泌特点见表 2-1。

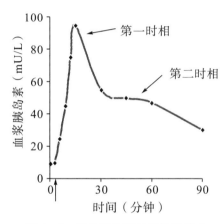

图 2-1　胰岛素的双时相分泌模式

来源：《中国糖尿病患者胰岛素使用教育管理规范》。

表 2-1　一相分泌和二相分泌的特点

	一相分泌	二相分泌
分泌特征	血糖升高在 1～3min 出现，10min 内恢复到基线水平，快速上升后急速下降，呈现一个尖锐的波形	刺激后 30～45min 达峰值，持续 90～120min 后恢复基础水平；持续时间长，分泌量最大
胰岛素来源	β 细胞储存的分泌颗粒	β 细胞储存的分泌颗粒＋不断新合成的分泌颗粒
生理意义	减小餐后血糖浓度升高幅度，缩短血糖浓度升高持续时间，抑制后期高胰岛素血症	使餐后升高的血糖浓度恢复正常

来源：《中国糖尿病患者胰岛素使用教育管理规范》。

（四）胰岛素分泌的调节

血糖浓度升高，直接刺激胰岛 β 细胞，使胰岛素分泌增加，当血糖浓度下降至正常水平时，胰岛素分泌也迅速恢复到基础水平。当血糖浓度低于正常值时，胰岛素的分泌减少或停止，同时胰高血糖素分泌增加，使血糖浓度上升。许多氨基酸都有刺激胰岛素分泌的作用，以精氨酸和赖氨酸的作用最强。胃肠激素、胰高血糖素、生长激素、皮质醇、甲状腺激素等可促进胰岛素分泌，肾上腺素、去甲肾上腺素、生长抑素等可抑制胰岛素分泌。同时胰岛受迷走神经及交感神经支配，迷走神经可直接刺激并通过促进胃肠激素的释放间接刺激胰岛素的分泌，交感神经兴奋则抑制胰岛素分泌。

（五）胰岛素的降解

胰岛素第一次通过门静脉时，约有 50％被肝细胞摄取并降解。

（六）胰岛素的作用

胰岛素作用的分子机制尚不十分清楚。通常胰岛素首先作用于细胞膜上的胰岛素受体，该受体为两个 α 亚基和两个 β 亚基组成的四聚体。胰岛素首先结合到 α 亚基使受体的构象发生改变，β 亚基的酪氨酸蛋白激酶磷酸化而激活受体，导致细胞内信号转导的发生。胰岛素的重要作用是增加葡萄糖的穿膜转运，促进葡萄糖的摄取，促进葡萄糖在细胞内的氧化或糖原合成，降低血糖浓度，并提供能量促进蛋白质及脂肪的合成；抑制糖原分解和糖异生，抑制脂肪或蛋白质的分解，减少酮体生成；与生长激素（GH）有协同作用，促进生长，促进钾离子向细胞内转移，并有水钠潴留作用。

1. 调节糖代谢

胰岛素能促进全身组织对葡萄糖的摄取和利用，并抑制糖原的分解和糖原异生，因此，胰岛素有降低血糖浓度的作用。胰岛素分泌过多时，血糖浓度下降迅速，脑组织受影响最大，可出现惊厥、昏迷，甚至引起死亡。相反，胰岛素分泌不足或胰岛素受体缺乏常导致血糖浓度升高，若超过肾糖阈，则糖从尿中排出，引起糖尿。同时由于血液成分改变（含有过量的葡萄糖），亦导致高血压、冠心病和视网膜血管病等病变。

2. 调节脂肪代谢

胰岛素能促进脂肪的合成与贮存，使血中游离脂肪酸减少，同时抑制脂肪的分解氧化。胰岛素缺乏可造成脂肪代谢紊乱，脂肪贮存减少，分解加强，血脂升高，久之可引起动脉硬化，进而导致心脑血管的严重疾病；与此同时，由于脂肪分解加强，生成大量酮体，出现酮症酸中毒。

3. 调节蛋白质代谢

胰岛素一方面促进细胞对氨基酸的摄取和蛋白质的合成，另一方面抑制蛋白质的分解，因而有利于生长。另外，腺垂体生长激素的促蛋白质合成作用，必须有胰岛素的存在才能表现出来。因此，对于生长来说，胰岛素也是不可缺少的激素之一。

4. 其他功能

胰岛素可促进钾离子和镁离子穿过细胞膜进入细胞内，可促进脱氧核糖核酸（DNA）、核糖核酸（RNA）及三磷酸腺苷（ATP）的合成。

三、胰岛素与血糖的相互关系

（一）人体内各组织细胞活动所需的能量大部分来自葡萄糖

进食时从胃肠吸收的葡萄糖可以提供大脑和其他器官所需要的能量，超出所需能量以外的葡萄糖以糖原的形式储存在肝脏、肌肉等组织器官中,在饥饿或空腹状态时,动员肝糖原分解为葡萄糖,供各组织器官利用。

胰岛素必须与细胞膜上的胰岛素受体结合才能发挥生理效应。胰岛素受体是一种特殊的蛋白,主要分布在肝脏、脂肪、肌肉等组织的细胞上,对胰岛素高度敏感且识别性强。胰岛素能促进全身组织对葡萄糖的摄取和利用,并抑制糖原的分解和糖异生。如果没有足够的胰岛素,血糖就不能进入机体细胞发挥作用而是继续留在血液中,这样血液中的血糖含量就会越来越高。

血糖浓度是调节胰岛素分泌最基本的因素,可直接影响胰岛 β 细胞的分泌活动。正常人体内的血糖浓度和胰岛素配合默契,互相影响,使血糖无论在空腹还是进食后,都保持在一定范围内(图 2-2、图 2-3)。

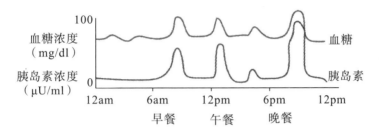

图 2-2 胰岛素分泌与血糖浓度的关系

来源:《中国糖尿病患者胰岛素使用教育管理规范》。

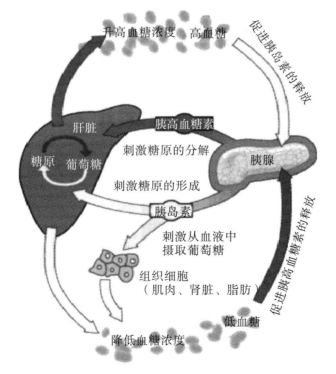

图 2-3 胰岛素分泌与血糖浓度的平衡关系

来源:《中国糖尿病患者胰岛素使用教育管理规范》。

（二）糖尿病、胰岛素、血糖三者之间的关系

糖尿病患者的胰岛素分泌形式与正常生理状态下的不同，而不同类型的糖尿病患者的胰岛素分泌也不同。1型糖尿病患者胰岛素分泌完全缺乏或严重缺乏，患者病情越重，其胰岛功能越差，分泌的胰岛素越少。2型糖尿病是一种进展性疾病，其发病机制如图2-4所示，在此过程中胰岛素抵抗和胰岛素分泌不足同样重要，目前普遍认为胰岛β细胞对胰岛素抵抗的失代偿是导致2型糖尿病发病的最后共同机制，产生胰岛素抵抗的遗传背景会影响胰岛β细胞对胰岛素抵抗的代偿能力及糖尿病的易感性。

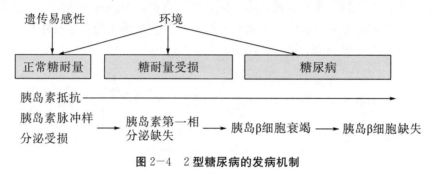

图2-4　2型糖尿病的发病机制

来源：《中国糖尿病患者胰岛素使用教育管理规范》。

1. 胰岛素抵抗

胰岛素受体表达减少及胰岛素与受体结合后信号通路的改变等都可导致胰岛素抵抗。

2. 胰岛素分泌不足

胰岛β细胞功能紊乱导致胰岛素分泌缺陷。胰岛β细胞功能紊乱在2型糖尿病自然病程中一直存在。英国的UKPDS研究显示，2型糖尿病发病时胰岛β细胞功能仅剩50%，在病程前期β细胞功能损害是可逆的，随着病程进展到晚期，胰岛β细胞不可逆地从功能衰退发展到数量减少甚至消失。2型糖尿病早期，胰岛β细胞对葡萄糖刺激的反应减弱，表现为葡萄糖刺激的第一时相或早相胰岛素分泌不足或缺失，导致餐后血糖浓度升高，又因胰岛β细胞的葡萄糖受体功能异常等原因导致第二时相胰岛素分泌高峰延迟（高胰岛素血症），所以出现餐后或下一餐前低血糖。

根据糖尿病患者胰岛素分泌特点，在应用外源性胰岛素治疗糖尿病时，应特别注意模拟生理性胰岛素分泌模式，使餐后胰岛素高峰与血糖高峰一致，做到以最少量的胰岛素达到最佳的降血糖效果，并避免出现两餐间或全天的高胰岛素血症。

第二节　糖尿病的定义、临床表现、诊断及分型

一、糖尿病的定义

糖尿病（Diabetes Mellitus）是一组由遗传和环境因素相互作用所致的代谢性疾病，由于胰岛素分泌缺乏和（或）其生物作用障碍导致糖代谢紊乱，同时伴有脂肪、蛋白质、水、电解质等的代谢障碍，以慢性高血糖为主要特征。慢性高血糖常导致眼、肾、神经和心血管等的长期损害、功能不全或衰竭。目前已知有两种病理过程参与糖尿病的发病机制：①胰岛 β 细胞的自身免疫性损伤；②机体对胰岛素的作用产生抵抗。糖尿病患者胰岛素的绝对和（或）相对不足是导致糖、脂肪和蛋白质代谢紊乱的基础。

二、糖尿病的临床表现

（一）糖尿病的典型症状

"三多一少"，即多尿、多饮、多食和消瘦（体重减轻）。

1. 多尿

糖尿病患者血糖浓度增高，不能被充分利用，特别是肾小球滤出后不能完全被重吸收，导致渗透性利尿。血糖浓度越高，排出的尿糖越多，尿量也越多。患者每昼夜尿量可达 3~5L，最高可达 10L 以上。排尿次数也增多，有的患者甚至每昼夜可达 30 余次。

2. 多饮

由于多尿，水分丢失过多，发生细胞内脱水，刺激口渴中枢，出现烦渴多饮，饮水量和饮水次数都增多，以此补充水分。排尿越多，饮水也越多，形成正比关系。

3. 多食

由于大量尿糖丢失，机体处于半饥饿状态，能量缺乏需要补充，引起食欲亢进。同时因高血糖刺激胰岛素分泌，患者易产生饥饿感。

4. 消瘦（体重减轻）

由于胰岛素不足，机体不能充分利用葡萄糖，从而通过加速脂肪和蛋白质分解来补充能量和热量，其结果是体内脂肪及蛋白质大量消耗，加上水分的丢失，患者体重减轻、消瘦，严重者体重可下降数十斤，以致疲乏无力、精神不振。

（二）糖尿病的不典型症状

部分患者因出现糖尿病相关并发症症状就诊，如皮肤损伤或手术后伤口不愈合、皮肤瘙痒、视物模糊、下肢麻木等症状。

三、糖尿病的诊断

（一）诊断方法

1. 糖尿病普查

医疗和预防机构应在医疗保险公司及政府的支持下，定期开展糖尿病的普查工作。凡 40 岁以上者，每年均应接受常规体检，实验室检查必须包括空腹血糖和糖化血红蛋白项目。首次检查结果正常者，至少每 3 年应复查一次。

2. 口服葡萄糖耐量试验（OGTT）

糖尿病高危者要进行常规血糖、糖化血红蛋白检查，对可疑者应进一步行 OGTT。空腹血浆葡萄糖或 75g OGTT 后的 2 小时血浆葡萄糖值可单独用于流行病学调查或人群筛查。建议已达到糖调节受损的人群，行 OGTT，以提高糖尿病的诊断率。

3. 糖化血红蛋白（HbA1c）

2011 年世界卫生组织（WHO）建议在条件具备的国家和地区采用 HbA1c 诊断糖尿病，诊断切点为 HbA1c 大于或等于 6.5%。我国 2010 年开始进行"中国糖化血红蛋白教育计划"，随后出台了相关行业标准及实验室检测指南。我国的 HbA1c 检测标准化程度逐步提高，但各地区差别仍较大。建议采用标准化检测方法并有严格质量控制的医院，可以将 HbA1c 用于糖尿病诊断及诊断标准的探索研究。国内一些研究结果显示，在我国成人中，HbA1c 诊断糖尿病的最佳切点为 6.2%～6.4%，以 6.3% 的依据为多。

4. 胰岛自身抗体检查

成人隐匿性自身免疫性糖尿病（Latent Autoimmune Diabetes in Adults，LADA）的早期诊断有时甚为困难，对可疑患者及高危人群可进行胰岛细胞抗体、谷氨酸脱羧酶抗体（GADA）及其他自身抗体检查。必要时可进行 HLA 亚型鉴定及其他免疫学与分子生物学方面的检查。

（二）诊断标准

各种糖尿病都是以慢性高血糖为主要改变，所以血糖测定是诊断糖尿病最可靠的关键指标。糖尿病的临床诊断应依据静脉血浆葡萄糖而不是毛细血管血糖检测结果。目前国际通用的诊断标准和分类是 WHO（1999 年）糖尿病诊断标准，见表 2-2。严重疾病或应激情况下，可发生应激性高血糖，不能根据此时的血糖诊断糖尿病，必须在应激消除后复查才能明确其糖代谢状况。

表 2-2　**WHO（1999）糖尿病诊断标准**

诊断标准	静脉血浆葡萄糖（mmol/L）
（1）典型糖尿病症状（烦渴多饮、多尿、多食、不明原因的体重下降）加上随机血糖 或加上	≥11.1
（2）空腹血糖 或加上	≥7.0

续表2-2

诊断标准	静脉血浆葡萄糖（mmol/L）
（3）葡萄糖负荷后2小时血糖 无典型糖尿病症状者，需改日复查确认	≥11.1

注：空腹状态指至少8小时没有进食热量；随机血糖指不参考上次用餐时间，一天中任意时间的血糖，不能用来诊断空腹血糖异常（IFG）或糖耐量异常（IGT）。来源：《中国2型糖尿病防治指南（2017年版）》。

四、糖尿病的分型

糖尿病的分型以及诊断的方法和指标在1979年前的一段相当长时期内甚为混乱，随着对糖尿病病因和发病机制的了解不断深入，糖尿病的分型趋于合理。目前我国采用的是WHO（1999年）的糖尿病病因学分型体系，见表2-3，根据病因学证据将糖尿病分为4大类，即1型糖尿病、2型糖尿病、特殊类型糖尿病和妊娠糖尿病（GDM）。

表2-3　WHO（1999年）的糖尿病病因学分型体系

病因学分型
1．1型糖尿病：胰岛β细胞毁坏，常导致胰岛素绝对不足 （1）自身免疫性：急发型及缓发型，GAD抗体和（或）ICA抗体阳性 （2）特发性：无自身免疫证据 2．2型糖尿病：胰岛素抵抗和（或）胰岛素分泌障碍 3．特殊类型糖尿病 （1）胰岛β细胞功能遗传性缺陷：MODY1、2、3型，线粒体DNA突变等 （2）胰岛素作用遗传性缺陷：A型胰岛素抵抗、矮妖精貌综合征、Rabson-Mendenhall综合征、脂肪萎缩性糖尿病等 （3）胰腺外分泌病：胰腺炎症、创伤/胰腺切除术后、胰腺肿瘤、胰腺囊性纤维化、血色病、纤维钙化性胰腺病及其他 （4）内分泌疾病：肢端肥大症、库欣综合征、胰高血糖素瘤、嗜铬细胞瘤、甲状腺功能亢进症、生长抑素瘤、醛固酮瘤及其他 （5）药物或化学品所致糖尿病：Vacor（N-3吡啶甲基N-P硝基苯尿素）、喷他脒、烟酸、糖皮质激素、甲状腺激素、二氮嗪、噻嗪类药物、β肾上腺能激动剂、苯妥英钠、γ-干扰素及其他 （6）感染：风疹、巨细胞病毒等 （7）不常见的免疫介导性糖尿病：僵人（Stiff-man）综合征、胰岛素自身免疫综合征、胰岛素受体抗体及其他 （8）其他与糖尿病相关的遗传综合征：Down、Klinefelter、Turner、Wolfram、Lawrence Moon Bdidel等综合征，Huntington舞蹈病等 4．妊娠糖尿病

注：MODY：青少年的成人起病型糖尿病，是一种以常染色体显性遗传方式在家系内传递的早发但临床表现类似2型糖尿病的疾病。

1型糖尿病、2型糖尿病、妊娠糖尿病（GDM）是临床常见类型。1型糖尿病显著的病理生理学特征是胰岛β细胞数量显著减少和消失所导致的胰岛素分泌显著下降或缺失，常导致胰岛素绝对不足。2型糖尿病显著的病理生理学特征为胰岛素调控葡萄糖的能力下降（胰岛素抵抗），伴随胰岛β细胞功能缺陷所导致的胰岛素分泌减少（或相对减少）。特殊类型糖尿病是病因学相对明确的糖尿病。随着对糖尿病发病机制的深入研究，特殊类型糖尿病的种类会逐渐增加。

血糖浓度不能区分 1 型还是 2 型糖尿病，即使是被视为 1 型糖尿病典型特征的糖尿病酮症酸中毒（DKA），在 2 型糖尿病患者中也会出现。在患者起病初期进行分类有时的确很困难。

1 型糖尿病常具有以下特点：发病年龄通常小于 30 岁；"三多一少"症状明显；以酮症或酮症酸中毒起病；非肥胖体型；空腹或餐后的血清 C 肽浓度明显降低；出现自身免疫标记，如谷氨酸脱羧酶抗体（GADA）、胰岛细胞抗体、人胰岛细胞抗原 2 抗体（IA-2A）、锌转运体 8 抗体（ZnT8A）等。如果不确定分类，可先做一个临时性分类用于指导治疗。然后依据对治疗的反应以及随访观察其临床表现，再重新评估、分型。在 1 型糖尿病中，有一种缓慢进展的亚型，即成人隐匿性自身免疫性糖尿病（LADA），在起病早期与 2 型糖尿病的临床表现类似，需要依靠 GADA 以及其他胰岛自身抗体的检测才能明确诊断。

2 型糖尿病约占糖尿病总数的 90%；多见于成年人，40 岁以上发病率高；有明显的遗传倾向，多有糖尿病家族史；GAD、ICA、IAA 等抗体多阴性；初期多为超重或肥胖体型；多无明显临床症状，极少数为急性起病；患者胰岛 β 细胞功能呈进行性衰退。

随着生活水平的提高，儿童和青少年糖尿病患者数量逐年上升，青少年 1 型和 2 型糖尿病鉴别要点见表 2-4。

表 2-4　青少年 1 型和 2 型糖尿病鉴别要点

	1 型糖尿病	2 型糖尿病
起病	急性起病，症状明显	缓慢起病，常无症状
临床特点	体重下降、多尿、烦渴多饮	肥胖、有家族史、高发病率族群、黑棘皮病、多囊卵巢综合征
酮症	常见	通常没有
C 肽	低/缺乏	正常/升高
抗体	ICA、GAD、ICA512 阳性	ICA、GAD、ICA512 阴性
治疗	胰岛素	生活方式、口服降糖药或胰岛素
相关的自身免疫性疾病	有	无

五、糖尿病前期

糖尿病的发病是一个慢性的、逐渐演变的过程。在遗传的基础上，环境因素作用的累计、年龄的增长导致血糖浓度的逐渐升高和葡萄糖耐量的缓慢减低。当前在糖尿病诊断标准中存在一个处于血糖浓度完全正常与糖尿病的高血糖之间的过渡阶段，处于此阶段（时期）的人血糖水平已高于正常，但尚未达到目前 WHO 划出的糖尿病诊断水平，称为糖调节受损（Impaired Glucose Regulation，IGR）或糖稳态受损，也有人称之为糖尿病前期。此期的 IGR 又有三种情况：即空腹血糖受损（Impaired Fasting Glucose/Ghycemia，IFG）、糖耐量受损（Impaired Glucose Tolerance，IGT，以往也称为糖耐量减退或糖耐量减低）、空腹血糖受损合并糖耐量受损（IFG＋IGT）。WHO（1999）糖代谢状态分类见表 2-5。2010 年完成的我国近十万 18 岁以上成人流行病学调查中估算的糖尿病前期患病率为 50.1%，在我国，糖尿病前期人群以餐后高血糖为主。

表 2-5　WHO（1999）糖代谢状态分类

糖代谢分类	静脉血浆葡萄糖（mmol/L）	
	空腹血糖	糖负荷后 2 小时血糖
正常血糖	<6.1	<7.8
空腹血糖受损（IFG）	≥6.1，<7.0	<7.8
糖耐量受损（IGT）	<7.0	≥7.8，<11.1
糖尿病	≥7.0	≥11.1

注：IFG 和 IGT 统称为糖调节受损，也称糖尿病前期。

2 型糖尿病由糖尿病前期发展而来，糖尿病前期可以被认为是一种标志或者分水岭，如果出现，则将来发生心脑血管疾病、糖尿病、微血管病以及肿瘤和痴呆等的危险性增高，以"IFG＋IGT"发展为糖尿病的风险最高。美国内分泌医师协会（AACE）认为，糖尿病前期患者短期内罹患糖尿病的绝对风险增加 3~10 倍。并且越来越多的研究证实，早在糖尿病前期阶段就可以出现轻微的肾、视网膜和神经等的微血管病变。现有的研究已证明有效干预糖尿病前期可明显减少其转化成糖尿病的可能性，无论通过生活方式还是药物干预，及早使糖尿病前期者恢复正常的血糖浓度，是预防疾病进展的关键所在。然而长期形成的生活习惯是很难在短期内被完全纠正的，需要有专人进行健康教育，并需要严格随访和监督。对执行强化生活方式十分困难者可考虑首选药物干预，或强化生活方式干预 6 个月以上血糖仍不达标者可考虑药物干预。

第三节　糖尿病的流行病学

一、糖尿病的危害

糖尿病已成为全球威胁人类健康的慢性非传染性疾病之一，根据 2017 年世界卫生组织（WHO）发布的《世界卫生统计》报告，糖尿病占慢性非传染性疾病总死亡率的 4%，仅次于心血管疾病、癌症、慢性呼吸系统疾病。国际糖尿病联盟（IDF）在 2017 年发布的第 8 版全球糖尿病地图（IDF Diabetes Atlas）报告显示，全球约有 4.25 亿成人患糖尿病，预计到 2045 年，糖尿病患者可能达到 6.29 亿人。糖尿病患者数量排在前三位的分别是中国、印度和美国。全球有约 2.124 亿成人糖尿病患者（约占糖尿病患病总人数的一半）没有得到诊断，其中，84.5％在低收入和中等收入国家。即使在高收入国家，37.3％的糖尿病患者也未得到诊断。据估计：7.3％的20～79岁人群糖耐量受损，人数达到3.521亿；大部分患者（72.3％）来自低收入或中等收入国家；到2045年，这一人数将达到5.87亿，占到20～79岁人群的8.3％。每年约有400万人（20～79岁）死于糖尿病，糖尿病占全球全因死亡的10.7％。糖尿病所致死亡中，46.1％的患者年龄小于60岁。

2017年IDF数据显示：中国约有1.144亿糖尿病患者（20～79岁），有3410万患者年龄超过65岁；糖尿病患病率为10.9％，年龄标化患病率为9.7％，约有842993名患者死于糖尿病，其中33.8％的年龄小于60岁；我国每年用于糖尿病及其相关疾病的医疗支出达500亿美元，占到国民医疗总支出的13％，其中80％用于并发症的治疗。据预测到2040年，中国糖尿病相关疾病的卫生总费用将会达到720亿美元。而在中国的一项调查数据显示，在2014年，糖尿病医疗服务消耗了5％的慢性病医疗资源，其中33.99％的糖尿病医疗费用需要家庭来承担，给社会和家庭带来沉重的经济负担。

中国在糖尿病领域的治疗和控制与一些发达国家相比还有很大的差距。《中国2型糖尿病防治指南（2017年版）》显示，2013年在中国糖尿病的知晓率为36.5％，而治疗率为32.2％，在采取治疗措施的糖尿病患者中，治疗控制率为49.2％。也就是说，中国只有不到15％的糖尿病患者得到了有效的血糖控制，未知晓、未控制的糖尿病患者可能发生的严重并发症将为我国医疗保健系统带来巨大挑战，改善糖尿病患者的预后任重而道远。

二、糖尿病的发病特点

（一）1型糖尿病的发病特点

1型糖尿病的国际发病率占所有糖尿病的5％～10％。中国每年有约13000例新发1型糖尿病。目前的研究显示，1型糖尿病流行病学的一般规律如下：

（1）主要见于15岁以前的儿童和未成年人。

（2）亚洲国家的发病率相对较低。

（3）各国1型糖尿病的发病均较以前有逐年增加的趋势，但增加速度要比2型糖尿病慢。

（4）不少地区1型糖尿病的发病率与季节有关，四季分明地区的1型糖尿病发病的高峰多在秋冬季，但其确切原因未明；具有遗传易感性，孪生儿研究显示同卵双胎发病的一致率为50％。

（二）2型糖尿病的发病特点

近年来，世界各国2型糖尿病的患病率均有急剧上升的趋势，尤其在发展中国家或发展中国家移居到发达国家的移民中增加速度更快。由于2型糖尿病占全部糖尿病的90％以上，所以很多有关糖尿病总患病率的调查报告事实上主要反映了2型糖尿病的患病率。2型糖尿病患者激增是造成全世界糖尿病患者总数激增的主要原因。全球2型糖尿病的变化有以下共同特点：

（1）患病率急剧增加，预计到 2045 年，糖尿病患者可能达到 6.29 亿。

（2）发病人群年轻化，2 型糖尿病不但是老年人的常见病，而且在中青年人群，甚至是儿童中也越来越多见。

（3）存在大量糖尿病前期患者。

（4）患病率在不同地区和种族间有差异。各地区、各种族的患病率从不足 0.1％可至 40％。据 IDF 报告，北美洲和加勒比地区是世界上糖尿病患病率最高的地区（11％）。到 2045 年，南美和中美地区的糖尿病患者将增加 62％；西太平洋地区糖尿病患者最多，达到 1.58 亿；其次为东南亚地区，有 8200 万名成年糖尿病患者。

（5）年龄越大，2 型糖尿病的患病率越高。

（6）经济和文化对患病率的影响很大，高经济收入加上低文化程度也增加了糖尿病的危险性。

（7）糖尿病的患病率在不同职业间有显著差别。

三、中国糖尿病流行特点及影响因素

（一）中国糖尿病流行特点

目前我国糖尿病发病凸显"三高三低"："三高"指发病率高、并发症发生率高、治疗费用高，"三低"指知晓率低、诊断治疗率低、血糖控制达标率低。我国 1996 年成人（25 岁以上）2 型糖尿病患病率约为 2.28％；2002 年全国调查显示，在 18 岁以上的人群中，城市人口的糖尿病患病率为 4.5％，农村为 1.8％；2010 年中国疾病预防控制中心（CDC）和中华医学会内分泌学分会调查了中国 18 岁及以上人群糖尿病的患病情况，调查显示糖尿病患病率为 9.7％；2013 年我国慢性病及其危险因素监测显示，18 岁及以上人群糖尿病患病率为 10.4％。我国糖尿病流行特点如下：

（1）以 2 型糖尿病为主，1 型糖尿病及其他类型糖尿病少见。

（2）各民族间的糖尿病患病率存在较大差异，满族 15.0％、汉族 14.7％、维吾尔族 12.2％、壮族 12.0％、回族 10.6％、藏族 4.3％。

（3）经济发达地区的糖尿病患病率明显高于不发达地区，城市（12.0％）高于农村（8.9％）。

（4）未诊断糖尿病比例较高。2013 年全国调查中，未诊断的糖尿病患者占总数的 63％。

（5）肥胖和超重人群糖尿病患病率显著增加，肥胖人群糖尿病患病率升高了 2 倍。

（二）中国糖尿病流行的可能影响因素

1. 城市化

随着经济的发展，我国城市化进程加快，城镇人口占全国人口比例从 2000 年的 34％上升到 2016 年的 57％。城市化导致人民生活方式发生改变，体力活动明显减少，生活节奏的加快也使得人们长期处于应激环境，这都与糖尿病的发生密切相关。

2. 老龄化

我国 60 岁以上老年人的比例逐年增加，2013 年的调查中，60 岁以上的老年人糖尿病患病率在 20％以上。

3. 超重/肥胖

《中国居民营养与慢性病状况报告（2015）》显示，全国 18 岁及以上成人超重率为 30.1％，肥胖率为 11.9％。由于我国经济的迅速发展，生活水平提高引起膳食结构改变，膳食中糖、蛋白质、脂肪的来源从以植物为主转向以动物为主，总热量过剩；同时生活模式不健康、不科学，对糖尿病的无知、热量摄取过多和体力活动减少导致肥胖。

4. 中国人的遗传易感性

2 型糖尿病的遗传易感性存在着种族差异。与高加索人比较，在调整年龄、性别和 BMI 后，亚裔人糖尿病的风险增加 60％。在发达国家和地区居住的华人糖尿病的患病率显著高于高加索人。目前全球已经定位超过 100 个 2 型糖尿病易感位点，其中仅 30％在中国人群中得到验证；另外在中国人中发现 *PAX*4、*NOSIAP* 等多个 2 型糖尿病易感基因，这些基因使中国人 2 型糖尿病发生风险达 5％～25％。

第四节　代谢综合征

一、代谢综合征概述

（一）代谢综合征的定义

代谢综合征（Metabolic Syndrome，MS）是一组以肥胖、高血糖（糖尿病或糖调节受损）、血脂异常（高甘油三酯血症、低高密度脂蛋白胆固醇血症）以及高血压等聚集发病，严重影响机体健康的临床症候群，是一组在代谢上相互关联的危险因素的组合。目前研究显示，代谢综合征患者是发生心脑血管疾病的高危人群，与非代谢综合征者相比，其罹患心血管疾病和 2 型糖尿病的风险均显著增加。

（二）代谢综合征的诊断

MS 目前尚无一致认同的诊断标准，2005 年，国际糖尿病联盟（International Diabetes Federation，IDF）公布了 MS 的国际通用定义，根据 IDF 的新定义，有下列情况者可诊断为 MS（表 2－6）。中华医学会糖尿病学分会（CDS）在《中国 2 型糖尿病防治指南（2017 年版）》中关于代谢综合征的诊断标准见表 2－7。

表2-6 国际糖尿病联盟关于代谢综合征的新定义（2005年）

腹型肥胖（欧洲男子腰围≥94cm，欧洲妇女腰围≥80cm，不同人种各有具体腰围值）
加上4项中的2项：
血浆甘油三酯（TG）增高：>150mg/dl（1.7mmol/L）或已服用针对此种脂质异常的药物
血浆高密度脂蛋白胆固醇（HDL-C）水平低：男性：<40mg/dl（0.9mmol/L），女性：<43mg/dl（1.1mmol/dl）或已服用针对此种脂质异常的药物
高血压：收缩压≥130mmHg（17.3kPa）或舒张压≥85mmHg（11.3kPa），或已诊断为高血压并接受治疗
空腹血糖（FPG）≥100mg/dl（5.6mmol/L），或以前已诊断为2型糖尿病。若>100mg/dl，应大力建议行OGTT，但要明确有无代谢综合征则无此必要

注：TG，甘油三酯；HDL-C，高密度脂蛋白胆固醇；OGTT，口服葡萄糖耐量试验。

表2-7 中华医学会糖尿病学分会（CDS）建议代谢综合征的诊断标准

具备以下3项或更多项即可诊断：
1. 腹型肥胖（即中心型肥胖），男性腰围≥90cm，女性腰围≥85cm
2. 空腹血糖≥6.1mmol/L（110mg/dl）或糖负荷后2小时血糖≥7.8mmol/L（140mg/dl），和（或）已确认为糖尿病并治疗者
3. 收缩压/舒张压（SBP/DBP）≥130/85mmHg，和（或）已确认为高血压并治疗者
4. 空腹血TG≥1.7mmol/L
5. 空腹血HDL-C<1.04mmol/L

注：中心型肥胖的腰围切点采用中华人民共和国卫生行业标准《成人体重判定》（WS/T 428-2013）制订的标准。

（三）代谢综合征的病因及发病机制

代谢综合征及其各个组分的发病机制很复杂，目前尚未充分了解，但中心型肥胖和胰岛素抵抗是被公认的重要致病因素。

中心型（或腹型）肥胖可以很容易地用腰围来评定，且与代谢综合征其他组分包括胰岛素抵抗独立相关，是诊断代谢综合征的先决危险因素。

代谢综合征的核心是胰岛素抵抗。从普通意义上来说，胰岛素抵抗即胰岛素促进葡萄糖利用能力下降。由于葡萄糖利用减少引起血糖浓度升高，继而胰岛素代偿性增多，表现为高胰岛素血症，这是胰岛素抵抗的直接表现。产生胰岛素抵抗的原因有遗传性（基因缺陷）和获得性（环境因素）两个方面。基因缺陷可发生在胰岛素受体和受体后信号转导的各个途径；获得性因素包括胰岛素受体抗体、某些升糖激素、胰岛淀粉样多肽、慢性高血糖、高血脂毒性、生活方式西方化以及饮食结构不合理等。

（四）代谢综合征的危害

有多种危险因素聚集者临床预后不良的危险大于仅有一种危险因素的患者，而且其效应不是简单相加，而是协同加剧。因而代谢综合征使发生糖尿病、冠心病与其他心血管疾病的危险明显增加。

二、代谢综合征的预防及治疗

随着对代谢综合征发病机制和危险因素认识的逐步深入，代谢综合征防治的主要目

标是预防临床心血管疾病及 2 型糖尿病的发生，对已有心血管疾病者要预防心血管事件再发。积极且持久的生活方式治疗是达到上述目标的重要措施。原则上应先启动生活方式治疗，如不能达到目标，则应针对各个组分采取相应的药物治疗。

（一）代谢综合征的预防

1. 多重危险因素的干预

早期强化体重、血脂、血压、血糖等方面的控制，使各项参数达到目标值。芬兰和美国的糖尿病预防研究显示，在肥胖且糖耐量减低的高危人群中，小幅度的体重降低可以在预防糖尿病的发生（或至少延迟其发生数年）方面获取显著的益处。

2. 多种方法联合干预

治疗性生活方式改变（Therapeutic Lifestyle Changes，TLC）应贯穿于 MS 治疗的始终，包括适当限制热量、适当增加运动量、改变饮食结构。必要时使用药物或其他技术手段，如介入、手术等。

3. 多层面干预

针对群体（包括普通人群和高危人群）给予健康教育和危险因素干预，针对个体患者则进行靶器官保护或进行相关并发症的治疗。

4. 多种病因干预

MS 发生的病因有所不同，如脂毒性、糖毒性、内分泌性，应分别采用有针对性的治疗手段，如调脂、降糖、增强胰岛素的敏感性、调节内分泌功能等。

5. 多靶点干预

MS 涉及心血管和糖、脂等代谢的多个靶点，选择相应的药物从细胞分子水平、钾离子通道、钙离子通道和信号分子等方面治疗干预。

6. 个体化治疗

每个 MS 患者的病因、病程和靶器官损害的程度不同，因此，需通过病史采集（判断每一个体的病情及发展阶段）、危险性评估（根据存在的 MS 组分和并发症的多少进行综合评价），正确诊断，最后提出具体的防治建议。

（二）代谢综合征的治疗

虽然人们已认识到对 MS 的处理必须综合干预结合个体化治疗，但由于缺乏针对 MS 处理的指南，目前对 MS 的每一组分的干预仍借用单病治疗模式。因此，有必要对目前有关高血压、糖尿病、肥胖症和血脂紊乱的控制指南进行整合，达到更好地控制 MS 的目的

1. 控制体重

MS 患者往往伴有超重或肥胖，应采用下列措施使体重尽可能控制在理想体重±5%。

（1）控制饮食总热量摄入：调整饮食结构，饮食均衡，合理搭配。蛋白质占 15%～20%，脂肪占 20%～25%，碳水化合物占 50%～60%，维生素、无机盐要充足，减少脂肪摄入，并控制饮食总热量摄入。

（2）增加运动：提倡坚持持续时间较长的有氧运动，如步行、慢跑、游泳、爬楼梯、骑自行车、打球、跳舞、打太极拳等。每日运动 30 分钟，每周 5 天。

（3）减肥药物：在饮食和运动治疗不理想的情况下，可考虑加用奥利司他（Orlistat）或西布曲明（Sibutramine）。大麻Ⅰ型受体拮抗剂如利莫那班（Acomplia）是未来 MS 的治疗方向，它在减少腰围、减轻体重和改善代谢方面有明显的作用，有望成为一种新的降低心血管疾病高危人群心脏代谢危险的方法。使用减肥药物时应注意药物的不良反应。

（4）手术治疗：对极度肥胖者还可考虑腹部抽脂或"小胃"手术。

2. 纠正胰岛素抵抗（IR）

除减肥和运动外，药物首选噻唑烷二酮类，它直击 IR，并有降糖以外的胰岛 β 细胞功能保护作用，同时还有调节脂代谢、抗炎和抗动脉硬化的作用。噻唑烷二酮类和二甲双胍合用为理想的治疗方案。

3. 调节脂代谢紊乱的常用药物

常用药物：①贝特类不仅能调整脂代谢紊乱，而且还有增强抗动脉粥样硬化的作用，适用于饮食控制不能达标的高甘油三酯血症和高胆固醇血症，尤其是高甘油三酯血症伴 HDL－C 降低和 LDL－C 轻度升高的患者；②他汀类是治疗高 LDL－C 血症的首选，常用的药物为辛伐他汀、阿托伐他汀等。注意两药合用要慎重，以免发生横纹肌溶解和肾衰竭等副作用。

4. 降低血压

降血压药物宜选用不影响糖和脂肪代谢的品种。首选血管紧张素转换酶抑制剂和血管紧张素Ⅱ受体拮抗剂，因为它们可增加胰岛素的敏感性。

5. 控制血糖

口服降糖药中，双胍类、α-糖苷酶抑制剂和噻唑烷二酮类有改善胰岛素敏感性的作用，较为适用。磺脲类及胰岛素有增加体重的不良反应，选用时，应慎重考虑。有 MS 或伴有其他心血管疾病危险因素者，应优先选用双胍类及噻唑烷二酮类；α-糖苷酶抑制剂适合于同时有餐后高血糖者。

（三）代谢综合征的治疗目标

《中国 2 型糖尿病防治指南（2017 年版）》建议的代谢综合征治疗目标见表 2－8。

表 2－8 《中国 2 型糖尿病防治指南（2017 年版）》建议的代谢综合征治疗目标

项目	治疗目标
体重	一年内减轻 7%～10%，争取达到正常 BMI 和腰围
血压	糖尿病患者<130/80mmHg
	非糖尿病患者<140/90mmHg
血脂	LDL－C<2.6mmol/L（100mg/dl）
	TG<1.7mmol/L（150mg/dl）
	HDL－C（男）>1.04mmol/L（40mg/dl）
	HDL－C（女）>1.3mmol/L（50mg/dl）

项目	治疗目标
血糖	空腹血糖<6.1mmol/L（110mg/dl）
	负荷后2小时血糖<7.8mmol/L（140mg/dl）
	糖化血红蛋白（HbA1c）<7.0%

（四）代谢综合征的健康教育

1. 公众教育

重点是了解 MS 的危险因素、对健康的危害、可预防性和预防的方法。通过公众教育可以在尚无危险因素的人群中广泛开展 MS 的预防工作。由于各种代谢病和心血管疾病发病年轻化，已有学者呼吁：防止心血管疾病从青少年开始，防止糖尿病从婴幼儿期开始，防止肥胖从胎儿期开始。

2. 患者教育

MS 患者教育主要包括 MS 的危害性（尤其是对心血管系统）、定期监测各代谢指标的重要性、MS 终身治疗的必要性（包括药物疗法和非药物疗法）、改变不良生活方式对 MS 患者的重要性及代谢控制的标准。

3. 亲属教育

亲属教育侧重于介绍 MS 的家族聚集性、MS 中多个危险因素的聚集性、发病的隐匿性、定期监测各代谢指标的重要性以及健康的生活方式在防止或延缓 MS 的发生中的重要意义。

4. 医务人员教育

医务人员教育应强调以下几个方面：

（1）在 MS 的防治过程中，医生和患者的关系是对等的，即强调患者的主观能动性和医患之间的良好配合在治疗中的重要作用。

（2）医务人员清楚掌握 MS 的概念、临床特征和诊治原则。

（3）治疗方案和药物的选择应以循证医学的结论为根据。

（4）对糖尿病、高血压、血脂异常及肥胖的治疗目标应以最新的心血管疾病和代谢病治疗指南为指导。

（5）加强各科室（学科）之间的合作，综合控制心血管疾病危险因素。

（6）不断了解 MS 诊断治疗方面的进展，重视新知识在临床实践中的应用。

（陈敏）

第三章　糖尿病的治疗与护理

第一节　糖尿病治疗现状及进展

一、糖尿病治疗现状

（一）生活方式干预

糖尿病患者如何选择初始治疗方案对预后有着重大的意义。初始治疗方案的基础则是生活方式干预，包括饮食治疗、运动锻炼、戒烟限酒等。

饮食治疗包括对患者进行个体化营养评估、营养诊断，制订相应营养干预计划，并在一定时期内实施及监测。饮食治疗的目的是维持健康体重，供给营养均衡的膳食，满足患者对微量营养素的需求，降低血糖及 HbA1c 水平，减少心血管疾病的危险因素等。

运动锻炼有助于控制血糖，减少心血管疾病的危险因素，减轻体重，提升幸福感，而且对糖尿病高危人群一级预防效果显著。

吸烟与糖尿病，糖尿病大血管、微血管病变，糖尿病过早死亡的风险增加相关。研究表明，2 型糖尿病患者戒烟有助于改善代谢指标、降低血压和白蛋白尿。应劝告每一位吸烟的糖尿病患者停止吸烟或停用烟草类制品，减少被动吸烟，对患者吸烟状况以及尼古丁依赖程度进行评估，提供咨询，必要时加用药物等帮助戒烟。

酒精摄入量与 2 型糖尿病、冠心病和卒中的发病风险有显著相关性，为此不推荐糖尿病患者饮酒，如要饮酒需限制饮入量。

（二）糖尿病药物治疗

药物可以更好地控制血糖，可以使与糖尿病相关的大小血管并发症和神经并发症的危险性明显降低，降低糖尿病晚期并发症发生率和病死率，减少葡萄糖的毒性和改善胰岛素的抵抗作用，使一些糖尿病患者受损的胰岛细胞功能得到不同程度的改善和恢复。糖尿病药物治疗包括口服降糖药物治疗、胰岛素治疗。

1. 口服降糖药物治疗

导致糖尿病的原因主要有两点：胰岛素不足和胰岛素抵抗。传统的促进胰岛素分泌的口服降糖药包括磺脲类和格列奈，减轻胰岛素抵抗、减少葡萄糖吸收的药物则包括双胍类、α-糖苷酶抑制剂、噻唑烷二酮类。使用口服降糖药时要注意口服降糖药失效。一般来说，单种口服降糖药失效率为每年 5%～20%。随着病程的进展，大多数 2 型糖尿病患者最终都不可避免地会产生胰岛 β 细胞衰竭。因此一旦多种口服药治疗失效时，就需要及时补充外源胰岛素治疗。

2. 胰岛素治疗

1999 年欧洲提出对严格饮食控制和口服降糖药物治疗后 HbA1c 仍高于 7.5% 的糖尿病患者建议使用胰岛素治疗。2003 年 ADA 提出 HbA1c 高于 7% 时建议使用胰岛素。目前，发达国家 50% 以上的 2 型糖尿病患者都接受胰岛素治疗，而国内这个比例为 37%，且 69% 选择每日两次的治疗方案。

（三）患者教育和管理

糖尿病教育是糖尿病综合治疗、全面达标不可缺少的重要组成部分，是以糖尿病专业医务人员为核心，依靠患者、医护人员和社会三方面紧密配合，达到全面控制糖尿病，避免和阻止慢性并发症的发生和发展，有效降低糖尿病终点事件的目的。接受糖尿病自我管理教育的患者，血糖控制优于未接受教育的患者，同时，拥有更积极的态度、科学的糖尿病知识和较好的糖尿病自我管理行为。

二、糖尿病治疗的进展

随着对糖尿病研究的深入，近年来 1 型糖尿病的治疗手段取得了许多突破，如异种胰岛移植、新型胰岛素及药物治疗、1 型糖尿病疫苗、基因免疫治疗以及致病基因的破译等。2 型糖尿病的防治也从单纯降糖转向改善胰岛素抵抗、保护胰岛 β 细胞功能、综合防治危险因素、降低糖尿病血管并发症发生率及与其相关的猝死率、提高患者生存质量。

（一）胰岛素的研究进展

（1）重组人胰岛素（包括胰岛素类似物）取代动物胰岛素。重组人胰岛素通过改变胰岛素的氨基酸结构和胰岛素液的酸碱性加速或延缓胰岛素的作用，使其更符合生理需求。

（2）新型胰岛素给药方式。胰岛素口服制剂是将胰岛素与脂质体或其他生物载体结合，避免胰岛素被体内强酸环境或消化酶破坏。鼻腔气雾剂达到有效血药浓度的时间与静脉给药相似，但吸收和疗效重现性差。直肠给药和颊黏膜给药生物利用度差，且吸收量难以控制。

（3）提倡早期胰岛素强化治疗，推广胰岛素泵治疗。

（二）口服降糖药的研究进展

（1）开发各种口服降糖药的换代产品，旨在减少药量和不良反应。

（2）开发老药的新功能，如血管紧张素转换酶抑制剂（ACEI）和血管紧张素受体拮抗剂（ARB）在降压的同时，还有降糖、改善糖耐量、保护肾脏的作用。

（3）研制新药如二肽基肽酶Ⅳ（Dipeptidyl Peptedase IV，DPP-4），可以保持肠促胰岛素（GLP-1）不被降解，刺激胰岛β细胞再生；SGLT2（Sodium Glucose Co-transporter 2）抑制剂通过抑制肾脏肾小管中负责从尿液中重吸收葡萄糖的SGLT2降低肾糖阈，促进尿葡萄糖排泄，从而达到降低血液循环中葡萄糖水平的作用；胰升糖素抑制剂（Insulin Antagonist Inhibitor）竞争胰升糖素受体从而起到降糖作用；醛糖还原酶抑制剂（Aldose Reduetase Inhibitor，ARI）、蛋白激酶（PKC）抑制剂（PKC Inhibitor）、羟甲基戊二酰CoA还原酶抑制剂（HMG-CoA Reductase Inhibitors，HRI）、抗氧剂等可以治疗糖尿病并发症；α₂肾上腺素受体拮抗剂-咪格列唑可以抑制β细胞ATP钾通道敏感性，促进胰岛素分泌，改变具有胰岛素抵抗和肥胖的轻度高血压患者的胰岛素敏感性。

（三）GLP-1受体激动剂

GLP-1受体激动剂以葡萄糖浓度依赖的方式，通过激动GLP-1受体，增强胰岛素分泌，抑制胰高血糖素分泌，并能延缓胃排空，通过中枢性的食欲抑制来减少进食量，从而降低血糖浓度，并有显著降低体重和改善血脂、血压和体重的作用。GLP-1受体激动剂需皮下注射，可以单独使用或与其他降糖药联合使用。单独使用GLP-1受体激动剂不明显增加低血糖发生的风险。多项临床研究结果显示，在一种口服降糖药（二甲双胍、磺脲类）治疗失效后加用GLP-1受体激动剂有效。代表药物有艾塞那肽、利拉鲁肽、利司那肽、贝那鲁肽等。

（四）胰岛移植

胰岛移植（Islet Transplantation）包括胎胰组织移植、胰岛细胞移植和免疫隔离胰岛细胞移植等，是将胰岛从健康胰腺组织中分离出来，经体外处理后植入患者体内代替原来的胰岛，不仅可以纠正糖尿病状态，而且可以调控糖代谢，防治微血管病变的发生与发展。但由于供体紧张和技术复杂，目前只有极少的医院能进行该种治疗。

（五）干细胞移植

胚胎干细胞和成体干细胞［包括胰腺导管上皮细胞、巢蛋白（Nestin）阳性胰岛前体细胞、肝脏干细胞、骨髓间充质细胞等］能在体外分化成β细胞，具有血糖刺激的胰岛素分泌和自我增殖分化为胰岛样组织的能力，目前研究最多的是骨髓来源的干细胞。虽然干细胞移植的前景和意义巨大，但受阻于干细胞分化率低和免疫排斥的问题，该技术难以推广，但问题一旦得到解决，干细胞移植将最终成为治愈糖尿病的理想方法，使所有需要胰岛素治疗的糖尿病患者从中受益。

（六）手术治疗

通过减重手术减少胃内容积，从而减少摄食量，可明显改善肥胖伴2型糖尿病患者的血糖控制，甚至可使一些患者的糖尿病"缓解"。2009年，在ADA发布的《糖尿病医学诊疗标准（2009）》中正式将减重手术列为治疗肥胖伴2型糖尿病的措施之一。2011年，中华医学会糖尿病学分会和外科学分会也就减重手术治疗2型糖尿病达成共识，认可减重手术是治疗肥胖伴2型糖尿病的手段之一，并鼓励内外科合作，共同管理实施减重手术的2型糖尿病患者。常用的术式有4种：腹腔镜袖状胃切除术（LSG）、胃旁路术（RYGB）、腹腔镜下可调节胃束带术（LAGB）、胆胰旁路术（BPD）。术后 2 型糖尿病缓解率可达 60%～95%。

第二节　糖尿病口服降糖药物治疗及护理

口服降糖药主要是通过促进胰岛素的分泌、增强胰岛素在体内的作用或增加葡萄糖的排出而起到降血糖的作用，适用于饮食治疗和运动治疗不能很好控制血糖的 2 型糖尿病患者，也可与胰岛素合用于 1 型糖尿病患者。目前临床常用的口服降糖药主要有五大类，其中磺脲类、格列奈类和 DDP－4 抑制剂主要是促进胰岛素的分泌，双胍类、α－糖苷酶抑制剂、噻唑烷二酮类主要是减轻胰岛素抵抗，减少糖分吸收，SGLT2 抑制剂通过减少肾小管对葡萄糖的重吸收来增加肾脏葡萄糖的排出。

一、磺脲类降糖药

磺脲类降糖药（Sulfonylurea，SU）是 20 世纪 50 年代中期第一个问世的口服降糖药，主要适用于消瘦的 2 型糖尿病患者，其降血糖作用有赖于尚存的相当数量（30%以上）有功能的胰岛 β 细胞组织。

（一）作用机制

1. 胰腺内作用机制

磺脲类降糖药可促进胰岛 β 细胞释放胰岛素，有功能的胰腺是发挥这种作用的前提。这种作用通过两条途径实现：①ATP 依赖性的钾离子通道（K$^+$－ATP），磺脲类降糖药与胰岛 β 细胞膜上的特异性受体——SU 受体（Sulphonylurea Receptor，SUR）结合，细胞膜上 ATP 敏感的钾离子通道关闭，含胰岛素的小囊泡向细胞表面运动，并向细胞外释放胰岛素；②非 ATP 依赖性的钾离子通道，磺脲类降糖药与胰岛素分泌颗粒膜上的 65KD 蛋白受体结合后，使颗粒内的微环境极度酸化，引起胰岛素以胞吐的方式分泌出来。

2. 胰腺外作用机制

磺脲类降糖药可加强胰岛素介导的肌肉、脂肪组织对葡萄糖的摄取和利用，其主要形式是增加糖原和脂肪的合成。

3. 磺脲类降糖药的其他作用

有研究提示，第三代磺脲类药物格列美脲具有抗动脉粥样硬化斑块形成的作用，可能对大血管病变有一定的保护作用。格列美脲和格列齐特影响血栓素诱导的活化和聚集作用，对糖尿病微血管慢性并发症有一定的作用。

（二）常用磺脲类药物的作用特点

常用磺脲类药物的作用特点见表 3-1。

表 3-1　常用磺脲类药物的作用特点

药名	单片剂量（mg）	高峰时间（h）	药效时间（h）	剂量范围（mg/d）	每日服药次数	肾排泄率（%）	作用特点
甲苯磺丁脲（D860）	500	3～5	6～8	250～3000	1～3	100	药效时间短、作用缓和、降糖作用弱，很少引起低血糖（偶见于老年患者）
格列本脲（优降糖）	2.5	2～6	10～24	1.25～15	1～3	50	作用强而持久，肝肾功能不全、老年糖尿病、进食太少、饮酒都有出现低血糖的可能
格列齐特（达美康）	80	2～6	24	40～320	1～3	60～70	作用缓和、中等强度，引起低血糖少而轻，适用于老年人。具有降低血液黏稠度、减小血小板凝聚性的作用
格列吡嗪（美吡达）	5	1～3	6～12	5～40	1～3	>90	作用快而短，不易发生持久性低血糖。具有抑制血小板聚集和降脂的作用
格列喹酮（糖适平）	30	2～3	约12	15～180	1～3	<5	作用缓和，95%从胃肠排泄，可用于肾功能不全者
格列美脲（亚莫利）	1	2～3	5～8	1～6	1	60	同时促进胰岛素分泌和改善胰岛素抵抗，降糖作用仅次于优降糖，不增加体重，可调节血脂

（三）适应证

（1）2型糖尿病患者，经饮食、运动等治疗血糖未能控制者。

（2）胰岛素分泌不足或低下者。

（3）体重正常或轻度肥胖的糖尿病患者。

（4）可适当与胰岛素或双胍类等降糖药联合应用。

（四）禁忌证

（1）1型糖尿病或胰岛功能衰竭的2型糖尿病。

（2）妊娠及哺乳期。

（3）严重肝肾功能不全。

（4）糖尿病患者发生严重感染、急性心肌梗死、严重创伤及手术期间。

（5）糖尿病患者发生急性代谢紊乱，如酮症酸中毒或高渗性昏迷。

（6）严重的慢性并发症或并发症进展迅速时。

（7）磺脲类、磺胺类药物过敏者。

31

（五）不良反应

1. 低血糖反应

低血糖反应是磺脲类降糖药最重要、最危险的不良反应。各种磺脲类降糖药引起低血糖反应的危险性区别很大，与药物的降糖强度、剂量和患者本身有关。

2. 体重增加

使用磺脲类降糖药后，胰岛素分泌量增加，糖分得到较充分利用，在血糖浓度下降的同时，患者食欲增加，如不注意饮食调节和适当运动，可能使患者的体重增加。

3. 其他不良反应

其他不良反应有消化道反应、皮肤过敏反应、血细胞减少、头晕、视物模糊、身体平衡功能发生障碍等，但均不常见。

（六）注意事项

（1）超重或肥胖的2型糖尿病患者不宜首选或单独服用磺脲类药物，而应首选双胍类药物或胰岛素增敏剂。

（2）从小剂量开始，根据血糖逐渐调整剂量，每日用量不能超过其最大用量（如优降糖每天≤15mg，达美康每天≤320mg，美吡达每天≤30mg）。

（3）在高血糖得到纠正后，胰岛β细胞的分泌功能可能会部分恢复，要及时调整磺脲类药物的剂量，尽量避免发生低血糖反应。

（4）应在餐前半小时服用，以使药物刺激的胰岛素分泌高峰与餐后血糖的高峰同步。格列美脲可以在餐时服用。

（5）磺脲类药物之间不可联用，磺脲类胰岛素促泌剂和非磺脲类胰岛素促泌剂也不能联用，但可与双胍类、α-糖苷酶抑制剂、胰岛素增敏剂合用而加强其降糖效果，减少不良反应。

（6）肝肾功能不全的糖尿病患者慎用磺脲类药物。首先，肝功能不全时（如肝硬化），肝脏对药物的灭活能力和合成肝糖原的能力下降，肝糖原储备减少，药物导致低血糖的风险增大。其次，绝大多数磺脲类药物（糖适平除外）主要经肾脏排泄，当患者有肾功能减退时，服用此类药物容易因药物蓄积引起低血糖。

（7）老年人服用最大剂量一半的磺脲类药物，便可达到最大药效的三分之二。如果血糖控制尚未达标，可与其他类型降糖药联用，而不可一味地增加磺脲类药物剂量。优降糖的降糖作用强，半衰期长，还可降低心肌缺血预适能力，故老年人应慎用或不用，以免发生严重而持久的低血糖。

（8）磺脲类药物普遍存在继发性失效的问题，即降糖效果随服药时间延长逐渐减退甚至完全失效，因此，一定要定期复查血糖，及时调整治疗方案。

（9）磺脲类药物和其他药物同用时，要注意其他药物对磺脲类药物降糖作用的影响。

1）加强磺脲类降糖作用的药物主要有：①解热镇痛药，如保泰松、阿司匹林、巴比妥类等。此类药物可抑制肝脏中的酶，使磺脲类药物分解代谢受阻，生物作用时间延长。②磺胺类药，如磺胺甲基异噁唑、磺胺嘧啶、磺胺苯吡唑等。此类药物能增强磺脲类药物的降血糖作用。③其他，如丙磺舒、异烟肼、对氨基水杨酸钠、双香豆素等。

2）拮抗磺脲类药物降糖作用的药物有：①肾上腺皮质激素，肾上腺皮质激素能使肝糖输出增多，并抑制周围组织对糖的利用。②利尿剂：如双氢克脲塞、呋塞米（速尿）等，此类药物通过其排钾作用，致细胞内及细胞外低钾，进而引起胰岛功能减退。③雌激素及口服避孕药，机理尚不完全清楚，可能与周围组织对胰岛素的抵抗增强有关。④肾上腺素、去甲肾上腺素、麻黄素等，可抑制胰岛素分泌及促进肝糖输出。

二、格列奈类降糖药

格列奈类降糖药是非磺脲类胰岛素促泌剂，适用于基础血糖正常的糖尿病患者。因刺激胰岛 β 细胞在用餐时快速分泌胰岛素，模仿胰岛素生理性分泌，有效控制餐后高血糖，故又名餐时血糖调节剂。其特点是起效迅速，持续时间短，发生低血糖风险低。

（一）作用机制

格列奈类降糖药的作用机制与磺脲类药物相似，通过与受体结合，关闭胰岛 β 细胞膜上的 ATP 依赖性钾离子通道，诱导胰岛素释放。因其结合位点与磺脲类不同，故结合和解离迅速。该药不进入 β 细胞内，不抑制细胞内蛋白质合成，不影响胰岛素的直接胞泌作用。

（二）代表药物

目前临床常用的药物有瑞格列奈（诺和龙每片 1～2mg、孚来迪每片 0.5mg）和那格列奈（唐力每片 120mg）。瑞格列奈剂量因人而异，推荐起始剂量为每次 0.5mg，一天三次，根据血糖情况调整用量，最大单次剂量为 4mg，最大单日剂量不超过 16mg。那格列奈常用剂量为餐前 60～120mg，可单独应用，也可与二甲双胍联合应用，根据血糖调整剂量。格列奈类药物刺激餐后胰岛素的分泌类似正常人，口服给药后经胃肠快速吸收，服药后 1 小时内血药浓度达峰值，之后迅速下降，半衰期约 1 小时，4～6 小时内被清除。血浆蛋白的结合率大于 98％，几乎全部被代谢，代谢产物无降血糖作用，代谢产物 92％随胆汁进入消化道经粪便排出，粪便中的原形药物少于 1％，其余 8％经尿排泄。

（三）适应证

通过饮食控制、减重及运动锻炼不能有效控制高血糖的 2 型糖尿病患者，尤其是基础血糖正常，餐后血糖高的状况。

（四）禁忌证

（1）糖尿病急性并发症，如酮症酸中毒、高渗性昏迷等。

（2）1 型糖尿病，C 肽阴性糖尿病患者。

（3）肝肾功能严重受损的糖尿病患者。

（4）妊娠或哺乳妇女。

（5）12 岁以下儿童。

（6）已知对瑞格列奈或那格列奈过敏的患者。

（五）不良反应

（1）低血糖较轻微，通过给予碳水化合物较易纠正。若较严重，可静脉输入葡萄糖。

（2）视觉异常极少见，血糖水平改变可导致暂时性视觉异常，尤其治疗开始时。

（3）胃肠反应如腹痛、腹泻、恶心、呕吐和便秘。

（4）肝酶指标升高在治疗期间发生，多为轻度和暂时性。

（5）过敏反应，如皮肤瘙痒、发红、荨麻疹。

（六）注意事项

（1）餐前 0～30 分钟内服用，15 分钟内最佳。

（2）衰弱和营养不良的患者，应谨慎调整剂量。如与二甲双胍合用，应减少瑞格列奈的剂量以减少发生低血糖的危险性。肾功能不全的患者慎用。

（3）患者开车时慎用，以免发生低血糖。

（4）注意药物的相互作用。

1）协同作用：单胺氧化酶抑制剂（MAOI）、非选择性 β 受体阻滞剂、ACE 抑制剂、非甾体抗炎药、水杨酸盐、奥曲肽、酒精以及促合成代谢的激素。

2）拮抗剂：口服避孕药、噻嗪类药、皮质激素、达那唑、甲状腺激素和拟交感神经药。

3）配伍禁忌：瑞格列奈禁止与酮康唑、伊曲康唑、红霉素、氟康唑、米比法地尔、利福平或苯妥英钠合用。

三、双胍类降糖药

双胍类降糖药包括二甲双胍和苯乙双胍两种。苯乙双胍因其乳酸酸中毒发生率高，在欧美国家已停止使用，在我国也已趋于淘汰。2005 年 9 月国际糖尿病联盟（International Diabetes Federation，IDF）颁布《2 型糖尿病治疗指南》，推荐二甲双胍为 2 型糖尿病治疗的一线药物，是 2 型糖尿病肥胖患者的首选药物，也可用于 2 型糖尿病消瘦患者，与胰岛素合用于 1 型糖尿病患者。二甲双胍之所以如此受青睐，是因为其独特的优势：第一，二甲双胍不会加重胰岛 β 细胞的负担，不会导致高胰岛素血症；第二，二甲双胍的降糖效果非常理想，单药治疗可以降低糖化血红蛋白 1.5%～2.0%；第三，二甲双胍在降糖的同时可有效控制体重；第四，二甲双胍可以降低血浆胆固醇和甘油三酯浓度，升高高密度脂蛋白浓度，减少血小板凝聚力，改善纤溶酶活性，因而对心脑血管具有保护作用，它是目前唯一有证据表明可以降低 2 型糖尿病患者心血管并发症的降糖药物；第五，二甲双胍无致癌、致突变作用，对生育能力无影响，是目前唯一被美国食品药品监督管理局（Food and Drug Administration，FDA）批准可用于儿童 2 型糖尿病的口服降糖药物。

（一）作用机制

双胍类降糖药不刺激胰岛 β 细胞分泌胰岛素，主要是胰外作用降血糖，正常人服用无降糖作用。主要机制有以下几个方面：

（1）抑制食欲，延缓肠道吸收葡萄糖、氨基酸、脂肪等物质。

（2）能增加外周组织的胰岛素受体与胰岛素的亲和力，促进外周组织摄取葡萄糖，并加速葡萄糖无氧酵解，降低血糖浓度。

（3）抑制肝脏糖异生，减少肝糖输出。

（4）增加靶细胞中的胰岛素受体数目，提高其对胰岛素的亲和力和敏感性，从而加强胰岛素的作用，所以1型糖尿病患者单用双胍类药物无效。

（5）抑制动脉平滑肌细胞和成纤维细胞生长，延缓血管并发症发生。

（二）代表药物

目前临床常用的双胍类降糖药主要包括二甲双胍（盐酸二甲双胍片每片 250mg、迪化糖锭每片 500mg）、二甲双胍缓释片（格华止每片 850mg、倍顺每片 500mg）等。初始剂量每日 500～1500mg，分 2 或 3 次服用，每日最大剂量不超过 2500mg。本药吸收快，以小肠吸收为主，2～3 小时血药浓度达高峰，作用持续时间 5～6 小时，90％以上以原形从肾脏排出。

（三）适应证

（1）肥胖 2 型糖尿病患者经饮食、运动治疗后，血糖控制不佳者，可作为首选药物。

（2）非肥胖 2 型糖尿病患者与磺脲类或 α-糖苷酶抑制剂合用可增强降糖效果。

（3）接受胰岛素治疗者（包括 1 型糖尿病、2 型糖尿病和一些特殊类型糖尿病），血糖波动大或胰岛素用量大，有胰岛素抵抗者可合用双胍类药物。

（4）可用于治疗肥胖的非糖尿病患者及多囊卵巢综合征患者。

（5）糖耐量受损或空腹葡萄糖受损者，使用双胍类药物可防止和延缓其发展为糖尿病。

（6）青少年 2 型糖尿病，尤其是肥胖和超重者。

（7）代谢综合征患者。

（四）禁忌证

（1）糖尿病急性并发症，如酮症酸中毒、高渗性昏迷等。

（2）糖尿病患者应激状况下，如重度感染、高热、创伤、手术、妊娠、分娩等。

（3）糖尿病合并严重慢性并发症，如慢性营养不良、消瘦、肝肾功能不全及周围动脉闭塞伴坏疽等。

（4）糖尿病合并缺氧性疾病，如慢性心功能不全、心力衰竭、慢性阻塞性肺气肿、肺源性心脏病、休克、贫血等。

（5）既往有乳酸酸中毒史者。

（6）对双胍类药物过敏者。

（7）1 型糖尿病患者不能单独使用。

（8）线粒体糖尿病患者。

（9）近期有上消化道出血者。

（五）不良反应

（1）消化道反应：食欲下降、恶心、呕吐、口干、口苦、腹胀、腹泻等。

（2）肝肾功能损害：对于肝肾功能不正常、尿蛋白持续阳性、血肌酐和尿素氮升高的患者，双胍类降糖药有使肝肾功能进一步变坏的危险，最好不用。

（3）乳酸酸中毒：这是双胍类降糖药，尤其是苯乙双胍（降糖灵）最严重的不良反应。老年人或者合并心血管、肺、肝、肾并发症的糖尿病患者容易发生。

（4）加重酮症酸中毒：有酮症酸中毒或酮症酸中毒倾向的糖尿病患者不宜使用。

（六）注意事项

（1）二甲双胍普通片剂应在餐时或餐后整片吞服，禁止嚼碎口服；肠溶片应在餐前15~30分钟服用。老年患者服用剂量宜酌减，75岁以上患者应避免服用。

（2）造影检查前后48小时内暂停二甲双胍。造影检查48小时后，检查肾功能正常，可恢复服用二甲双胍。

（3）服用二甲双胍的患者应监测肾功能，给药以最低有效剂量为标准，以降低发生乳酸酸中毒的风险。少量蛋白尿者二甲双胍用量宜减。血肌酐男性≥1.5mg/dl，女性≥1.4mg/dl时停用二甲双胍。

（4）与磺脲类降糖药或胰岛素合用时，可能引起低血糖，应注意监测血糖。

（5）长期服用二甲双胍可能干扰维生素B_{12}的吸收导致贫血，故患者应至少每年做一次血常规检查。

（6）计划怀孕、妊娠期间或哺乳期妇女避免服用双胍类药物。

（7）各种原因导致脱水、尿量减少时应停用二甲双胍。

（8）用药期间出现无诱因的严重胃部不适、极度乏力、虚弱、严重的肌肉疼痛、呼吸困难、寒战、头晕眼花等情况时，应及时到医院就诊，排除乳酸酸中毒。

（9）服用二甲双胍时尽量避免饮酒，因会增强对乳酸代谢的影响，易致乳酸酸中毒。

四、α-糖苷酶抑制剂

α-糖苷酶抑制剂已广泛应用于临床，是一类以延缓肠道碳水化合物吸收而达到治疗糖尿病效果的口服降糖药物，适用于餐后血糖高者。

（一）作用机制

抑制小肠壁细胞和寡糖竞争，与α-糖苷酶可逆性结合，抑制酶的活性，使淀粉类分解为葡萄糖的速度减慢，从而延缓碳水化合物的降解，造成肠道葡萄糖吸收缓慢，降低餐后高血糖。不抑制蛋白质和脂肪的吸收，一般不引起营养吸收障碍。另外，还可增加组织对胰岛素的敏感性。

（二）代表药物

目前临床常用的α-糖苷酶抑制剂主要有阿卡波糖（拜唐苹、卡博平每片50mg）、伏格列波糖（倍欣每片0.2mg）、米格列醇（奥恬苹每片50mg）。阿卡波糖初始剂量每次 25～50mg，每天三次，根据餐后血糖调整剂量，一般最大单日剂量为 300mg；伏格列波糖一般为每次 0.2～0.4mg。阿卡波糖口服后，有 1%～2% 的活性抑制剂经肠道吸收，部分降解产物在小肠下段被吸收，被吸收的阿卡波糖及其降解产物迅速完全自尿中排出。

（三）适应证

（1）2 型糖尿病患者、肥胖超重者、高胰岛素血症者。

（2）磺脲类或双胍类口服降糖药疗效不满意，尤其是餐后血糖控制不佳者。

（3）1 型糖尿病患者，作为胰岛素的辅助治疗用药。

（四）禁忌证

（1）阿卡波糖过敏。

（2）糖尿病急性并发症，如酮症酸中毒或高渗性昏迷。

（3）肠道炎症、慢性肠道疾病、肠梗阻、腹膜腔积液（腹水）明显、消化和吸收障碍。

（4）由于肠胀气而可能恶化的疾病（如严重腹疝、肠梗阻、肠道术后和肠溃疡）。

（5）妊娠或哺乳期妇女、18 岁之前的儿童及少年。

（6）肝肾功能受损的患者、急性感染发热者。

（7）酗酒者。

（五）不良反应

（1）胃肠反应常见，常有胃肠胀气和肠鸣音，偶有腹泻，极少见腹痛。

（2）个别患者可能出现红斑、皮疹和荨麻疹等皮肤过敏反应。

（3）个别患者在使用大剂量时会发生无症状的肝酶升高，故在用药前 6～12 个月监测肝酶的变化。停药后肝酶值会恢复正常。

（六）注意事项

（1）餐时与前几口碳水化合物类食物一起嚼服。

（2）α-糖苷酶抑制剂单用不会出现低血糖反应，但如果与胰岛素或胰岛素促泌剂合用可能出现低血糖反应。如出现低血糖反应，应口服葡萄糖或静脉注射葡萄糖。

（3）服药期间，避免同时服用抗酸剂、考来烯胺（消胆胺）、肠道吸附剂和消化酶类制剂，以免影响疗效。

（4）同时服用新霉素可使餐后血糖更为降低，并使胃肠反应加剧。

（5）阿卡波糖可能影响地高辛的生物利用度，因此同服需调整地高辛的剂量。

（6）过量的阿卡波糖与含碳水化合物的食物或饮料一起服用时，会发生严重的胃肠胀气和腹泻。服用过量的阿卡波糖后 4～6 小时内要避免含碳水化合物的食物。

五、噻唑烷二酮类

噻唑烷二酮类又名格列酮类，是胰岛素增敏剂。通过增加组织对胰岛素的敏感性，提高细胞对葡萄糖的利用而发挥降低血糖的疗效，可明显降低空腹血糖及胰岛素和C肽水平，对餐后血糖和胰岛素亦有明显的降低作用，可使糖化血红蛋白水平明显降低，具有良好的耐受性与安全性。这类药物还具有降血压、调节脂质代谢、抑制炎症反应、抗动脉粥样硬化以及保护肾脏的作用，从而具有延缓糖尿病进展，降低糖尿病并发症发生危险的前景和潜力。

（一）作用机制

作用机制与特异性激活过氧化物酶体增殖物激活受体（PPAR）有关。人类 PPAR 分布在一些胰岛素作用的关键靶组织，如脂肪组织、骨骼肌和肝脏等，通过调节胰岛素反应基因转录，从而调节葡萄糖的产生、转运和利用，增加肝脏、肌肉和脂肪组织对胰岛素的敏感性。同样的机制还可以调节脂肪酸代谢，降低血浆甘油三酯和胆固醇；改善凝血功能，防止血栓形成，降低动脉硬化；扩张血管，降低高血压。

（二）代表药物

目前临床常用的噻唑烷二酮类药物包括两大类：罗格列酮类（文迪雅每片 2～4mg、太罗每片 4mg、爱能每片 4mg）和吡格列酮类（艾汀每片 15mg、卡司平每片 15mg、瑞彤每片 15mg）。罗格列酮类起始用量为每日 4mg，每日 1 次或分 2 次服用，最大单日剂量为 8mg；吡格列酮类起始剂量为每日 15～30mg，最大单日剂量为 45mg。罗格列酮类口服吸收生物利用度为 99%，血浆达峰时间约 1 小时，血浆半衰期为 3～4 小时，99.8% 与血浆蛋白结合，主要以原形从尿排出；吡格列酮类口服吸收达峰时间为 2 小时，半衰期为 3～7 小时，多个代谢产物在体内具有良好的药理活性，使总吡格列酮类的血清半衰期长达 16～24 小时，1/3 的药物随尿排出体外，余经粪便排出。

（三）适应证

（1）单独用于经饮食和运动控制不佳的 2 型糖尿病患者。

（2）与双胍类、磺脲类药物或胰岛素合用于 2 型糖尿病患者。

（四）禁忌证

（1）已知对药物过敏者。

（2）伴糖尿病急性并发症，如酮症酸中毒者。

（3）1 型糖尿病患者。

（4）心功能障碍，心功能 3、4 级者。

（5）活动性肝脏疾病或血清丙氨酸氨基转移酶高于正常上限 2.5 倍者。

（6）妊娠和哺乳期妇女。

（7）18 岁以下者。

（8）严重骨质疏松和有骨折病史患者。

（9）水肿患者慎用。

（五）不良反应

（1）轻度至中度贫血和水肿。

（2）肝功能异常。

（3）体重增加。

（六）注意事项

（1）噻唑烷二酮类药物仅在胰岛素存在的前提下才可发挥作用，不宜用于1型糖尿病或2型糖尿病β细胞功能衰竭者。

（2）应在空腹或进餐时服用，食物不影响药物吸收。起效时间较其他降糖药慢，一般需数周至数月才能达到最大作用。

（3）用药前常规监测肝功能，有肝病或肝功能受损者不宜使用；用药期间定期监测肝功能，最初一年每2个月复查，以后定期检查。

（4）单用不发生低血糖反应，但与其他口服降糖药或胰岛素合用时可能发生低血糖反应，故要酌情调整合用药物的剂量，密切监测血糖。

（5）合并多囊卵巢综合征的患者使用后，有潜在受孕的可能。

（6）心功能1、2级患者慎用。

六、DPP－4抑制剂

DPP－4抑制剂通过抑制DPP－4而减少GLP－1在体内的失活，使内源性GLP－1的水平升高。GLP－1以葡萄糖浓度依赖的方式增强胰岛素分泌，抑制胰高血糖素分泌。在我国2型糖尿病患者中的临床研究结果显示，DPP－4抑制剂可使HbA1c降低0.4%～0.9%，单独使用不增加低血糖发生的风险，不增加或轻度增加体重。代表药物为西格列汀、沙格列汀、维格列汀、利格列汀和阿格列汀。我国的研究显示，在二甲双胍联用西格列汀的基础上加格列美脲、格列齐特缓释片、瑞格列奈或阿卡波糖后可以进一步降低HbA1c。

在2型糖尿病患者使用沙格列汀的心血管结果评估研究中观察到，在具有心血管疾病高风险的患者中，沙格列汀的治疗与心力衰竭风险增加相关。在肾功能不全的患者中使用西格列汀、沙格列汀、阿格列汀和维格列汀时，应注意按照药物说明书来减少药物剂量。在肝肾功能不全的患者中使用利格列汀时不需要调整剂量。

七、SGLT2抑制剂

SGLT2抑制剂通过抑制肾脏肾小管中负责从尿液中重吸收葡萄糖的SGLT2从而达到降低血糖水平的作用。其降低HbA1c的幅度为0.5%～1.0%，减轻体重1.5～3.5kg，降低收缩压3～5mmHg，降糖疗效与二甲双胍相当。代表药物是达格列净、恩格列净、卡格列净。

在具有心血管高危风险的2型糖尿病患者中应用恩格列净或卡格列净的临床研究结果显示，该药物可使主要心血管不良事件和肾脏事件复合终点发生发展的风险显著下降，心力衰竭住院率显著下降。SGLT2抑制剂单独使用时不增加低血糖发生的风险，联合胰岛素或磺脲类药物时，可增加低血糖发生风险。对于中度肾功能不全的患者可以减量使用，在重度肾功能不全患者中因降糖效果显著下降不建议使用。

SGLT2常见不良反应为生殖泌尿道感染，罕见的不良反应包括酮症酸中毒（主要发生在 1 型糖尿病患者），可能的不良反应包括急性肾损伤（罕见）、骨折风险（罕见）和足趾截肢（见于卡格列净）。

第三节 糖尿病胰岛素治疗及护理

一、一般胰岛素治疗与护理

胰岛素是由胰岛 β 细胞合成、分泌的一种蛋白质激素，是机体内唯一具有降血糖作用的激素。其合成和分泌受血中葡萄糖浓度、氨基酸浓度、胃肠激素、自由神经功能状态等的影响。

（一）胰岛素治疗的适应证

（1）1 型糖尿病。

（2）糖尿病伴急、慢性并发症，合并症者，如酮症酸中毒、高渗性非酮症性昏迷、乳酸酸中毒、急性感染、创伤、手术前后、妊娠合并糖尿病，尤其在分娩前的阶段，糖尿病合并有心、脑、眼、肾、神经等并发症，或伴有消耗性疾病者。

（3）2 型糖尿病患者经饮食、运动、口服降糖药物治疗后血糖不能满意控制者。

（二）胰岛素制剂类型

1. 按来源不同分类

（1）动物胰岛素：从猪和牛的胰腺中提取，两者药效相同，但与人胰岛素相比，猪胰岛素中有 1 个氨基酸不同，牛胰岛素中有 3 个氨基酸不同，因而易产生抗体。代表药物为普通猪胰岛素。

（2）半合成人胰岛素和生物合成人胰岛素：半合成人胰岛素是将猪胰岛素第 30 位丙氨酸置换成与人胰岛素相同的苏氨酸。生物合成人胰岛素是利用生物工程技术获得的高纯度的合成胰岛素，其氨基酸排列顺序及生物活性与人体本身的胰岛素完全相同。代表药物有优泌林胰岛素、诺和灵胰岛素、甘舒霖胰岛素。

（3）胰岛素类似物：指既可模拟正常胰岛素的分泌，同时在结构上和胰岛素相似的物质，它并不是真正意义上的胰岛素，但可与胰岛素受体相结合，降糖效力堪与人胰岛素媲美，比合成胰岛素更加符合生理需求。目前临床常用的胰岛素类似物有速效人胰岛素类似物（赖脯胰岛素和门冬胰岛素）和长效人胰岛素类似物（甘精胰岛素和地特胰岛素）。

2. 按作用快慢和维持作用时间分类

胰岛素制剂类型及作用时间见表 3-2。

表 3-2 胰岛素制剂类型及作用时间

作用类别	制剂类型	皮下注射作用时间		
		开始	高峰	持续
速效	赖脯胰岛素（优泌乐）	10~15min	1~2h	4~6h
	门冬胰岛素（诺和锐）			
短效	普通胰岛素、优泌林 R、诺和灵 R	15~60min	2~4h	5~8h
中效	低精蛋白胰岛素（NPH）（如优泌林 N、诺和灵 N）	2.5~3h	5~7h	13~16h
长效	长效胰岛素（PZI）	3~4h	8~10h	20h
	甘精胰岛素（来得时）	2~3h	无峰	30h
	地特胰岛素（诺和平）	3h	3~14h	24h
预混	优泌林 70/30、诺和灵 30R	0.5h	2~12h	14~24h
	诺和灵 50R	0.5h	2~3h	10~24h
	优泌乐 25、优泌乐 50	15min	30~70min	16~24h
	诺和锐 30	10~20min	1~4h	14~24h

（三）胰岛素的使用原则和剂量调节

胰岛素的使用应在运动治疗、饮食治疗和/或口服降糖药治疗的基础上进行。

（1）可单独或与口服降糖药如双胍类、α-糖苷酶抑制剂等联合应用于 2 型糖尿病患者。根据血糖和尿糖结果调整剂量，直至达到满意控制。

（2）胰岛素强化治疗：对于 HbA1c≥9.0％或空腹血糖≥11.1mmol/L，伴明显高血糖症状的新诊断 2 型糖尿病患者可实施短期胰岛素强化治疗。治疗目的是在较短的时间内把血糖控制在正常范围，这样可以降低高糖毒性，取得较长时间的血糖缓解，保护胰岛 β 细胞。常用的强化治疗方案有：①基础＋餐时胰岛素治疗；②胰岛素泵持续皮下注射胰岛素；③预混胰岛素每日多次注射。

（3）手术治疗的糖尿病患者一般在术前 3~7 天改为短效或速效胰岛素治疗。已用长效或中效胰岛素治疗的患者，亦应改为短效或速效胰岛素治疗，以便于调整剂量。在大中型手术术中，需静脉应用胰岛素，并加强血糖监测。术中可输注 5％葡萄糖溶液以防止低血糖。术后尽快使患者恢复进食，不能进食的患者，需输注葡萄糖时应加用胰岛素，可按 3~6g 葡萄糖给 1 单位胰岛素计算。

（四）胰岛素治疗的护理

采用正确的胰岛素注射方法可以取得最佳治疗效果，对实现良好的糖尿病管理至关重要。其中医护人员的教育是患者注射技术最重要的决定因素。胰岛素注射治疗的护理内容包括患者必需的心理调节、注射治疗方案的教育、注射装置的选择及管理、注射部位的选择、护理及自我检查、正确的注射技术（包括注射步骤、注射角度及捏皮的合理运用、胰岛素贮存、胰岛素混悬液的混匀等）、注射相关并发症及其预防、选择合适的针头长度、针头使用后的安全处置等。

1. 注射前的心理准备

糖尿病患者通常会对胰岛素注射存在一定程度的心理障碍，如焦虑、恐惧等。因此，在注射胰岛素前，应进行适当的心理疏导，帮助患者克服心理障碍。

（1）儿童患者可通过分散其注意力或采用游戏疗法等来帮助其消除心理障碍。对于年龄较大的患儿，采用认知行为疗法，如放松训练、引导式图像、分级暴露、积极地行为演练、模拟与强化和激励计划，并让父母和患儿自己进行一次模拟注射，会明显减低他们的恐惧及焦虑。

（2）鼓励青少年患者主动表达出自己对注射的感受，特别是当其因注射治疗感到灰心，或是内心发生激烈的思想斗争时。为青少年患者制订治疗方案时，应尽可能地适应其生活方式。告知青少年患者，偶尔的遗漏并不代表治疗失败。可使用提高青少年患者调节能力的方法，比如在周末或节假日等特殊时期，可制订较为灵活的注射时间表。

（3）成年患者中，真正存在注射笔用针头恐惧症（晕针）的人非常少，但在胰岛素注射初期，多数患者会对注射产生焦虑。在患者被确诊糖尿病时，医护人员可先给患者演示生理盐水或胰岛素稀释液的自我注射方法，然后再让患者自行注射，此法可缓解患者对注射治疗的恐惧感。

2. 注射治疗方案的教育

医务人员向患者讲解胰岛素治疗方案中使用的胰岛素种类、名称、剂量、注射时间，配合胰岛素治疗应如何进行饮食控制与锻炼。治疗方案的指导应当以口头和书面（胰岛素教育处方）两种形式给出，并检查患者执行处方的效果。强调血糖监测的重要性，为患者制订相应的血糖监测计划。

3. 注射装置的选择及管理

胰岛素注射装置包括胰岛素专用注射器、胰岛素注射笔、胰岛素泵、无针注射器。

（1）胰岛素专用注射器：其剂量准确性更佳，针管直径较小，死腔较少。但要注意不同浓度的胰岛素要使用合适的注射器（如40U、100U）。胰岛素专用注射器价格便宜，患者较易接受。胰岛素专用注射器使用的最短针头是6mm。使用胰岛素专用注射器应注意注射器内塞推压到位（推完药）即可拔出，无须在皮下停留10秒，且注射器只能一次性使用。

（2）胰岛素注射笔：胰岛素注射笔可分为胰岛素预充注射笔和笔芯可更换的胰岛素注射笔。胰岛素预充注射笔是一种预充3ml（含300U）胰岛素的一次性注射装置，无须更换笔芯，用完后废弃。笔芯可更换胰岛素注射笔由注射笔和笔芯构成，笔芯中的胰岛素一旦用完，需要更换新的笔芯，而注射笔可重复使用。目前同一品牌的胰岛素注射笔只能与同一品牌的胰岛素搭配，其使用方法也存在一定差异。在指导患者正确使用注射笔时，医护人员应查阅所用器械的说明书。

使用胰岛素注射笔应注意：注射前，为保证药液通畅并消除针头死腔，需进行排气；为了防止传染性疾病的传播，不能共用胰岛素注射笔、笔芯及药瓶，一人一笔；为防止空气或其他污染物进入笔芯和药液渗漏，影响剂量准确性，注射笔的针头在使用后应废弃，不得留在注射笔上；在完全按下拇指按钮后，应在拔出针头前至少停留10秒，剂量较大时，有必要超过10秒；注射笔用针头完全刺入皮肤后，才能触碰推药按钮。

（3）胰岛素泵：胰岛素泵是采用人工智能控制的胰岛素输入装置，通过持续皮下胰岛素输注（CSII）的方式，模拟人体胰岛素的生理分泌。胰岛素泵的使用及管理详见第六章第三节。

（4）无针注射器：临床可供选择的无针注射器有两种：一种是利用高压气流喷射原理，以喷雾的形式将胰岛素通过注射器的微孔快速注入皮下；另一种则是利用超声波作用于人体皮肤表面的角质层，从而形成一个可逆的"微通道"，将药液导入皮下。无针注射器注入的药液吸收较快，并且不需要针头，可消除针头注射引起的疼痛和恐惧感。其缺点是价格较高，拆洗安装过程较为复杂，且瘦弱的患者常造成皮肤青肿。

4. 注射部位的选择、护理及自我检查

据可操作性、神经及主要血管之间的距离、皮下组织的状况等，人体适合注射胰岛素的部位是耻骨联合以上约1cm，最低肋缘以下约1cm，脐周2.5cm以外的双侧腹部；双侧大腿前外侧的上1/3；双侧臀部外上侧；上臂外侧的中1/3（图3-1）。

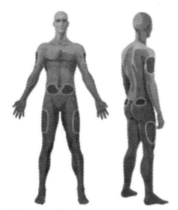

图3-1 推荐胰岛素注射部位

来源：《中国糖尿病药物注射技术指南（2016年版）》。

（1）注射部位的选择：餐时注射短效胰岛素等，最好选择腹部；希望减缓胰岛素的吸收速度时，可选择臀部，臀部注射可最大限度地降低注射至肌肉的风险；给儿童患者注射中效或者长效胰岛素时，最好选择臀部或者大腿。

（2）注射部位的轮换：注射胰岛素后产生局部硬结和皮下脂肪增生是胰岛素治疗的常见并发症之一，注射部位的轮换是有效的预防方法。这种轮换包括不同注射部位之间的轮换和同一注射部位内的轮换（图3-2）。

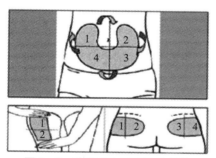

图3-2 胰岛素注射部位的轮换

来源：《中国糖尿病药物注射技术指南（2016年版）》。

1）不同注射部位之间的轮换：可将注射部位分为四个等分区域（大腿或臀部可分为两个等分区域），每周使用一个等分区域并始终按顺时针方向轮换。

2）同一注射部位内的轮换：在任何一个等分区域内注射时，连续两次注射应间隔至少1cm，以避免重复组织创伤。每日注射1次时，可选择一个最方便的区域连续注射一周甚至更长时间，然后更换另一区域；每日注射2次以上时，最好选择对称的两个区域交替部位进行注射，避免1个月内重复使用同一个注射点。

从注射治疗起始，就应教会患者易于遵循的轮换方案。随着治疗的进展，根据需要进行调整。医护人员应至少每年评估1次患者的部位轮换方案。为了准确预测每次注射胰岛素后的药效，必须严格遵守"每天同一时间，注射同一部位""每天不同时间，注射不同部位"或"左右轮换"。一旦发现注射部位有疼痛、凹陷、硬结出现，应立即停止在该部位注射，直至症状消失。

5. 正确的注射技术

正确的注射技术包括注射步骤、注射角度及捏皮的合理运用、胰岛素贮存、胰岛素混悬液的混匀等。

帮助患者掌握正确的注射步骤，是确保胰岛素治疗的基础。胰岛素规范的注射步骤如图3-3所示。

注射前洗手

核对胰岛素类型和注射剂量

安装胰岛素笔芯

预混胰岛素需充分混匀

正常安装胰岛素注射笔用针头，排尽笔芯内空气，将剂量旋至所需刻度

检查注射部位及消毒

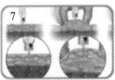
根据胰岛素注射笔针头的长度明确是否捏皮及进针的角度；绝大多数成人对于4mm和5mm针头无需捏皮，垂直进针即可

注射完毕后，针头置留至少10秒后再拔出

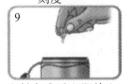
注射完成后立即旋上外针帽，将针头从注射笔上取下，并丢弃在锐器收纳盒中

图3-3 胰岛素规范的注射步骤

来源：《中国糖尿病药物注射技术指南（2016年版）》。

注射前，应逐一检查相应的注射部位，根据患者的体型、注射部位皮肤厚度及针头长度，确定是否需要采用捏皮注射及注射角度。捏皮的正确及错误手法如图3-4所示。捏皮时的注射角度也不一样，不捏皮的情况下以45°注射，如图3-5所示。

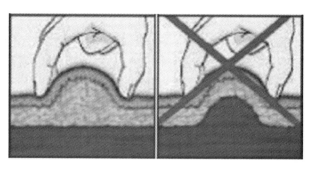

图 3—4 捏皮手法

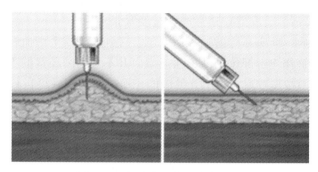

图 3—5 捏皮和不捏皮注射角度

来源：《中国糖尿病药物注射技术指南（2016 年版）》。

胰岛素稳定性易受各种因素，如温度、光照和振动等的影响。未开封的胰岛素（包括瓶装胰岛素、胰岛素笔芯和胰岛素预充注射笔）应储藏在 2～8℃的环境中，避免冷冻和阳光直射，防止反复震荡。保存期为开启后 30 天内。使用胰岛素前，应当使其回暖，先检查是否存在结晶体、浮游物或颜色变化等异常现象。正在使用的胰岛素应当贮存在 15～30℃的室温中，或根据厂商说明进行保存和处理。

NPH 和预混胰岛素为云雾状的混悬液，在注射前须摇晃混匀，若混匀不充分易造成胰岛素注射浓度不稳定，导致吸收不稳定，不利于血糖的平稳控制。正确的摇匀方法：在室温下，5 秒内双手水平滚动胰岛素笔芯 10 次，然后 10 秒内上下翻转 10 次（翻转是指将注射笔或笔芯上下充分颠倒，滚动是指在手掌之间的水平旋转）。每次滚动和翻转后，肉眼检查确认胰岛素混悬液是否充分混匀，如果笔芯中仍然有晶状物存在，则重复操作。避免剧烈摇晃。

6. 注射相关并发症及其预防

胰岛素注射并发症包括皮下脂肪增生、脂肪萎缩、疼痛、出血和淤血等。

（1）皮下脂肪增生：糖尿病患者长期注射胰岛素后，注射部位的皮下组织出现增厚的"橡皮样"病变，质地硬，或呈瘢痕样改变。停止在皮下脂肪增生部位注射可减少皮下脂肪增生产生的影响。皮下脂肪增生一般会在停止胰岛素注射后不久消退。医护人员应至少每年检查一次患者注射部位是否发生皮下脂肪增生；用墨水笔在增生部位的两端交界处做标记，测量并记录病变的大小以便长期随访；教会患者如何自行检查注射部位、如何轮换注射部位、正确的注射技术及提供预防脂肪增生的相关培训；使用正确的部位轮换方法，不重复使用针头。

（2）脂肪萎缩：脂肪萎缩为脂肪细胞缺失，临床表现为皮肤不同程度凹陷。预防及处理脂肪萎缩应改变胰岛素剂型、改变注射部位或换为使用胰岛素泵，可在脂肪萎缩处注射糖皮质激素

（3）疼痛：糖尿病患者中因注射疼痛导致不愿进行胰岛素治疗的比例达 50.8%。减轻注射疼痛的方法：室温保存正在使用的胰岛素；如果使用酒精对注射部位进行消毒，应于酒精彻底挥发后注射；避免在体毛根部注射；选择更短的针头（4mm）、更小的直径（32G）、最小穿透力的针头可使疼痛最小化，每次注射均使用无菌的新针头；注射的胰岛素剂量较大会造成疼痛，这时可将胰岛素剂量拆分来注射；注射时做到"两快一慢"；注射环境清洁、安静，避免患者过度紧张。

（4）出血和淤血：针头在注射过程中偶尔会碰到血管或毛细血管床，产生局部出血或淤青。应向患者解释注射部位局部出血或淤血并不会给胰岛素的吸收或者糖尿病管理带来不良后果。一般按压穿刺点 5~10 秒应能止血，在一周后可自行吸收。出现频发或过度的出血和（或）淤青时，应仔细评估注射技术并确认是否存在凝血功能障碍或使用抗凝药物。

（5）其他：①低血糖反应为胰岛素注射后较常见的不良反应（低血糖症状及处理见第四章第一节）。②胰岛素有水钠潴留的作用，胰岛素水肿可表现为下肢轻度水肿甚至全身性水肿，可持续 4~6 天，甚至更长时间，但一般均能自行缓解。③部分患者出现屈光不正，这是由于开始应用胰岛素治疗时，血糖迅速下降，导致晶状体及玻璃体内渗透压下降，水分逸出，屈光率下降发生远视。这多见于血糖波动大的幼年患者，属暂时性变化，一般可以自行恢复，不需处理。④少数患者出现过敏反应，主要由所含杂质（如防腐剂甲苯）及鱼精蛋白等引起。表现为注射部位针刺感、发痒、发热，常在注射后 1.5~2 小时发生，出现局部肿胀或硬结、紫癜，个别患者可有虚脱或急性肺水肿甚至过敏性休克发生。反应轻者有的能自动脱敏，无须干预，也可更换制剂类型或者加用抗组胺药。严重过敏而又必须使用者可行脱敏疗法，后需连续使用，不宜中途停用，否则可再发生过敏反应。⑤保持局部皮肤清洁、干燥，不要抓破皮肤，以免引起感染。严重感染少见，较常见注射部位起"红点"，与皮肤不洁、注射时无菌操作不严有关。⑥多数患者在使用胰岛素时体重增加，与胰岛素的水钠潴留作用及改善代谢有关。体重增加不利于糖尿病控制，应配合饮食控制和积极的体育锻炼，加用双胍类及 α-糖苷酶抑制剂有助于保持正常体重。

7. 选择合适的针头长度，针头使用后安全处置

选择胰岛素注射针头的长度需个体化，要考虑接受胰岛素笔注射患者的体型、胰岛素类型和生理特点。针头越短，安全性越高，通常耐受性更好。目前，市面上常用的胰岛素注射笔针头长度有 4mm、5mm、6mm、8mm。针头的粗细由字母"G"和一个数字标记出来，数字代表在给定直径的管中可容纳的该种针头的数目。临床常用的胰岛素注射器针头型号有 28G、29G、30G、31G、32G，号数越大，意味着针头越细。例如 29G 针的直径为 0.33mm，而 32G 针的直径为 0.23mm。不同注射针头的使用原则如下：

（1）4mm 针头应垂直刺入皮肤，进入皮下组织、肌内（或皮内）注射风险极小，是成人和儿童最安全的注射笔用针头，不分年龄、性别和体质指数（BMI）。

（2）不论是否捏皮，4mm 针头都应垂直进针。注射时应避免按压皮肤出现凹陷，以防止针头刺入过深而达到肌肉组织。

（3）在四肢或脂肪较少的腹部注射时，为防止肌内注射，甚至在使用 4mm 和 5mm 针头时，也可捏皮注射。使用 6mm 针头时，可采用捏皮或 45°注射。

（4）因为手抖或其他障碍无法握住 4mm 针头胰岛素注射笔的患者，可能需要使用更长的针头。

（5）若使用 6mm 及以上的针头在上臂注射，学龄期儿童、青少年或中等偏瘦的成人必须捏皮。

（6）如果仅有 8mm 针头供患者使用（如目前使用胰岛素专用注射器的患者），则应捏皮并以 45°注射。

（7）选择不同长度的注射针头，进针角度也有不同（图 3-6）。

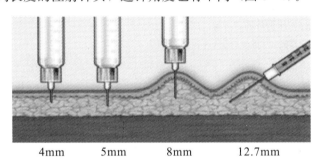

4mm　　　　5mm　　　　8mm　　　12.7mm

图 3-6　胰岛素针头注射角度

来源：《中国糖尿病药物注射技术指南（2016 年版）》。

胰岛素注射针头为一次性使用设计，每次注射均应使用新针头，使用后的针头应当丢弃在锐器处置容器中或者使用有硬壳的容器收集。

二、胰岛素泵治疗

胰岛素泵是 20 世纪 80 年代应用于临床的模拟人体生理胰岛素分泌的一种胰岛素输注系统，作为糖尿病强化治疗的一种先进手段在世界范围内得到广泛应用。胰岛素泵强化治疗，即持续皮下输注胰岛素（Continuous Subcutaneous Insulin Infusion，CSII），是目前最符合生理状态的胰岛素输注方式，可以有效延缓和减少糖尿病并发症的发生。

（一）胰岛素泵的工作原理和优点

1. 工作原理

胰岛素泵输注胰岛素的方式分为基础率和餐前大剂量两种。基础率是胰岛素泵按照预设程序 24 小时持续微量向体内输注胰岛素，用于维持两餐之间和夜间的血糖稳定。餐前大剂量是针对进食食物后体内产生的血糖高峰而输注胰岛素，使餐后血糖稳定，可根据进餐时间、进餐量和食物种类灵活设定。

2. 胰岛素泵治疗的优点

（1）更好地控制血糖：胰岛素泵使用者相对于多次注射胰岛素的患者来说，HbA1c更低，血糖波动幅度更小，且血糖下降比较平缓，低血糖发生率低，趋于正常水平；用胰岛素泵基础率代替长效胰岛素治疗糖尿病，患者生活更自由、方便。

（2）胰岛素输注精确：胰岛素泵与其他胰岛素注射装置相比，输注胰岛素剂量更精确，可达到0.05U。

（二）胰岛素泵治疗的适应证

原则上使用胰岛素治疗的所有患者都可以使用胰岛素泵，但下述患者更适合：

（1）血糖控制不理想，血糖波动大的患者。

（2）怀孕或计划怀孕的女性糖尿病患者。

（3）经常出差或生活不规律的患者。

（4）生长发育期的青少年糖尿病患者和儿童糖尿病患者。

（5）希望严格控制血糖的患者。

（6）喜欢参加运动的患者。

（7）胃轻瘫的患者。

（8）围术期的患者。

（三）胰岛素泵治疗的操作规范及护理

胰岛素泵治疗的操作规范及护理详见第六章第三节。

（欧青）

第四节　糖尿病的医学营养治疗

能量摄入过剩导致的超重和肥胖，尤其是腹部脂肪过度蓄积是2型糖尿病发病的重要危险因素。食物中的碳水化合物经消化吸收，其分解代谢产物葡萄糖是餐后血糖最主要的来源，碳水化合物摄入过多易影响血糖控制，并增加胰岛负担。某些特殊的饮食习惯也会影响患者血糖，如高饱和脂肪饮食可增加血液总胆固醇和低密度脂蛋白胆固醇的水平，并可引起胰岛素抵抗。合理的饮食结构能够有效地纠正糖尿病患者体内代谢的紊乱，减轻胰岛β细胞的负担，保证患者体内的脂类代谢，帮助患者降低体重，在满足患者的营养需求的情况下，将血糖控制在一个合理的范围内，使得糖尿病患者的综合情况进一步得到改善。因此，医学营养治疗（Medical Nutrition Therapy，MNT）对预防糖尿病的发生、治疗已发生的糖尿病、预防或至少延缓糖尿病并发症的发生均有非常重要的作用。同时MNT也是糖尿病自我教育中一个不可或缺的部分，MNT应该贯穿于糖尿病预防的所有阶段。

一、糖尿病患者的营养状况评价

营养状况指机体摄入营养素能满足其生理需要的程度，受较多因素的影响（图3-7）。营养状况评价就是指对患者的营养调查结果进行综合分析并做出判断的过程，是临床营养治疗的基础。营养状况评价一般包括膳食调查、体格检查、临床检查和实验室检查四个部分。其中既有主观检查，也有客观检查，但没有任何单一的检查指标能够准确地反映患者的整体营养状况。

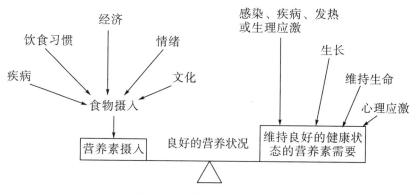

图 3-7 营养状况的影响因素

营养状况评价的意义在于通过对患者进行营养调查，初步判断患者的营养状况，从而为确定营养治疗方案提供依据。由于住院患者的营养状况与其临床治疗和营养治疗密切相关，因此动态监测、评价其营养状况也是及时调整整体治疗方案的基础。

（一）膳食调查

膳食调查是营养调查的基础，其内容：调查期间被调查者每日摄入食物的品种、数量；分析其摄入营养素的数量、来源，比例是否合理，能量是否充足，供能营养素比例是否合理，饮食结构和餐次分配是否合理等。

膳食调查的方法有定量和定性两大类。定量调查包括询问法、记录法、化学分析法等，其中询问法主要包括 24 小时膳食回顾法和饮食史法，记录法包括称重法、记账法等。

1. 询问法

通过询问患者每日所摄入食物的种类、饮食习惯等情况，了解其食物的消耗量。询问法可分为以下两种方法：

（1）24 小时膳食回顾法（24h Recall）：是由调查对象回顾调查前 24 小时内的食物消耗情况的一种调查方法。在实际工作中，常选用连续 3 天的 24 小时膳食回顾，即每天对调查对象进行询问，回顾 24 小时进餐情况，连续进行 3 天。但调查主要依靠调查对象的回忆，可能对调查结果带来回忆偏倚。另外，该调查方法对调查员的要求较高，需要调查员掌握一定的调查技巧和专业技能，要熟悉常见食物的价格以及食物生重、熟重和体积之间的关系等。

（2）饮食史法（Dietary History）：通过询问饮食史可了解调查对象平时的饮食构成或饮食模式。具体做法是要求调查对象保存 3 天的食物记录，了解饮食习惯，据此估计出常吃食物的量，要求调查对象熟练掌握食物生熟比和体积之间的关系。在实际应用中由调查对象误估所进食物重量而带来的误差不容忽视。

2. 称重法

称重法（Food Records by Weighing）是使用日常各种测量工具对进食量进行称重或估计。使用称重法时，调查对象要在每次进食前对食物进行称重，扣除进食后剩余或废弃的部分，即得出个体准确的食物摄入量。对在外就餐摄入的食物进行估计后也应记录。其优点在于可以获得可靠的个体食物摄入量。

3. 化学分析法

化学分析法（Chemical Analysis）是收集调查对象全天所进食物，在实验中进行化学分析，测定其中能量和各种营养素含量的方法，常用双份饭菜法。化学分析法可准确地获得个体各种营养素的实际摄入量，但操作复杂，成本高，很少在临床营养工作中使用。

4. 食物频率法

食物频率法（Food Frequency Questionnaire，FFQ）是估计调查对象在一定时期内摄入某种食物频率的方法。该法多以问卷形式进行，在调查表中包括调查食物的名单和进食频率。如果调查表还收集食物的量或份额（如每周吃几次、每次吃多少），则可进行半定量的膳食调查。

（二）体格检查

体格检查是评价人体营养状况的主要方法之一，可以反映患者的营养状况，发现营养不良，尤其是蛋白质-能量营养不良，并评价营养治疗的效果。

1. 身高、体重

身高、体重是人体测量资料中最基础的数据，也是临床常用的营养状况评价指标，可以从生长发育的角度反映整体的营养状况。体重可以反映长或短时间内营养状况的变化，而身高则反映长期的营养状况。短期的体重变化主要反映体液平衡的改变，较长期的体重变化则代表组织重量的变化。常用的体重评价指标有以下几种：

（1）实际体重占理想体重（Ideal Weight）百分比：计算公式如下：

实际体重占理想体重百分比（％）＝实际体重（kg）÷理想体重（kg）×100％

其值在 90％～110％时可判定体重正常，＜80％为消瘦，80％～90％为偏轻，110％～120％为超重，120％～130％为轻度肥胖，130％～150％为中度肥胖，＞150％为重度肥胖。

（2）体重变化：体重变化是将体重改变的幅度与速度综合分析的评价指标，它可以更好地反映机体能量与蛋白质代谢的改变，提示是否存在蛋白质-能量营养不良。它的计算公式为：

$$体重变化（％）＝\frac{平时体重（kg）－实际体重（kg）}{平时体重（kg）}×100％$$

体重变化的判定标准见表 3-3。

表 3-3　体重变化的判定标准

时间	中度体重丧失	重度体重丧失
1 周	1%～2%	>2%
1 个月	5%	>5%
3 个月	7.5%	>7.5%
6 个月	10%	>10%

如果短期内体重无其他原因下降 10% 以上，且血浆白蛋白<30g/L，则可判定为严重的蛋白质-能量营养不良。

（3）体质指数（Body Mass Index，BMI）：BMI 是目前最常用的体重/身高指数，是评价肥胖和消瘦的良好指标。BMI 的计算公式为：

$$BMI = \frac{体重（kg）}{身高^2（m^2）}$$

我国成人 BMI 判定标准见表 3-4。

表 3-4　我国成人 BMI 判定标准

等级	BMI 值	等级	BMI 值
重度蛋白质-能量营养不良	<16.0	正常	18.5～23.9
中度蛋白质-能量营养不良	16.0～16.9	超重	≥24.0
轻度蛋白质-能量营养不良	17.0～18.4	肥胖	≥28.0

18 岁以下青少年 BMI 的参考值如下。

11～13 岁：BMI<15.0 时存在蛋白质-能量营养不良，<13.0 为重度营养不良；

14～17 岁：BMI<16.5 时存在蛋白质-能量营养不良，<14.5 为重度营养不良。

根据体重评价患者营养状况时，需将本次计算值与以前的相比较，才能获得患者真实的营养状况及变化趋势。因为患者的体重会受到某些疾病、症状或治疗的影响，如脱水、腹水、水肿、巨大肿瘤、利尿剂的使用等，实际测得的患者体重可能并非其真实体重，由此做出的营养状况评价、制订的营养治疗方案可能是不正确的。

2. 人体组成测定

人体组成测定包括脂肪组织（Fat Mass，FM）的测量、无脂组织（Fat Free Mass，FFM）的测量，临床常用的方法包括皮褶厚度测定、上臂围测定、生物电阻抗法等。

（1）皮褶厚度测定（Skinfold Measurement）：皮褶厚度反映人体皮下脂肪含量，它与全身脂肪含量具有一定的线性关系，可通过测量人体不同部位皮褶厚度推算全身的脂肪含量，同时还可反映人体皮下脂肪的分布情况。皮褶厚度的测定需使用专用的皮褶计，每一部位连续测量 3 次后取平均值，测量结果以毫米计。临床常见的检测部位如下。

1）肱三头肌皮褶厚度（Triceps Skinfold Thickness，TSF）：测量时，被测者上臂

自然下垂，测定者在其肩峰至尺骨鹰嘴之间中点上 2cm 处做标记，以左手拇指、食指、中指将该点皮肤连同皮下组织捏起，在拇指下方处夹住皮褶读数，即为 TSF。

2）肩胛下皮褶厚度（Subscapular Skinfold Thickness，SSF）：被测者上臂自然下垂，在肩胛下角下方约 2cm 处，顺自然皮褶方向（皮褶走向与脊柱成呈 45°）捏起该处皮肤及皮下组织（手法同 TSF），所测值即为 SSF。

皮褶厚度的正常值还没有统一标准，只能将某次人群测定的平均值作为参考值（或理想值）。常用的评价标准见表 3－5、表 3－6。

表 3－5　TSF 的评价标准（实测值/参考值）

	无皮下脂肪	体脂重度减少	体脂中度减少	体脂轻度减少	正常	肥胖
结果	<5mm	<60％	60％～80％	80％～90％	90％～110％	>120％
参考值	男性 8.3mm，女性 15.3mm					

表 3－6　SSF 的评价标准（TSF＋SSF）

性别	消瘦	正常	肥胖
男	<10mm	10～40mm	>40mm
女	<20mm	20～50mm	>50mm

（2）上臂围测定：上臂围（Mid-arm Circumference，MAC）是测量骨骼肌含量的指标，上臂肌围（Mid-arm Muscle Circumference，MAMC）可由 MAC 计算得出。这两个指标可以反映机体蛋白质、能量的贮存和消耗程度，与皮褶厚度测量结果合用可以综合反映机体的构成情况。该方法操作简便，尤其适用于不能测量体重的患者。MAC 是上臂自然下垂时其中点处的周长。MAMC 根据 MAC 和 TSF 计算，公式如下：

$$MAMC(cm) = MAC(cm) - \pi \times TSF(cm)$$

各指标的评价标准如下。

1）MAC：我国成人男性 MAC 平均为 27.5cm，女性为 25.8cm。测量值大于参考值的 90％ 为营养正常，80％～90％ 为轻度营养不良，60％～80％ 为中度营养不良，<60％ 为重度营养不良。

2）MAMC：MAMC 可较好地反映蛋白质含量的变化，它与血清白蛋白含量密切相关，当血清白蛋白<28g/L 时，87％ 的患者臂肌围缩小，故可用作患者营养状况好转或恶化的指标。我国男性 MAMC 的平均值为 24.8cm，女性为 21.0cm。测量值大于参考值的 90％ 为营养正常，80％～90％ 为轻度营养不良，60％～80％ 为中度营养不良，<60％ 为重度营养不良。

（3）生物电阻抗法：生物电阻抗法（Bioelectrical Impedance Analysis，BIA）是一种通过电学方法进行人体组成成分分析的技术，该法客观、准确，可用于测定机体中体脂和瘦组织的含量，细胞内、外液的变化情况等多项内容，还可以用来计算脂肪组织和无脂组织。较其他人体成分测定方法而言，生物电阻抗法具有安全、无创伤、结果准确、重复性好等特点，故使用范围广。

3. 体型的判断

在对体脂进行评价时，除注意体脂含量的异常外，还应注意体脂分布的异常，尤其是那些 BMI 正常或处于边缘值的患者。这种情况下可以用腰臀比（Waist Hip Ratio，WHR，即腰围与臀围的比值）与 BMI 等指标结合，来判断患者营养状况和疾病风险。我国的 WHR 参考值是男性<0.9，女性<0.8，超过此值者称为中央型（或内脏型、腹内型）肥胖。

（三）临床检查

临床检查包括询问病史、主诉症状及寻找与营养状况改变有关的体征。检查时通常要注意头发、面色、眼、唇、舌、齿、龈、面（水肿）、皮肤、指甲、心血管系统、消化系统、神经系统等。

（1）自觉症状如食欲改变、视力改变、恶心、呕吐、厌食等。

（2）客观体征整体外观，如肥胖、消瘦、恶病质等以及各专项检查。

（3）营养缺乏病的临床表现见表 3-7。

表 3-7 营养缺乏病的临床表现

	临床表现	可能的营养素缺乏
头发	干燥、变细、易断、脱发	蛋白质-能量、必需脂肪酸、锌
鼻部	皮脂溢	烟酸、核黄素、维生素 E
眼	干眼病、毕脱斑、夜盲、眼睑炎	维生素 A、维生素 B_2、维生素 B_6
舌	舌炎、舌裂、舌水肿	核黄素、叶酸、烟酸
牙	齿龈出血、肿大 龋齿	维生素 C 氟
口腔	干裂、口角炎 味觉减退、改变	核黄素、烟酸 锌
甲状腺	肿大	碘
指甲	舟状指、指甲变薄	铁
皮肤	干燥、粗糙、过度角化 瘀斑 伤口不愈合 阴囊及外阴湿疹 癞皮病皮疹	维生素 A、必需氨基酸 维生素 C、维生素 K 锌、蛋白质、维生素 C 维生素 B_2、锌 烟酸
肌肉骨骼	佝偻病体征、骨质疏松	维生素 D、钙
神经	肢体感觉异常、运动无力	维生素 B_1、维生素 B_{12}
肌肉	腓肠肌触痛	维生素 B_{12}
心血管	萎缩 脚气病心脏体征	蛋白质-能量 维生素 B_1

临床表现		可能的营养素缺乏
生长发育	克山病体征 营养性矮小 性腺功能减退或发育不良	硒 蛋白质－能量 锌

来源：黄承钰. 医学营养学 ［M］. 北京：人民卫生出版社，2003。

（四）实验室检查

实验室检查一般包括营养指标检查和免疫指标检查。

常见的检查内容：血液中营养素或其标志物含量的测定，血液、尿液中营养素代谢产物含量的测定，与营养素有关的血液成分或酶活性的测定。

1. 营养状况指标

（1）白蛋白（Albumin，ALB）：血清白蛋白是判断蛋白质营养不良的可靠指标。但白蛋白在体内的半衰期较长（20天），急性蛋白质丢失或短期蛋白质摄入不足时白蛋白仍可以维持正常，因此白蛋白主要用于评价机体较长时间的蛋白质营养状况。

（2）前白蛋白（Prealbumin，PA）：血清前白蛋白半衰期较短（1.9天），能比较敏感地反映近期蛋白质营养状况。但前白蛋白的含量易受多种疾病的影响，不宜作为高应激状态下的营养评价指标。

（3）运铁蛋白（Transferrin，TFN）：血清运铁蛋白半衰期为8.8天，能及时反映内脏蛋白质的急剧变化。但其含量易受多种疾病与体内铁含量的影响。

血浆蛋白质评价标准见表3－8。

表3－8　血浆蛋白质评价标准

蛋白质	正常值	轻度缺乏	中度缺乏	重度缺乏
白蛋白（g/L）	35～55	28～34	21～27	<21
前白蛋白（mg/L）	250～500	150～250	100～150	<100
运铁蛋白（g/L）	2.0～4.0	1.5～2.0	1.0～1.5	<1.0

（4）氮平衡：氮平衡可反映蛋白质的摄入量是否能满足体内的需要及体内蛋白质的合成和分解代谢的情况。每天摄入的氮经过体内利用后的剩余部分及体内代谢产生的氮，90％通过尿液排出，其主要是以尿素的形式排出，可用公式计算：

$$氮平衡＝蛋白质摄入量（g）÷6.25－（尿中尿素氮＋3.5）$$

2. 免疫功能指标

营养不良常伴有免疫功能的损害，因此可以通过免疫功能的测定反映机体营养状况。临床常用的免疫功能测定主要有总淋巴细胞计数（Total Lymphocyte Count，TLC）和迟发性皮肤超敏试验（Delayed Cutaneous Hypersensitivity，DCH）两种方法。

（1）总淋巴细胞计数：已知营养不良时TLC值下降，$>20\times10^8/L$为营养正常，$(12\sim20)\times10^8/L$为轻度营养不良，$(8\sim12)\times10^8/L$为中度营养不良，$<8\times10^8/L$为

重度营养不良。

（2）迟发性皮肤超敏试验：在被检者前臂屈侧皮内注射 0.1ml 抗原后 24～48 小时测量接种处硬结直径，>5mm 为正常，<5mm 则为免疫功能下降，提示有中度以上蛋白质营养不良。

由于免疫指标都易受到多种因素的影响，如疾病、药物等，因此在营养评价时缺乏特异性，还需结合其他检测才能做出正确的判断。

综上所述，到目前为止，患者的营养状况评价还没有金标准，临床上一般根据其疾病情况，结合营养调查结果进行综合评价，以判断营养不良的程度。

二、糖尿病营养治疗的原则及方法

由于糖尿病是终身性疾病，临床强调早期治疗、综合长期治疗和治疗措施个体化。而饮食治疗是糖尿病治疗的基础，所以应重视糖尿病患者的营养治疗。

（一）营养治疗的目的

（1）保护胰腺功能，帮助患者达到并保持较好的代谢控制，以改善血糖、尿糖和血脂水平，减少急、慢性并发症发生的危险。

（2）维持或达到理想体重，使儿童和胎儿能正常生长发育。

（3）供给适合患者的平衡膳食，以维持健康和从事正常活动，提高生活质量。

（二）营养治疗的原则

1. 合理控制能量摄入量

合理控制能量摄入量是糖尿病营养治疗的首要原则。能量的供给根据病情、血糖、尿糖、年龄、性别、身高、体重、活动量大小以及有无并发症确定。能量摄入量以维持或略低于理想体重（又称为标准体重）为宜。根据患者的体型和理想体重，参见表3-9估计每日能量供给量。体重是评价能量摄入量是否合适的基本指标，最好定期（每周一次）称体重，根据体重的变化及时调整能量供给量。肥胖者应逐渐减少能量摄入量，消瘦者应适当增加能量摄入量，以维持实际体重达到或略低于理想体重。

表3-9　成年糖尿病患者每日能量供给量［kJ/kg（kcal/kg）］

体型	卧床	轻体力劳动	中体力劳动	重体力劳动
消瘦	84～105（20～25）	146（35）	167（40）	188～209（45～50）
正常	63～84（15～20）	125（30）	146（35）	167（40）
肥胖	63（15）	84～105（20～25）	125（30）	146（35）

2. 保证碳水化合物的摄入

碳水化合物是能量的主要来源，若供给充足，可以减少体内脂肪和蛋白质的分解，预防酮血症。在合理控制总能量的基础上适当提高碳水化合物摄入量，有助于提高胰岛素的敏感性、刺激葡萄糖的利用、减少肝脏葡萄糖的产生和改善葡萄糖耐量。但碳水化合物过多会使血糖浓度升高，从而增加胰岛负担。以碳水化合物供给量占总能量的

50%～65%为宜。营养治疗开始时，应严格控制碳水化合物的摄入量，经一段时间治疗后，如血糖浓度下降、尿糖消失，可根据血糖、尿糖和用药情况随时加以调整，单纯膳食治疗病情控制不满意者应适当减量，对使用口服降糖药或用胰岛素者可适当放宽。食物中碳水化合物的组成不同，血糖浓度升高幅度也不同，其影响程度可用血糖指数（Glycemic Index，GI）来衡量。

$$血糖指数 = \frac{食物餐后2小时血浆葡萄糖曲线下总面积}{等量葡萄糖餐后2小时血浆葡萄糖曲线下总面积} \times 100$$

一般而言，血糖指数越低的食物对血糖的升高反应越小，但是食物中糖类的含量并不是影响血糖指数的唯一因素，进食速度、食物中水溶性膳食纤维和脂肪的含量、胃排空速度、胃肠的消化功能、膳食中食物的种类及食物中是否有阻碍消化吸收的因子等，都会影响食物的血糖指数。各类食物的血糖指数见表3－10。一般规律是粗粮的血糖指数低于细粮，复合碳水化合物低于精制糖，多种食物混合低于单一食物。故糖尿病治疗膳食宜多用粗粮和复合碳水化合物，食物品种尽量多样化；少用富含精制糖的甜点，如蔗糖、麦芽糖等纯糖食品；必要时，为了改善食品的风味，可选用甜叶菊、木糖醇、阿斯巴糖等甜味剂代替蔗糖；食用水果，也应适当减少部分主食。

表3－10　食物的血糖指数

食物名称	血糖指数	食物名称	血糖指数
主食类		蔬菜类	
白饭	56±2	青豆仁	48±5
白面包	70	胡萝卜	71±22
全麦面包	69±2	南瓜	75±9
高纤面包	68±1	水果类	
燕麦片	55±6	苹果	36±2
玉米片（早餐谷类）	84±3	苹果汁	41±1
小麦面条	47	香蕉	53±6
通心粉	45	樱桃	22
通心面	41±3	葡萄柚	25
米粉	58	葡萄柚汁	48
马铃薯	56±1	葡萄	43
烤马铃薯	85±12	奇异果	52±6
马铃薯泥	70±2	芒果	55±5
炸薯条	75	柳橙	43±4
洋芋片	54±3	柳橙汁	57±3
番薯	54±8	桃子	28
爆玉米花	55±7	梨	36±3

续表3-10

食物名称	血糖指数	食物名称	血糖指数
甜玉米	55±1	菠萝	66±7
糕饼类		葡萄干	64±11
天使蛋糕	67	西瓜	72±13
香蕉蛋糕	55	豆类	
海绵蛋糕	46±6	黄豆	18±3
甜甜圈	76	菜豆	27±5
苹果松糕	44±6	扁豆	29±1
松饼（waffles）	76	糖类	
奶制品类		蜂蜜	73±15
冰激凌	61±7	果糖	23±1
低脂冰激凌	50±8	葡萄糖	97±3
全脂奶	27±7	麦芽糖	105±12
脱脂奶	32±5	蔗糖	65±4
巧克力奶	34±4	乳糖	46±3
布丁	43±10	巧克力	49±6
优酪乳（yogurt）	36±4	其他	
低脂优酪乳	14±4	汽水（芬达）	68±6
		花生	14±8
		香肠	28±6

来源：Foster Powell K，Miller J B. International tables of glycemic index ［J］. Am J Clin Nutr，1995，62：871－893。

3. 限制脂肪和胆固醇的摄入

糖尿病患者因胰岛素分泌不足，体内脂肪分解加速，合成减弱，脂质代谢紊乱，膳食脂肪摄入不当时，易引发或加重高脂血症，进一步发展会导致血管病变，这是糖尿病常见的并发症。因此，膳食脂肪摄入量应适当限制，尤其是饱和脂肪酸不宜过多。一般膳食脂肪占总能量的20%～30%，其中饱和脂肪酸占总能量不应超过7%。富含饱和脂肪酸的食物主要是动物油脂，如猪油、牛油、奶油，但鱼油除外；富含单不饱和脂肪酸的食物有橄榄油、茶籽油、花生油、各种坚果油等；植物油一般富含多不饱和脂肪酸，如豆油、玉米油、葵花子油等，但椰子油和棕榈油除外。胆固醇摄入量应少于每天300mg，合并高脂血症者，应低于每天200mg。因此，糖尿病患者应避免进食富含胆固醇的食物，如动物脑和肝、肾、肠等动物内脏，鱼子、虾子、蛋黄等食物。

4. 适量的蛋白质

肾功能正常的糖尿病患者蛋白质的摄入量可占总能量的15%～20%，推荐蛋白质摄入量约为 0.8g/（kg・d），过高的蛋白质摄入［如>1.3g/（kg・d）］与蛋白尿升高、肾功能下降、心血管及死亡风险增加有关，已开始透析的患者蛋白质摄入量可适当增加。膳食中应有 1/3 以上的蛋白质为优质蛋白质，如瘦肉、鱼、乳、蛋、豆制品等，必要时可补充复方 α−酮酸制剂。

5. 充足的维生素

糖尿病患者因主食和水果摄入量受限制，且体内物质代谢相对旺盛，高血糖的渗透性利尿作用易引起水溶性维生素随尿流失，较易发生维生素缺乏。因此，供给足够的维生素也是糖尿病营养治疗的原则之一。补充 B 族维生素（包括维生素 B_1、维生素 B_2、维生素 PP、维生素 B_{12} 等）可改善患者的神经系统并发症，补充维生素 C 可防止微血管病变，供给足够的维生素 A 可以弥补患者难以将胡萝卜素转化为维生素 A 的缺陷，充足的维生素 E、维生素 C 和 β 胡萝卜素能加强患者抗氧化能力。

6. 合适的矿物质

血镁低的糖尿病患者容易并发视网膜病变；锌与胰岛素的分泌和活性有关，并帮助人体利用维生素 A；三价铬是葡萄糖耐量因子的成分；锰可改善机体对葡萄糖的耐受性；锂能促进胰岛素的合成和分泌。因此，应保证矿物质的供给量满足机体的需要，适当增加钾、镁、钙、铬、锌等元素的供给。但应限制钠盐摄入，以防止和减轻高血压、高脂血症、动脉硬化和肾功能不全等并发症。

7. 丰富的膳食纤维

膳食纤维能有效地改善糖代谢、降血压、降血脂和防止便秘等。水溶性膳食纤维能吸水膨胀，吸附并延缓碳水化合物在消化道的吸收，减弱餐后血糖的急剧升高，有助于患者的血糖控制，同时还具有降血脂的作用；非水溶性膳食纤维能促进肠蠕动，加快食物通过肠道，减少吸收，具有间接降低餐后血糖和减肥的作用。但膳食纤维过多也会影响矿物质的吸收，建议膳食纤维供给量为每天 20～35g，或（10～14）g/1000kcal。

8. 合理的餐次与营养分型治疗

根据血糖、尿糖升高时间，用药时间和病情是否稳定等情况，并结合患者的饮食习惯合理分配餐次，至少一日三餐，定时、定量，可按早、午、晚各占 1/3，或 1/5、2/5、2/5 的能量比例分配。口服降糖药或注射胰岛素后易出现低血糖的患者，可在三个正餐之间加餐 2 或 3 次。在每日总能量摄入量范围内，适当增加餐次有利于改善糖耐量和预防低血糖反应的发生。

（三）饮食治疗方法

举例：某患者，女，50 岁，身高 160cm，体重 53kg，公务员（轻体力劳动），平时一日三餐，食量一般（中等偏低），饮食无偏好，目前血糖、尿糖偏高，血脂正常，无高血压和其他糖尿病并发症，采用单纯膳食治疗。

1. 膳食计算

（1）确定全日能量供给量。根据患者的年龄、性别、身高、体重、体力活动强度等资料，求出理想体重，评价体型，参考表 3−9 计算出能量供给量。

1）求出理想体重：理想体重=身高（cm）−105=160−105=55（kg）。

2）体型评价：理想体重 55kg，实际体重 53kg，实际体重占理想体重的 96.4%，属正常体重。

3）计算全日能量供给量：查表 3-9，轻体力劳动正常者能量供给量为 30kcal/（kg·d）。55×30＝1650（kcal/d）。平日食量中等偏低，故能量供给量为 1650kcal/d。

（2）确定碳水化合物、蛋白质、脂肪供给量。本例患者血糖和尿糖偏高，碳水化合物、蛋白质和脂肪分别占总能量的 55％、18％、27％。

1）碳水化合物供给量：（1650×55％）÷4＝226.875（g）。

2）蛋白质供给量：（1650×18％）÷4＝74.25（g）。

3）脂肪供给量：（1650×27％）÷9＝49.5（g）。

（3）餐次分配。根据本例患者的饮食习惯，主食量分成 3 餐，早、午、晚餐比例分别为 1/5、2/5、2/5。

（4）膳食医嘱。从上述计算结果综合得出患者膳食医嘱如下：能量供给量每天 1650kcal（6.875MJ），碳水化合物每天 226.875g，脂肪每天 49.5g，蛋白质每天 74.25g；主食三餐分配：早餐 1/5，午餐 2/5，晚餐 2/5。

2. 食谱内容与用量计算

在计算出患者每日总能量、碳水化合物、蛋白质和脂肪的供给量后，再将其换算成食物的用量进行配餐。配餐步骤如下：①计算主食谷类用量（碳水化合物类食物）；②计算蔬菜用量；③计算肉、蛋、豆制品用量（蛋白质类食物）；④求全日烹调油用量（脂肪类食物）。一般有两种方法计算各种食物用量。

（1）食物成分表计算法：按照食物成分表中各种食物营养素含量计算食谱中各种食物用量。这种方法计算数据较准确，但较烦琐，糖尿病患者在家不易操作。目前该法已制成多种电脑软件，采用电脑配餐方便、快捷，且较准确，已被许多医院采用。

（2）食品交换份法：此法是将食物成分表计算简化，将日常食物按营养特点分为 6 类，粗略计算出每一类食物 1 个交换单位的营养成分（能量、蛋白质、脂肪和碳水化合物含量），再将同类食品中其他食品计算出"等值"营养成分的使用量，以便在进行食谱内容选择时可以同类食物等值互换，从而实现食物多样化。

第一类：谷类（富含淀粉的食品）。每一交换单位谷类含有能量 90kcal、蛋白质 2g、碳水化合物 19g、脂肪 0.5g。等值谷类食品交换表见表 3-11。

表 3-11 等值谷类食品交换表（g）

食品	重量	食品	重量
稻米、小米、糯米、面粉、米粉、干玉米、玉米面、玉米渣、薏米、混合面、挂面、燕麦片、莜麦片、荞麦片	25	苦荞面、油条、油饼、通心粉、饼干、高粱米、藕粉、银耳、绿豆、赤豆、芸豆、干豌豆	25
咸面包	37.5	荸荠、湿米条	150
干粉条	23	土豆、山药	125
馒头、烧饼、烙饼、窝窝头	35	茨菇	75
生面条	30	凉粉	400

第二类：蔬菜类（富含矿物质、维生素和膳食纤维）。每一交换单位蔬菜类含能量80kcal、碳水化合物15g、蛋白质5g。等值蔬菜类食品交换表见表3－12。表中均为可食部分重量，可按规定量互换品种。

表3－12　等值蔬菜类食品交换表（g）

食品	重量	食品	重量
大白菜、圆白菜、菠菜	500	白萝卜、青椒、茭白、冬笋	400
韭菜、茴香	500	倭瓜、南瓜、花菜	350
芹菜、苤蓝、莴笋、油菜薹	500	鲜豇豆、扁豆、洋葱、蒜苗	250
西葫芦、西红柿、冬瓜、苦瓜	500	胡萝卜	200
黄瓜、茄子、丝瓜	500	山药、荸荠、藕	150
芥蓝菜、瓢菜	500	茨菇、百合、芋头	100
蕹菜、苋菜	500	毛豆、鲜豌豆	70
绿豆芽、鲜蘑菇	500		

第三类：水果类（富含矿物质、维生素和果糖）。每一交换单位水果类含能量90kcal、碳水化合物21g、蛋白质1g。等值水果类食品交换表见表3－13。表中均为可食部分重量，可按规定量互换品种。

表3－13　等值水果类食品交换表（g）

食品	重量	食品	重量
柿、香蕉、鲜荔枝	150	李子、杏	200
梨、桃、苹果（带皮）	200	葡萄（带皮）	200
橘子、橙子、柚子	200	草莓	300
猕猴桃（带皮）	200	西瓜	500

第四类：肉蛋鱼类，包括瘦肉类、水产品、鱼类和部分豆类制品，富含蛋白质。每一交换单位肉蛋鱼类含有能量80kcal、蛋白质9g、脂肪5g。表3－14中除鸡蛋、鸭蛋、松花蛋、鹌鹑蛋带壳外，其他食品均为可食部分，可按规定量互换。

表3－14　等值肉蛋鱼类食品交换表（g）

食品	重量	食品	重量
熟火腿、香肠	20	鸡蛋（1大个带壳）	60
半肥半瘦猪肉	25	鸭蛋、松花蛋（1大个带壳）	60
熟叉烧肉（无糖）、午餐肉	35	鹌鹑蛋（6个带壳）	60
瘦猪、牛、羊肉	50	鸡蛋清	150
带骨排骨	50	带鱼	80

食品	重量	食品	重量
鸭肉	50	草鱼、鲤鱼、甲鱼、比目鱼	80
鹅肉	50	大黄鱼、鳝鱼、黑鲢、鲫鱼	100
兔肉	100	虾、青虾、鲜贝	100
熟酱牛肉、熟酱鸭	35	蟹肉、水浸鱿鱼	100

第五类：豆乳类，包括牛奶和豆浆，富含蛋白质、脂肪和碳水化合物等营养素。每一交换单位豆乳类含有能量90kcal、蛋白质4g、脂肪5g、碳水化合物6g。表3-15列出的每种食品，按规定量可互换。豆浆一般是指黄豆与水重量比为1：8，浸泡、磨浆、过滤、煮沸。

表3-15　等值豆乳类食品交换表（g）

食品	重量	食品	重量
淡牛奶、酸牛奶、羊奶	125	豆浆粉、豆腐粉	20
奶粉	15	豆浆	200
豆汁	500		

第六类：油脂类，包括烹调用油和含脂肪丰富的坚果类。每一交换单位油脂类含能量80kcal、脂肪9g。等值油脂类食品交换表见表3-16，可按规定量互换。

表3-16　等值油脂类食品交换表（g）

食品	重量	食品	重量
花生油、香油（1汤勺）	10	猪油	10
玉米油、菜籽油（1汤勺）	10	牛油	10
豆油（1汤勺）	10	羊油	10
红花油（1汤勺）	10	黄油	10
核桃、杏仁、花生米	15	葵花籽（带壳）	25
		西瓜籽	40

综上所述，根据该患者全日食物用量，编食谱（表3-17）。

表3-17　糖尿病患者参考食谱

餐别	食物
早餐	牛乳250ml，花卷（面粉）50g，鸡蛋50g
午餐	米饭（大米）100g，香肠25g，炒菜心100g，瘦肉50g，菠菜（汤）100g，烹调油6g
晚餐	青椒肉丝100g，瘦猪肉50g，面110g，鱼片（草鱼）50g，炒南瓜200g，烹调油7g
能量1644kcal，蛋白质80.77g（19.65％），脂肪48g（26.28％），碳水化合物222.4g（54.12％）	

该食谱三餐供能比为早餐 23%、午餐 39%、晚餐 38%。

3. 食物选择

（1）宜用食物。

1）粗杂粮：荞麦面、燕麦面、玉米等，富含矿物质、维生素和膳食纤维，有助于改善葡萄糖耐量。

2）大豆及其制品：富含蛋白质和多不饱和脂肪酸，有降血脂作用。

3）蔬菜：新鲜蔬菜富含维生素、膳食纤维及矿物质。

（2）忌（少）用食物。

1）精制糖：白糖、红糖、甜点心、蜜饯、雪糕、甜饮料等（当出现低血糖时例外）。

2）高碳水化合物、低蛋白质的食物：马铃薯、芋头、藕、山药等，食用时应减少主食摄入量。

3）动物油脂：猪油、牛油、奶油等，鱼油除外。

4）甜的水果：含果糖和葡萄糖高的水果应限量，如食用应相应减少主食摄入量。

5）酒：酒是纯能量食物，无其他营养素，长期饮酒会损害肝脏，易引起高甘油三酯血症，故少饮为宜。推荐的饮酒量：女性每天不超过 15g 纯酒精，男性每天不超过 25g。《中国 2 型糖尿病防治指南（2017 年版）》规定含 15g 纯酒精的酒量大约相当于 350ml 啤酒、150ml 葡萄酒或 45ml 蒸馏酒。建议每周饮酒不超过 2 次。

三、糖尿病特殊状况的营养治疗

（一）肥胖型糖尿病的营养治疗

肥胖型糖尿病治疗的重点是减轻体重，但减重不宜过快、过猛，以防出现酮体，以每周减重 1kg 为宜，能量供给每天减少 500~600kcal 即可。体重减轻后，患者的血糖、血脂、血压即可取得较好的控制，但需注意在饮食中其他营养素必须能满足生理需要。能量可按轻体力活动供给，按 20~25kcal/kg 计算，每天 1200~1500kcal；碳水化合物供给量应占总能量的 50%~60%，每天 150~250g；蛋白质应供给充足，占总能量的 15%~20%，每天 60~80g，其中优质蛋白质，如瘦肉、乳、蛋等应占 1/3 以上；脂肪供给量占总热能的 20%~25%，约每天 40 g（包括烹调用油）。另外，在饮食控制期间活动量不应减少，可适当增加一些体育锻炼或活动，借以消耗多余的能量，改善糖耐量。

（二）妊娠糖尿病的营养治疗

妊娠糖尿病的营养治疗原则是所供能量和各种营养素必须充足，一要满足母体和胎儿的营养需要，二要维持孕妇体重的合理增长。能量及营养素供给量在妊娠期前四个月与非妊娠妇女相同，后五个月每天比非妊娠妇女增加 200~300kcal 能量，增加 25g 蛋白质，能量供给控制在 2000~2300kcal，蛋白质供给量约 100g，其中优质蛋白质应占 1/3 以上。哺乳期每天增加 800kcal 能量，增加 25g 蛋白质。碳水化合物、脂肪及蛋白质的供能比为 50％～55％、25％～30％、15％～20％，注意补充矿物质、维生素及叶酸。

（三）儿童糖尿病的营养治疗

儿童糖尿病的能量和各种营养素供给可参考中国营养学会推荐的《中国居民膳食营养素参考摄入量标准》。能量可根据以下公式计算：

$$全日总能量（kcal）=1000+年龄×（70～100）$$

如 6 岁儿童每日能量供给量为 1000+6×（70～100）=1420～1600（kcal）。蛋白质按 2～3g/（kg·d）供给，多选用乳、蛋、瘦肉等优质蛋白质。碳水化合物、脂肪及蛋白质的供能比为 50％～55％、25％～30％、15％～20％。矿物质和维生素供给必须充足，必要时可按需补充微量元素及维生素。

（四）糖尿病肾病的营养治疗

糖尿病肾病的营养治疗重点是限制蛋白质的摄入量，限量多少视肾功能损伤程度而定。早期肾小球滤过率尚可保持正常时，蛋白质供给量<1g/（kg·d），总量每天 50～60g；肾功能较差时，蛋白质供给量为 0.7～0.8g/（kg·d），总量每天约 40g；尿毒症期为 0.5～0.6g/（kg·d），总量每天约 30g。在限量范围内多用富含必需氨基酸的动物性食物，如瘦肉、蛋、乳等，少用含非必需氨基酸多的植物性食物如谷类。谷类等主食可以部分以麦淀粉、红薯淀粉、粉丝等制成的主食替代。同时，能量和碳水化合物的供给要充足，减少体蛋白的分解，以 25～35kcal/（kg·d）为宜。限制钠盐摄入，食盐每天 2g，结合临床生化检查及病情，调整钙、铁、维生素 D 以及其他营养素的补充。

（五）糖尿病合并高血压的营养治疗

糖尿病患者合并高血压的营养管理措施与普通高血压患者相似。建议每日食盐摄入量<5g，钠<1700mg。

（六）糖尿病合并神经病变的营养治疗

维生素 B_{12} 的衍生物（甲钴胺）可改善糖尿病患者自发性肢体疼痛、麻木、神经反射及传导障碍。营养摄入不足的糖尿病患者适量补充复合维生素和无机盐对预防糖尿病神经病变可能有益。

（七）糖尿病合并脂代谢紊乱的营养治疗

推荐低 GI 膳食模式，有助于降低 LDL－C 水平。对于调整血糖及调整膳食后仍然存在高 LDL－C 和/或高甘油三酯血症的患者，应考虑使用降脂药物。

（八）围术期的营养治疗

术前 2～3 天每日给予碳水化合物 250g 以上，使肝糖原贮备充足。术后使用葡萄糖、氨基酸补充足够能量时，应加用胰岛素。术后病情许可时尽可能早地食用流质饮食，如咸米汤、豆腐脑、淡牛奶，恢复期可进食糖尿病半流质饮食或普食。

（胡雯）

第五节　糖尿病的运动治疗

一、糖尿病患者运动评估

运动是指以改善健康为目的的，有计划、有框架的身体活动。运动治疗是指在医生指导下长期坚持体育锻炼，应根据患者年龄、性别、体力、病情及有无并发症等安排适宜的活动，循序渐进并长期坚持。

（一）运动治疗的意义

运动在 2 型糖尿病的管理中占有重要的地位。《中国 2 型糖尿病防治指南（2017 年版）》明确提出：规律运动 8 周以上可将 2 型糖尿病患者的 HbA1c 降低 0.66%，坚持规律运动 12~14 年的糖尿病患者病死率显著降低。

（1）减轻胰岛素抵抗，有利于控制血糖。运动能增加糖尿病患者肌细胞膜上胰岛素受体的数量；通过增加 GLUT-4 基因转录的过程，增加肌细胞 GLUT-4 含量；提高肌细胞内糖原合成酶和氧化代谢酶的活性，使肌糖原的储存能力和氧化代谢能力增强。通过上述作用能改善糖尿病患者的葡萄糖耐量，降低 HbA1c 的水平，有利于控制血糖和改善代谢。

（2）改善脂代谢。长期规律运动能降低胆固醇浓度，减少其在动脉内膜的沉积，还可降低甘油三酯、低密度脂蛋白浓度，并增加高密度脂蛋白的浓度，从而减少冠脉疾病的发生。

（3）减少血栓形成的风险。

（4）有利于体重控制，并降低轻中度高血压。

（5）改善心肺功能。

（6）有助于心理健康，减少活动的疲惫感，减少应激压力。

（二）运动治疗的适应证和禁忌证

1. 根据有无并发症及其严重程度可分为绝对适应证和相对适应证

（1）绝对适应证：糖耐量减低者、无显著高血糖和并发症的 2 型糖尿病患者。

（2）相对适应证：

1）有微量白蛋白尿、无眼底出血的单纯性视网膜病、无明显自律神经障碍的糖尿病外周神经病变等轻度合并症的患者，在饮食指导和药物控制血糖后，再进行运动疗法。

2）无酮症酸中毒的 1 型糖尿病患者，在调整好饮食和胰岛素用量的基础上进行运动治疗，能有效控制血糖。

2. 禁忌证存在下列情况时，绝对或相对禁忌进行糖尿病运动锻炼

（1）血糖明显升高，大于 16.7mmol/L。

（2）有酮症或酮症倾向时。

（3）血糖波动大，低血糖频繁发作。

（4）血压超过 180/120mmHg。

（5）合并严重增殖性视网膜病、肾病、严重心脑血管疾病或急性感染的患者。

（三）运动前的个体评估

患者在开始运动治疗之前，应先由医护人员对患者的疾病情况进行全面检查和评估，尤其是年龄超过 35 周岁，或糖尿病病程在 10 年以上，或有高血压、冠心病及其他并发症者。

（1）医学评估（包括病史、相关并发症及合并症）。

（2）体格检查（生命体征及各系统相关实验室检查）。

（3）运动基础状况评估（患者对运动治疗的知信行、运动能力）。

（4）日常运动状况评估（日常活动及运动习惯、喜好、频率及持续时间）。

（5）运动可行性评估（支持患者运动的条件或阻碍）。

二、运动治疗的实施

（一）运动治疗实施的原则

（1）运动治疗需掌握其适应证、禁忌证。

（2）运动以中等强度、有氧运动为主，每周至少 150 分钟（如每周运动 5 天，每次 30 分钟）。

（3）因人而异，贯穿治疗全过程。

（4）治疗方案的制订需要专业人员的指导。

（5）治疗过程中加强监测，包括运动强度及运动实施的状况，患者血糖、心肺以及用药的变化等。

（6）运动治疗计划应由少至多，由轻至重，循序渐进，周期性适度恢复。

（二）运动治疗方式的选择

1. 有氧运动

（1）特点：强度低，有节奏，大肌肉参与，持续时间长。

（2）常见形式：健步走、慢跑、骑行、跳绳。体重过大的肥胖患者，膝关节退行性病变或糖尿病足患者，尤其下肢有溃疡者，不建议进行长时间健步走、慢跑等下肢负重的运动。

（3）局限：传统的有氧运动一般都是恒定的强度，心率自然保持在靶心率内，而靶心率内的活动是无法大幅提高我们的心肺能力的。

2. 抗阻运动

（1）特点：肌肉克服阻力的运动，能通过增加肌肉质量而增加胰岛素的敏感性，改善肥胖的糖尿病及心血管疾病患者的血脂代谢，降低相关并发症风险。

（2）常见形式：克服自身重力的自重运动（抬腿、半蹲、立式俯卧撑等）和克服外来重力的负重运动（小哑铃、弹力带等）。

3．平衡和灵活性运动

（1）特点：通过加强核心运动能力，稳定身体；通过伸展，减少肌肉关节损伤。平衡和灵活性运动可作为运动前后的热身及舒缓整理部分。

（2）常见形式：伸展运动、缓慢的有氧运动、局部肌肉拉伸、瑜伽等。

4．糖尿病运动治疗的方式

抗阻运动可增加机体对葡萄糖的摄取能力，有氧运动可消耗糖原，两种运动各有优势，应结合其优点综合运用，见表3－18。

表3－18　有氧运动和抗阻运动的作用特点

有氧运动	抗阻运动
不增加肌肉	增加肌肉
不增加基础代谢率	增加基础代谢率
减少脂肪	减少脂肪
改善心肺功能	改善心肺功能

糖尿病推荐的有氧运动主要包括步行、慢跑、游泳、太极拳等。患者可根据自身的情况任选1或2项，其中步行是目前国内外最常用的，详见表3－19。

表3－19　常见的糖尿病运动方式

运动项目	肌肉强度	肌肉耐力	心肺耐力	灵活性	体重指数	速度/灵敏	协调
有氧运动		√	√	√	√		√
自行车		√	√			√	
健美操		√		√	√		√
滑雪	√	√	√	√	√		√
慢跑		√	√		√		
游泳		√	√	√	√		√
快速走			√				
举重	√	√				√	√
爬楼梯		√	√				

（三）运动强度的评估

1．有氧运动

（1）运动量的计算公式：

一般人运动量＝运动强度×运动时间

但对于肥胖的2型糖尿病患者，为了减轻体重，每日消耗的热量应大于摄入的热量，计算公式为：

$$X = (Q + S) - R$$

X：所需施加的运动量；Q：摄入的热量；S：需要增加机体消耗的热量；R：日常生活活动所消耗的热量（如吃饭、工作、梳洗、睡觉等）。不同运动消耗的热量见表3－20。

表3－20　不同运动消耗的热量 [kcal/（kg・min）]

运动项目	千卡/60千克体重/小时
安静（不活动）	54
步行	168～270
划船	264～312
家务活动	84～216
自行车（<16千米/小时）	240
自行车（16～19千米/小时）	354
羽毛球	270～414
游泳（10～20米/分钟）	180～255
游泳（20～50米/分钟）	255～612
跳绳（慢速）	468
跳绳（中速）	600
跳绳（快速）	714
手球	468
长距离行走	180～420
跑步（跑走结合）	354
跑步（慢跑）	414～468
跑步（200米/分钟）	744
原地跑（140步/分钟）	1288.2
有氧舞蹈	300～414
太极拳	279.6～309
滑旱冰	414

（2）运动强度常用评估方法。

1）最佳心率：适当的运动强度为运动时患者的心率达到个体60％的最大耗氧量。简易计算公式：

心率＝170（或180）－年龄（岁）

其中，常数170适用于病后恢复时间较短者，或病情复发、体质较弱者；180适用于已有一定锻炼基础、体质较好的康复患者和老年人。

2）谈话试验：①顺畅说话——低强度；②呼吸急促，断断续续说话——中等强度；

③不能完整说话——高强度。

2. 抗阻运动

一般重复 10~15 次，中间休息 30 秒内为宜。重复<10 次，说明强度太大；重复>15 次，说明强度太小。

（四）运动时间及频次

运动最佳时间是从吃第一口饭算起，在饭后 1 小时左右，建议运动时机相对固定。使用胰岛素及胰岛素促泌剂的患者不建议空腹运动。有心脑血管疾病的患者不建议清晨运动。运动持续时间从每次 5 分钟逐渐增加到 30 分钟，每周运动频率逐渐增加到 5 次；几个月后，运动时间每周至少达到 150 分钟，分 5 天进行，每次运动 30~60 分钟。

（五）运动方案的制订

运动方案包括运动的强度、方式、时机、持续时间及频率。运动方案的选择应基于个人的健康程度和运动习惯。合理的运动频率是每周 3~7 天，每次推荐 20~60 分钟的有氧运动，但不包括热身和结束后的整理运动，如果有氧运动超过 60 分钟，会增加关节损伤的概率。ADA 建议 2 型糖尿病患者除有氧运动以外，每周三次做三套重复 8~10 遍的抗阻训练。运动强度因人而异。

（六）运动治疗的实施

1. 运动处方的实施过程

（1）准备活动：采用运动强度小的有氧运动和伸展性体操，时间为 10~15 分钟。

（2）正式运动：是达到康复或健身目的的主要途径。

（3）整理活动：一般为 5 分钟左右，通常为散步、放松体操等，可避免因突然停止运动而带来的不良事件。

2. 监测

应监测运动过程中运动的强度。同时做好病情监测，如运动前后的血糖、运动前后相应饮食和药物的调整等。

（七）运动治疗的注意事项

（1）运动前评估患者糖尿病的控制情况，根据患者具体情况决定运动方式、时间以及所采用的运动量。

（2）充分热身、拉伸，减少运动过程中意外的发生，如肌肉拉伤、跌倒等。

（3）了解药物与运动的关系。如胰岛素促泌剂和胰岛素治疗的患者运动不宜在空腹时进行；需要注射胰岛素，则尽量不要在大腿肌肉等运动时要剧烈活动的部位注射，以免胰岛素吸收过快发生低血糖。

（4）运动中要注意饮一些白开水，以补充水分的消耗。

（5）随身携带糖果，及时处理低血糖。

（6）注意选择合适的衣物及鞋袜，运动后仔细检查足部皮肤状况。

（7）运动时还要随身携带写有本人姓名、年龄、家庭住址、电话号码和病情的糖尿病病卡，以备急用。

（8）运动后做好运动日记，以便观察疗效和不良反应。

三、糖尿病患者特殊状况下的运动指导

（一）妊娠糖尿病的运动指导

运动治疗同样适用于妊娠糖尿病患者，妊娠糖尿病妇女不应局限于室内，而应参加适当的运动。运动前必须先到医院进行全面系统的体格检查，以确定身体状况，并与医生一起制订一套适合自己的运动方案。如果患者有先兆流产、习惯性流产而需保胎，或出现糖尿病急性并发症，或合并有妊娠高血压病，则不应进行运动治疗。

1. 运动方式

糖尿病孕妇宜选择比较舒缓的运动项目，如散步、缓慢的游泳（游泳要去卫生条件有保证的地方，以避免感染）和太极拳等。运动前要有热身运动，结束前也应做一些更轻微的整理运动，再逐渐结束运动。千万不要进行剧烈的运动，如跑步、打球、俯卧撑、滑雪等。

2. 运动强度和时间

糖尿病孕妇运动量不能太大，一般使心率保持在每分钟130次以内。运动持续时间也不宜过长或太短，一般维持在20~30分钟内较为合适。

（二）老年糖尿病的运动指导

老年人的各器官功能相对衰竭，肥胖者更是如此，特别是有些老年肥胖者往往伴有不同的合并症，故在制订老年糖尿病患者运动处方时更要注意安全性。

1. 运动方式

老年人的氧转运能力减低，应选择有氧运动，如长距离步行或远足、慢跑、骑自行车、游泳、爬山等，并辅以太极拳、乒乓球、羽毛球、网球、迪斯科健身操等。

2. 运动强度和时间、

运动时心率为本人最高心率的60%~70%，相当于50%~60%的最大摄氧量。每次运动时间控制在30~40分钟，下午运动最好。开始时可进行间歇运动，即以短暂休息调节逐渐过渡为连续运动，4~6周后根据实际情况调整运动持续时间及强度。

（三）1型糖尿病的运动指导

1型糖尿病患者应在无严重并发症或急性感染、血糖控制稳定的前提下进行运动治疗。

1. 运动方式

可选择低强度的运动方式，如散步、太极拳、低强度跳舞等。

2. 运动强度和时间

应从短时间的轻微活动开始，然后逐渐延长运动时间，一般以低强度运动为宜，持续时间在30分钟以内。运动开始时间应选择在注射胰岛素和进餐后1小时，每周不少于3次，每次持续15~30分钟。

（四）合并慢性并发症糖尿病的运动指导

糖尿病患者往往有较多的并发症及合并症，尤其是老年2型糖尿病患者，因此在运

动治疗的实施过程中，个体化的指导尤为重要。

1. 周围血管病变

该类患者主要发生下肢血管硬化或闭塞而出现局部疼痛，应采取"走路—休息—走路"的方式，即行走 3 分钟，休息 1 分钟，再行走 3 分钟。行走的距离和时间应以不发生疼痛为前提，一般采用低强度的运动方式，以免强度过大导致局部充血，引起疼痛加剧。

2. 周围神经病变

糖尿病周围神经病变常常导致痛触觉丧失和平衡失调。运动治疗虽不能逆转这些症状，但适当的运动可以预防其进一步发展成肌无力。运动方式以骑自行车、游泳为佳，如平衡功能未受损，可进行快步走。感觉功能减退者需避免过度伸展，也不宜进行负重的运动，以免增加软组织和关节的损伤。需特别注意的是，运动时一定要选择合适的鞋袜，每次运动结束后应仔细检查双足，以及时发现皮肤破溃或水疱。

3. 糖尿病肾病

合并糖尿病肾病患者运动项目的选择及运动强度的确定均取决于肾脏损害的程度。较合适的运动项目为快步走、游泳、健身操、骑自行车等。应避免高强度的运动，以免加重蛋白尿和减少肾脏的血流量。对终末期肾病患者，应从低强度、间歇性的运动开始，如运动后心脏和血压反应正常，再逐渐增加运动量。

4. 高血压

这类患者的运动强度不宜过大，运动时收缩压应控制在 180mmHg 以下。尽量不做举重等需要屏气的运动，避免上半身及手臂运动过于剧烈，使得血压升高。以下肢为主的运动如散步、骑自行车等较适合。

5. 视网膜病变

对有增生性视网膜病变的患者，运动计划主要根据血压来决定，具体注意事项同高血压。另外，运动时还应避免头部低于腰部，切忌潜水和剧烈运动，因其可导致视网膜脱落。

糖尿病主要合并症运动处方见表 3-21。

表 3-21 糖尿病主要合并症运动处方简表

合并症	强度	时间	频率	方式
冠心病	低	20~45 分钟	3~4 天/周	太极拳、步行、骑车等有氧运动
糖尿病心肌病	低	20~45 分钟	3~4 天/周	太极拳、步行、骑车等有氧运动
高血压	低、中	≥30 分钟	大于 4 天/周	太极拳、瑜伽、步行等舒缓放松的有氧运动
闭塞性动脉硬化症	中	≥30 分钟	每天一次	躯干和非受累肢体的牵张训练、手摇车等有氧运动
糖尿病合并慢性阻塞性肺病	中	≥30 分钟	2~5 天/周	有氧运动、抗阻训练

（古艳）

第六节　糖尿病患者的自我管理

一、糖尿病患者血糖的自我管理

在糖尿病"五驾马车"理论中，糖尿病自我管理充当着十分重要的角色。在自我管理中，患者是主角，而医护人员则起协助和教育的作用。自我管理包括很多内容，有血糖、血压、血脂、糖化血红蛋白、体重自我监测等，其中血糖的控制好坏直接影响到患者并发症的发生发展以及患者的生活质量，因此也是糖尿病治疗的关键和保障。目前，糖尿病治疗的根本是将血糖水平尽可能控制在接近正常范围，自我监测可以帮助医护人员与患者及时了解病情，以调整治疗方案。护理人员应帮助患者学会将糖尿病护理纳入日常生活之中，树立"管理好血糖"的信念，只有这样才能提高健康状况和生活质量，减少医疗费用，防止和延缓并发症的发生发展。

（一）血糖自我管理的意义

（1）判断糖尿病控制情况及疗效，主要以血糖控制情况作为评价指标。

（2）血糖监测的结果可为调整治疗方案提供依据。

（3）使血糖控制在接近正常而又安全的范围，预防和减少并发症。

（4）可及时发现低血糖和血糖波动。

（二）血糖管理的内容

目前临床上血糖监测方法包括利用血糖仪进行的毛细血管血糖监测、连续监测 3 天血糖的动态血糖监测（Continuous Glucose Monitoring，CGM）、反映 2～3 周平均血糖水平的糖化白蛋白（Glycated Albumin，GA）监测和 2～3 个月平均血糖水平的糖化血红蛋白（Hemoglobin A1c，HbA1c）监测等。其中，毛细血管血糖监测是血糖监测的基本形式，HbA1c 是反映长期血糖控制水平的金标准，而 CGM 和 GA 反映近期血糖控制水平，是上述监测方法的有效补充。

毛细血管血糖监测包括患者自我血糖监测（SMBG）及在医院内进行的床边快速血糖检测（POCT）两种模式，能反映实时血糖水平，餐前、餐后高血糖，评估生活事件（饮食、运动、情绪及应激等）以及药物对血糖的影响，发现低血糖，有助于为患者制订个体化生活方式干预方案和优化药物干预方案，提高治疗的有效性和安全性，是糖尿病患者日常管理的重要和基础手段。不同时间段血糖值的意义如下：

（1）空腹血糖：指空腹 8 至 12 小时、没有剧烈的身体活动和精神活动时所测得的血糖值。它可间接反映在没有应激因素存在的情况下，机体自身胰岛素的分泌水平。

（2）餐前血糖：指饭前测得的血糖值。它可指导患者的食量和餐前胰岛素的注射，还可发现餐前低血糖。

（3）餐后 2 小时血糖：指进餐后 2 小时测得的血糖值。它可反映控制饮食及使用降糖药后的综合治疗效果，便于指导饮食和用药。测定的时间应从吃第一口饭开始计时到2 小时。

（4）睡前和凌晨 3 点血糖：指在睡觉前或凌晨 1 至 3 点测得的血糖值。其意义主要在于发现低血糖反应以便及时处理，同时可区别"苏木杰现象"与"黎明现象"。

SMBG 需要使用血糖检测仪，按照操作步骤进行检测（血糖监测操作规范及护理详见第六章第一节）。

（三）SMBG 时间点和频率

不同治疗方案、不同糖尿病时期，SMBG 方案不同。具体如下：

（1）采用生活方式干预控制糖尿病的患者，可根据需要有目的地通过血糖监测了解饮食控制和运动对血糖的影响来调整饮食和运动。

（2）使用口服降糖药者可每周监测 2~4 次空腹或餐后 2 小时血糖，或在就诊前一周内连续监测 3 天，每天监测 7 点血糖（早餐前后、午餐前后、晚餐前后和睡前）。非胰岛素治疗短期强化治疗的监测方案详见表 3-22。

表 3-22　非胰岛素治疗短期强化治疗的监测方案

时间	空腹	早餐后	午餐前	午餐后	晚餐前	晚餐后	睡前
周一							
周二							
周三	×	×	√	×	×	×	√
周四	×	×	√	×	×	×	√
周五	×		√	×	×	×	√
周六							
周日							

注：×表示必须测血糖的时间，√表示可以省去测血糖的时间。

当患者血糖趋于平稳，或观察进餐前后的血糖变化时，则采用交替监测方案，详见表 3-23。

表 3-23　非胰岛素治疗患者交替血糖监测方案

时间	空腹	早餐后	午餐前	午餐后	晚餐前	晚餐后	睡前
周一	×	×					
周二			×	×			
周三					×	×	
周四	×	×					×
周五			×	×			
周六					×	×	
周日	×	×					

（3）使用胰岛素治疗者可根据胰岛素治疗方案进行相应的血糖监测：①使用基础胰岛素者应监测空腹血糖，根据空腹血糖调整睡前胰岛素的剂量；②使用预混胰岛素者应监测空腹和晚餐前血糖，根据空腹血糖调整晚餐前胰岛素剂量，根据晚餐前血糖调整早餐前胰岛素剂量，如果空腹血糖达标，注意监测餐后血糖以优化治疗方案；③使用餐时胰岛素者应监测餐后或餐前血糖，并根据餐后血糖和下一餐餐前血糖调整上一餐前的胰岛素剂量。具体见表 3-24、表 3-25、表 3-26。

表 3-24　多次胰岛素注射治疗患者的血糖监测方案举例

血糖监测	空腹	早餐后	午餐前	午餐后	晚餐前	晚餐后	睡前
未达标	×		√	×	√	×	×
已达标	×				×	×	×

注：×表示必须测血糖的时间，√表示可以省去测血糖的时间。

表 3-25　基础胰岛素治疗患者的血糖监测方案

血糖监测	空腹	早餐后	午餐前	午餐后	晚餐前	晚餐后	睡前
未达标							
每周 3 天	×						
复诊前 1 天	×	×		×		×	×
已达标							
每周 3 天	×	×				×	
复诊前 1 天	×	×		×		×	×

注：×表示必须测血糖的时间。

表 3-26　每日 2 次注射预混胰岛素患者的血糖监测方案

血糖监测	空腹	早餐后	午餐前	午餐后	晚餐前	晚餐后	睡前
未达标							
每周 3 天	×				×		
复诊前 1 天	×	×		×		×	×
已达标							
每周 3 天	×	×				×	
复诊前 1 天	×	×		×		×	×

注：×表示必须测血糖的时间。

（4）对于儿童、老年人或妊娠期妇女来说，应该特别加强 SMBG。而在某些特殊情况下也应该特别加强监测，如调整药物期间、改变饮食和运动的习惯时、外出旅行时、情绪严重波动时、合并严重感染时、生病期间或处于围术期等。

（四）SMBG 的影响因素

1. 血糖仪的准确性和精确性

准确性是指尖血糖仪的测量结果与实验室血糖检测结果之间的一致程度，精确性是指同一样本多次重复测量后的一致程度。目前，国际上遵循的是 ISO15197 - 2013 的标准。

2. 血糖仪监测技术

目前血糖仪监测技术主要有葡萄糖氧化酶（GOD）血糖仪和葡萄糖脱氢酶（GDH）血糖仪两种。GOD 血糖仪对葡萄糖特异性高，不受其他糖类物质干扰，但易受氧气干扰。GDH 血糖仪无须氧的参与，不受氧气干扰。

3. 红细胞比容

血糖仪采用血样大多为全血，相同血浆葡萄糖水平时，随着红细胞比容的增加，全血葡萄糖检测值会逐步降低。贫血患者血糖仪测定血糖结果偏高，红细胞增多症、脱水或高原地区者则会偏低。

4. 血糖监测技术

开始 SMBG 前应由专科护士对糖尿病患者进行监测技术和监测方法的指导，包括如何测血糖、何时监测、监测频率和如何记录监测结果。操作不当、消毒液未待干、血量不足、局部过度挤压、试纸与血糖仪不匹配或试纸保存不当均会影响血糖监测的准确性。专科护士每年应检查 1 或 2 次患者 SMBG 技术和校准血糖仪，尤其是自我检测结果与糖化血红蛋白或临床情况不符时。

5. 其他

患者过度紧张会使血糖升高。患者使用的某些药物会对测定结果有影响，如大量的维生素 C、谷胱甘肽等会使结果偏低，静脉滴注葡萄糖溶液会使结果偏高，大量输液也会影响测定结果。

二、糖尿病患者节假日期间的自我管理

大多数糖尿病患者在节假日期间吃得比平常更丰盛，患者突然从平时的工作状态转换到休息状态，运动量减少，熬夜后睡懒觉使得药物和饮食不规律，或者延误和漏服药物等，甚至可能还饮酒、打牌、通宵达旦地参加娱乐活动，这些不规律的活动和生活习惯很容易引起糖尿病患者血糖的大起大落，而血糖一次大的波动可以抵消掉患者长期以来的血糖控制成果，如不重视，其后果不堪设想。

专科护士应仔细评估患者，在节假日前给患者针对性的健康指导，

避免不必要的血糖波动。例如指导患者学会利用食物的热量换算、升糖指数来搭配饮食，既可避免食物结构与量的不合理带来的血糖波动，又避免让患者感到食物单一而影响过节的情绪；指导患者规律作息，避免熬夜、剧烈运动和久坐等极端情况；讲解延误或漏服药物的后果及补救方法；共同商讨，帮助制订节假日期间 SMBG 计划，检查患者血糖监测方法是否正确等。

血糖波动对患者危害大，但及时补救也为时不晚。节假日后，专科护士应指导患者

恢复正常生活运动和饮食习惯，并指导患者弥补节日期间不规律生活对血糖造成的损害；加强 SMBG，全面了解患者的血糖状态；帮助患者制订复查计划，指导患者在节假日后重新检测各项指标，如眼底检查、心电图、糖化血红蛋白、尿微量白蛋白等，必要时及时就医。

糖尿病患者节假日旅行时的自我管理指导：

（1）旅行前 4 周做体检，并征求医生的意见。专科护士应帮助患者制订并发症筛查计划，了解有无糖尿病急、慢性并发症，加强 SMBG，了解血糖控制水平，如发现有高血糖倾向或有剧烈波动，或发生感染、眼部、肾脏、足溃疡等病变应禁止外出旅行。

（2）患者在旅途中随着环境、饮食、运动量的改变，身体状况也会发生改变，因此为了保证患者出现异常情况能得到及时的救护，可让患者随身携带病情卡，写明姓名、联系电话、大致的病情等。

（3）指导患者出发前仔细检查糖尿病相关药物仪器的使用期效、用量等，并妥善放置，如胰岛素、口服药、血糖仪、监测记录本、糖果点心等。强调药物、血糖仪、消毒液的保存条件，例如胰岛素勿托运等。

（4）指导患者旅行期间的注意事项，如尽量不使作息时间、饮食、运动有很大的变动，若遇到异常情况，如出现频繁的恶心、呕吐伴神志改变或有其他不适，及时到就近医院治疗。

（5）指导患者旅行过程中应注意量力而行、劳逸结合，勿过劳，在体力上应留有余地，尽可能保持日常运动量。

（6）指导患者坚持糖尿病治疗原则，定时定量就餐，按时按量用药，坚持监测血糖，及时饮充足量的水，以补充丢失的体液。

（7）指导患者足部皮肤保护，穿合适的袜子和鞋，要熟悉应付意外及自救的方法。

三、并发症的自我监测与预防

糖尿病并发症不仅严重影响了患者的生活质量，增加了家庭经济负担，大大缩短了患者寿命，而且迫使大部分患者无法真正回归社会，但部分并发症在早期进行积极干预是可以逆转的（如糖尿病肾病）。因此，预防和早期发现并干预并发症是糖尿病治疗的关键。但由于糖尿病及其并发症在早期十分隐匿，而患者常常不知道应该何时、如何进行并发症的筛查和预防，因此专科护士在给患者提供健康相关指导外，还应教会其如何进行自我筛查。

防治糖尿病并发症的关键是尽早地发现糖尿病，尽可能地控制和纠正患者的高血糖、高血压、血脂紊乱和肥胖以及吸烟等导致并发症的危险因素，对糖尿病患者定期进行糖尿病并发症以及相关疾病的筛查，了解患者有无糖尿病并发症以及有关的疾病或代谢紊乱，如高血压、血脂紊乱或心脑血管疾病等，以加强相关的治疗措施。糖尿病慢性并发症的发展在早期是可能终止或逆转的，但早期发现并发症需要患者拥有自我监测的能力。专科护士应根据患者的实际情况帮助其制订并发症的筛查计划，对所有糖尿病患者应加强糖尿病并发症教育，使患者掌握有关知识以及技巧，如并发症的种类、危害性、严重性、危险因素以及预防和筛查措施等，还有自我血糖监测技术、胰岛素注射技术等。有条件的医院应加强糖尿病专业与有关专业的协作，为糖尿病患者提供有科学依据的高质量的个体性综合服务，减轻患者的经济负担。中国2型糖尿病综合控制目标见表3-27。

表3-27　中国2型糖尿病综合控制目标

指标		目标值
血糖（mmol/L）*	空腹	4.4~7.0
	非空腹	<10.0
	糖化血红蛋白（%）	<7.0
	血压（mmHg）	<130/80
	总胆固醇（mmol/L）	<4.5
高密度脂蛋白胆固醇（mmol/L）	男性	>1.0
	女性	>1.3
甘油三酯（mmol/L）		<1.7
低密度脂蛋白胆固醇（mmol/L）	未合并动脉粥样硬化心血管疾病	<2.6
	合并动脉粥样硬化心血管疾病	<1.8
BMI		<24

注：* 表示毛细血管血糖。

（欧青）

第七节　糖尿病的心理护理

一、糖尿病患者的心理特点

糖尿病的发病因素是综合性的，与生活方式、行为及社会心理密切相关。由于患者社会角色的转换、糖尿病治疗的长期性、生活方式的改变、家庭经济负担的加重以及疾病本身的内分泌因素，糖尿病患者的心理问题更加突出。医学的发展延长了糖尿病患者的生命，但是社会文明飞速进步，患者对生活质量的要求日益提高，他们需要的不仅仅是生存。要为患者提供高质量的护理，专科护士必须掌握一定的心理治疗技巧。

（一）影响糖尿病患者心理的因素

影响患者心理的因素中最重要的是患者对糖尿病的理解、认识和态度，患者与医护人员、家庭及社会的关系，患者的人格状态等。

（1）内因包括人格特性、心理因素、自信、感情、精神刺激、抑郁症、认知功能受限、进食障碍等。

（2）外因包括环境因素、治疗方案、家庭、社会、与医生的关系、糖尿病教育、合并症等。

（3）自我管理能力包括饮食控制、运动治疗、坚持服药、胰岛素治疗、血糖监测、足护理、门诊复查等。

（4）强化因素包括血糖、糖化血红蛋白、胰岛功能、尿蛋白、血压、酮体、症状、并发症、治疗满意度、生活质量等。

（二）糖尿病患者的常见心理特征

1. 否定和怀疑

否定是一种心理防御反应，多见于初发糖尿病患者，尤其是在血糖得到控制，身体没有明显症状和体征的时候，就以主观感觉良好来否认疾病存在的事实，甚至幻想自己已被"治愈"，从而严重影响患者的遵医行为。

2. 恐惧和紧张

恐惧感多见于青少年儿童患者和老年人。青少年儿童缺乏认知能力，从家长处被过多的紧张情绪感染；而后者年龄大，心理脆弱，不能正确对待疾病带来的精神打击。部分患者了解到糖尿病目前尚无根治之法，将之与不治之症画上等号，常常表现为对治疗过分关心，甚至出现感觉过敏、精神高度紧张、失眠等。

3. 焦虑和抑郁

抑郁是糖尿病患者较多见的心理问题，发生率可达 32.4%。患者感到被剥夺了生活的权利与自由，对生活失去信心，情绪低落，整日沉浸在悲伤的情绪中，情感脆弱，对治疗采取消极态度。患者往往会丧失生活乐趣，悲观厌世，或不愿给家庭带来更大的负担，易导致其不愿遵从治疗，甚至绝望而有自杀倾向。

4. 轻视麻痹

此心理常见于中年患者。患者往往没有时间顾及自己的健康问题，由于糖尿病早期没有明显的自觉症状，对疾病产生麻痹大意的思想，认为糖尿病并不那么可怕，满不在乎，不积极配合治疗。

5. 内疚混乱

内疚混乱常见于中年患者，他们感觉自己会成为社会、家人的负担，甚至担心遗传给自己的下一代。另外，有的患者一方面因需要改变多年来形成的饮食或生活习惯而出现愤怒、拒绝心理，另一方面又不得不强制自己接受改变，使自己陷入混乱矛盾的心理情绪。

6. 厌世抗拒

厌世抗拒多见于有较多并发症、疾病控制不佳的患者。此类患者易不配合治疗，对医护人员不信任，常常表现出一种冷漠、无动于衷的态度。

7. 怀疑和无助

部分患者得知患病后顾虑较多，多数不相信，怀疑医生的诊断及检查结果的可靠性。此类患者与医护配合差，易受环境干扰，内心缺乏安全感，感觉自己孤立无助，常常表现为不信任医护人员，却十分信任非医疗工作者的建议。

（三）特殊生理时期糖尿病患者的心理状态

1. 青少年患者的心理状态

青少年正处于心理、生理的成长期，思想未成熟，经历的磨难少，想独立却不自信，情绪波动大，自控能力差。他们常常处于青春发育的美好时期，患病后恋爱、工作、交友常受到很大影响，因此很容易出现愤怒、自卑、厌世抗拒的极端心理。部分青少年患者对本身的疾病存在怀疑态度，认为不按医护人员规定的饮食进餐不会有大碍。

2. 老年患者的心理状态

心理反应轻重不同，且出现的顺序不固定，年龄是重要的影响因素。老年患者可有衰老感，且部分可有行为退化，大部分糖尿病病程较长，并发症多，器官功能逐渐衰竭，生活质量差，种种因素均可能导致患者出现厌世抗拒的心理，还常常表现出冷漠、对治疗不关心等。

3. 孕期患者的心理状态

糖尿病孕妇的焦虑及抑郁的发生率均较高，主要原因归咎于糖尿病对母婴的严重影响、严格的饮食控制、每天治疗的严格要求等。目前针对孕妇的相关糖尿病防治知识相对较少，患者常因无知导致焦虑、抑郁和恐惧。综合性的心理干预在该类患者临床治疗上有特殊价值。

二、糖尿病患者的心理需求、变化及护理对策

（一）糖尿病患者常见的心理需求

1. 知识的需求

当患者被确诊为糖尿病时，大部分都急切希望了解糖尿病的基础知识、病理变化、治疗方法等。

2. 心理平衡的需求

心理平衡的需求常见于青年患者，尤其得知自己终身需要用药控制血糖后更加感觉严重的心理不平衡。患者希望和正常人一样地生活、学习、恋爱、生子，需要"和别人一样"的心理平衡。

3. 被尊重的需求

大部分患者需要的不是同情，而是尊重，希望被当作一个正常的社会人，更不想让别人认为自己是一个特殊的患者。

4. 自我价值实现的需求

这也是人类高级心理需求，尤其是患者患病之后由于疾病住院等影响了正常工作，价值感的丢失会导致患者出现焦虑、内疚等不良情绪反应。

（二）糖尿病患者常见的心理情绪变化

糖尿病的发病因素是综合性的，与生活方式、行为及社会心理关系密切，常见的社会心理问题包括：

（1）一般心理行为问题包括否认、悲伤、无法应对压力与困难，出现恐惧、低自

尊、回避社交等行为反应。

（2）焦虑与抑郁。焦虑常见于疾病早期，随着病程延长，抑郁发生率增加。

（3）进食障碍。

1）神经性厌食：过度限制热量摄入，伴过度躯体运动。

2）神经性贪食：过度进食，发生率明显高于一般人群。

（4）认知障碍常出现在儿童和青少年，表现为智力、记忆力、注意力等受损。

（5）不依从是糖尿病患者普遍存在的问题，尤其表现在血糖自我监测、饮食管理方面。依从性受年龄、家庭结构、家庭功能、教育及人格特征等的影响。

（三）护理对策

心理治疗和护理是指用心理学原理与方法，医治患者的各种困扰（包括情绪、认知和行为问题），其主要的目标是减轻患者的不良情绪反应，改善患者不适应社会的行为，提供心理支持，重塑人格，帮助患者建立良好的人际关系和社会支持系统。2016 年 ADA 发布关于糖尿病患者心理护理立场声明：

（1）心理护理应该整合在以患者为中心的治疗中。

（2）护理提供者应考虑患者的抑郁、焦虑、应激及饮食障碍、认知障碍，并对其进行评估；同时在首诊，定期回访，病情、治疗、生存环境发生变化时，再次进行。

（3）应对患者自我管理行为进行评估，对精神社会心理因素进行监控，对患者的生存环境进行评估，这些对患者的身心治疗都会起积极的作用。

（4）应明确、仔细地记录患者的精神社会问题，首诊时不能明确问题所在，一定要安排专业人士进行评估。

三、心理调适技巧

各种研究证明，糖尿病患者不同程度地存在着心理障碍和情绪异常。不良心理因素可促发或影响糖尿病病情并加重患者的心理障碍，形成恶性循环。因此，心理治疗是糖尿病治疗中重要的一环。患者心理情绪表现各异，不同年龄、不同生活经济背景、不同文化程度都会直接影响患者的心理情绪变化。高质量的护理不仅仅是身体的护理，还包括心理的照顾。专科护士应帮助患者学会如何调试自我心理情绪，使身体和心理达到俱佳的状态。要做到这点，专科护士需要的不仅是医学知识，还需要更多的人文和其他基础性知识，以帮助患者渡过心理障碍期。

（一）音乐疗法

音乐疗法是指运用音乐的非语言审美体验和演奏音乐的活动实现心理调节的治疗技术，其治疗作用在国内外被越来越多的人认识。应注意的是，不同的音乐疗法适用的时间不同，专科护士应根据患者的不同情况进行指导。一般来说，兴奋性的音乐宜在早上或上午听，使人精力充沛，意气风发；镇静性的音乐应在晚上临睡前听，有助于睡眠和休息；解郁性的音乐受限制较小，可在任何时间听。但音乐的秉性往往不是单一的，而是多种兼容的，可根据具体情况选择。另外也可以采取主动式音乐疗法，如参加演唱会等活动，自娱自乐，效果也很好。这样通过主动性的文娱活动，可以帮助患者消除孤独感，使患者能更好地融入社会。

（二）眼泪

眼泪是缓解压力的良方。据俄罗斯家庭心理医生纳杰日达·舒尔曼说，眼泪是缓解精神负担最有效的良方。人在哭的时候，会不断地吸气，这十分有助于呼吸和血液循环系统的工作。另外，大部分人是长期处于压力环境中的，人们在潜意识中不断地寻找发泄途径，比如流眼泪、大叫、狂奔等，如果没有这些发泄途径，人无法勇敢地面对所有的挫折。因此，在与患者的交流过程中如果遇到患者流泪伤心的状况，专科护士应正确面对，可给予患者一定的时间和空间发泄不良情绪。不应嘲笑患者，更不要希望短短几句话就可以缓解其不良情绪，患者需要的不是立即消除不良情绪，而是顺利渡过这个时期。

（三）简单的精神放松法

在情绪紧张或工作劳累时，专科护士可利用以下几种简单的精神放松法帮助糖尿病患者，以有利于其血糖的控制。①独处，使大脑得到短暂的充分休息；②放松，把工作放在一边，打开录音机，欣赏一曲美妙的旋律，或是高歌一曲，或是小睡几分钟；③深呼吸，给朋友打打电话、聊聊天，修剪花草或者洗个澡等，都能使精神得到放松，对消除疲劳十分有益；④走出房间，看看天空，或是远眺，外出旅游，闲逛，或是独自发呆几分钟等，都可以缓解紧张烦躁的情绪。

（四）倾谈

为了打消因患糖尿病而产生的孤独感，一种最好的方法是与同样患糖尿病的病友交谈。专科护士可利用各种条件为患者提供互相交流的机会，这样患者就不容易出现"为什么世界上就只有我这么不幸"的念头。当糖尿病患者与别的糖尿病患者交谈时，不仅对糖尿病的愤怒和沮丧情绪消失了，而且会为自我康复出色而自豪。这样，不仅增加了糖尿病知识，消除了孤独感和其他不良情绪，同时还获得了帮助他人的成就感，患者的生存质量和生活幸福指数也会随之提高。另外，专科护士可鼓励糖尿病患者多阅读为糖尿病患者出版的书，阅读得越多，交谈的人越多，对于通过自我血糖监测进行自我处理的方法就了解得越多，患者就会更有信心应对面临的任何问题。

（五）承认自己的不良情绪

某些患者有了不良的心理情绪，因为种种原因选择掩饰，这是十分不明智的做法。人是需要发泄的，若是长期找不到发泄途径，人的不良心理情绪很容易转变成为病理性心理障碍。专科护士应鼓励患者认识、表达、面对并发泄不良情绪，帮助其顺利渡过心理障碍时期。

（古艳）

第八节　糖尿病特殊人群的护理

一、妊娠糖尿病患者的护理

妊娠糖尿病（Gestational Diabetes Mellitus，GDM）指在妊娠期间发生或发现的糖尿病或糖耐量异常，通常发生在妊娠中晚期，占妊娠期糖尿病的 80％～90％，在妊娠妇女中发病率为 0.15％～15％，并呈逐年上升趋势。妊娠期显性糖尿病指孕期任何时间被发现且达到非孕人群糖尿病诊断标准：空腹血糖≥7.0mmol/L 或糖负荷后 2 小时血糖≥11.1mmol/L，或随机血糖≥11.1mmol/L，无"三多一少"症状者应在 2 周内重复测定。而孕前糖尿病（Pregestational Diabetes Mellitus，PGDM）可能在孕前已确诊或妊娠期首次被诊断。但病情控制不佳均可导致一系列母婴并发症，如妊高征、酮症酸中毒、新生儿畸形、巨大儿等，胎儿易出现呼吸窘迫综合征、高胆红素血症、智力障碍等，因此对此类人群的规范化管理以及个性化护理尤为重要。

（一）妊娠糖尿病的筛查及诊断标准

糖尿病一级预防十分重要，糖尿病筛查是有力的手段，早期发现、早期治疗，及时进行规范化教育，加强孕妇自我健康管理能力，可有效减少妊娠并发症的发生率。

1. 筛查高危人群

（1）既往有妊娠糖尿病病史。

（2）年龄大于 30 岁。

（3）肥胖史。

（4）有糖尿病家族史。

（5）既往生过巨大胎儿。

（6）第一次产检即应筛查血糖。

（7）若是 GDM 高危人群，如第一次产检评价血糖正常，则于孕 24～28 周行 75g OGTT，必要时孕晚期再次评价。

2. 所有妊娠妇女

所有妊娠妇女应在妊娠 24～28 周进行妊娠糖尿病的筛查。国际妊娠合并糖尿病共识小组制订的 GDM 诊断切点：孕期任何时间行 75g OGTT，5.1mmol/L≤空腹血糖＜7.0mmol/L，OGTT1 小时血糖≥10.0mmol/L，8.5mmol/L≤OGTT2 小时血糖＜11.1mmol/L，上述血糖值之一达标即诊断 GDM。但孕早期单纯空腹血糖＞5.1mmol/L 不能诊断 GDM，需要随访复查。

（二）GDM 与糖尿病合并妊娠者的特殊健康问题

1. 生理问题

（1）视网膜病变：糖尿病患者可因妊娠而加重病情，在怀孕前使血糖得到控制和预防性眼底光凝治疗可减少糖尿病视网膜病变加重的危险性。

（2）糖尿病肾病：糖尿病患者妊娠可造成暂时的肾功能减退或永久性的损害。

（3）高血压：妊娠高血压可加重妊娠妇女已有的糖尿病并发症。

（4）神经病变：胃轻瘫、尿潴留、对低血糖反应性降低、直立性低血压将增加妊娠糖尿病管理的难度。

（5）心血管病变：如潜在的心血管疾病未被发现和处理，妊娠可增加死亡的危险性。

2. 心理问题

孕妇将面临更多的心理问题，不仅担心自己的身体状况，也担心胎儿的发育和健康状况。有研究表示，妊娠糖尿病患者的焦虑及抑郁的发生率较高，约为 25.6%，其焦虑和抑郁水平均显著高于正常孕妇，而此类情绪可导致交感神经亢进、拮抗胰岛素的激素分泌增加，引起血糖波动，影响胎儿发育。孕妇亦可出现不良健康行为，例如不按时使用胰岛素、自我监控能力下降等。

（三）GDM 与糖尿病合并妊娠者的药物治疗

1. 胰岛素

（1）可应用于孕期的胰岛素类型：所有的人胰岛素（短效、NPH 及预混的人胰岛素）和胰岛素类似物（门冬胰岛素和赖脯胰岛素）。

（2）孕期胰岛素应用方案：对于空腹及餐后血糖均升高者，推荐三餐前短效/速效胰岛素+睡前 NPH。由于孕期胎盘胰岛素抵抗导致餐后血糖升高更为显著，预混胰岛素应用存在局限性，不作为常规推荐。

2. 口服降糖药物

多项二甲双胍与胰岛素孕期应用的研究证实了二甲双胍孕期应用的疗效及安全性，国内外针对二甲双胍的多个 Meta 分析提示，使用二甲双胍在控制餐后血糖、减少孕妇体重增加以及新生儿严重低血糖的发生方面都有益处。但由于我国尚无二甲双胍孕期应用的适应证，且口服降糖药物用于孕期糖尿病仍缺乏长期安全性的数据，孕期不推荐使用口服降糖药。生活方式干预+二甲双胍即可控制血糖的育龄期 2 型糖尿病患者以及胰岛素抵抗严重应用二甲双胍诱导排卵的 PCOS 患者，可在服用二甲双胍的基础上怀孕，怀孕后停用二甲双胍。如孕期有特殊原因需要继续服用二甲双胍的患者，应在充分告知孕期使用二甲双胍利弊的前提下，在胰岛素基础上加用二甲双胍。

（四）GDM 与糖尿病合并妊娠者的护理要点和健康教育内容

1. 妊娠前的准备

（1）病史和体检：糖尿病的病程，急、慢性并发症，详细的糖尿病治疗情况，其他伴随疾病和治疗情况，月经、生育、节育史，家庭和工作单位的支持情况。

（2）受孕前准备：开始口服叶酸，停用他汀类药物，停用口服降糖药物；血压控制在 130/80mmHg 以下；严格控制血糖，加强血糖监测，在不出现低血糖的前提下，空腹和餐后血糖尽可能接近正常，建议 HbA1c<6.5% 时妊娠。应用胰岛素治疗者 HbA1c<7.0%，餐前血糖控制在 3.9~6.5mmol/L，餐后血糖在 8.5mmol/L 以下；加强并发症

的筛查，检查有无视网膜病变并对视网膜病变加强治疗；饮食治疗原则同 2 型糖尿病患者，戒烟、限酒。

2. 妊娠期间糖尿病管理

（1）尽早确定是否妊娠，每 1~2 周应就诊一次。

（2）指导患者密切监测血糖，有条件者每日测定空腹和餐后血糖 4~6 次。所有类型孕期糖尿病的孕期血糖目标：在不出现低血糖的前提下，空腹血糖<5.3mmol/L，餐后 1 小时血糖<7.8mmol/L，餐后 2 小时血糖<6.7mmol/L。血糖高于正常上限，如空腹血糖>7mmol/L，应考虑开始胰岛素治疗。

（3）妊娠期高血压及慢性高血压合并妊娠：当收缩压≥140mmHg 和（或）舒张压≥90mmHg 时，可考虑降压药物治疗；收缩压≥160mmHg 和（或）舒张压≥110mmHg 时，必须采用降压药物治疗。常用口服降压药包括拉贝洛尔（每次 50~150mg，每天 3 或 4 次）、二氢吡啶类钙离子拮抗剂、α 受体阻滞剂。但 ACEI 和 ARB 类孕期均不推荐使用。降压过程中需与产科医师密切合作，判断有无子痫前期或更重的妊娠期高血压疾病状态。血压应该控制在 130/80mmHg 以下，每 3 个月进行一次眼底检查并做相应的治疗。

（4）妊娠期饮食调整原则详见第三章第四节。

（5）妊娠期运动原则详见第三章第五节。

（6）孕期监测。

1）指导患者定期进行产前检查，监测血糖、尿酮体。

2）孕 28 周前每月全面体检一次，孕 29 周后每两周一次，孕 35 周后住院待产，一般选择 36~38 周终止妊娠。

3）胎儿监测，包括胎儿生长发育情况、胎儿的成熟度、胎儿-胎盘功能。

3. 分娩后糖尿病管理

（1）孕期高血糖对母儿两代人的影响不因妊娠终止而结束。

（2）GDM 停用胰岛素，PGDM 和妊娠期显性糖尿病胰岛素剂量至少减少 1/3。

（3）鼓励母乳喂养，指导患者注意个人卫生，预防产褥期感染。

（4）PGDM 产后管理同普通人群。妊娠期显性糖尿病产后需要重新评估糖尿病类型及糖代谢状态。GDM 需进行随访，母子两代人代谢相关疾病风险均明显增加。GDM 产后 6~12 周行 75g OGTT 评估糖代谢状态，产后 1 年再行 75g OGTT 评估糖代谢状态。无高危因素者 2~3 年 OGTT 筛查一次。

（5）协助与指导患者制订健康饮食计划（同 2 型糖尿病）、减轻体重、产后早期运动、产后避孕等。

4. 心理护理与教育策略

（1）孕妇因处于特殊生理时期，体内激素改变可引起情绪异常，如焦虑、多疑、抑郁、紧张等，加之血糖异常，考虑到胎儿的发育及健康以及自身健康及安全问题，孕妇更易出现情绪波动。专科护士应多与患者沟通，及时发现其存在和潜在的心理矛盾，并向其讲解有关血糖与妊娠的知识，让其正确面对疾病与妊娠。

（2）由于孕期需使用胰岛素治疗，部分孕妇有排斥心理。专科护士应重视胰岛素治疗错误观念对孕妇心理的负面影响，并教会其认识胰岛素、正确使用胰岛素。

（3）教育形式可多样化，包括集体讲授、示教、胰岛素注射训练、书面资料与音像教材的制作与应用、墙报及宣传栏、座谈会、经验交流会等。应根据患者的心理特点，采取有针对性的教育，帮助妊娠糖尿病患者正确对待疾病，消除心理顾虑。具体形式应为孕妇乐于接受，避免单一信息传递方式，另外还应根据孕妇年龄、学习能力、文化程度、身心状态等来选择教育方式，做到形式的多样性与个体化相结合，增强教育效果。

（4）鼓励家属参与教育，帮助孕妇建立良好的社会支持系统；同时加强随访，了解孕妇健康行为的建立和维持，给予孕妇及家庭长期教育支持。

（5）以跨学科多领域合作为方向，提倡团队化管理，应由内科医师、产科医师、儿科医师、护士、营养师、运动治疗师、心理咨询师、家属共同参与。

二、儿童和青少年糖尿病患者的护理

儿童和青少年糖尿病中1型较多，但近年来由于肥胖儿童增多，儿童和青少年2型糖尿病的发病率也在逐年增加，有时区分儿童和青少年糖尿病的类型很困难，当患儿貌似2型糖尿病时，仍应注意有1型糖尿病或其他类型糖尿病的可能。我国儿童和青少年1型糖尿病的发病率为0.6/10万人/年，属低发病区。

（一）临床表现

（1）1型糖尿病患儿起病较急，常因感染或饮食不当诱发起病，可有家族史，典型者有多尿、多饮、多食和消瘦等"三多一少"症状，20%～40%患儿以糖尿病酮症酸中毒急症就诊，不典型隐匿发病患儿多表现为疲乏无力、遗尿、食欲降低。

（2）2型糖尿病患儿发病较隐匿，多见于肥胖儿童，病初为超重，以后逐渐消瘦，不易发生酮症酸中毒，部分患儿颈部或腋下伴有黑棘皮病。

（二）健康问题

（1）患儿大多正处于身体外形、内脏发育和性成熟的过渡期，由于身体的各种变化可以导致血糖脆性增加，生理、心理发育迟缓及认知障碍。而患儿发病年龄早，相对成年患者而言病程长，微血管并发症发生率相对较高，同时面临更多的家庭和社会问题，例如求学、就业、结婚、生子等。

（2）糖尿病患儿智力发育未成熟，认知理解能力相对较低，行为控制能力欠佳。尤其青春期患儿由于社会交往越发广泛，更易出现叛逆、愤怒、自卑甚至厌世等情绪，甚至出现不良行为问题，如攻击、残忍、交往不良，而最终导致遵医行为的缺失，增加糖尿病急、慢性并发症发生率，同时影响患儿社会化过程，甚至可能导致他们到成年期产生适应不良、违法犯罪行为和精神疾病。

（三）药物治疗

1. 儿童和青少年1型糖尿病的治疗

儿童和青少年1型糖尿病的治疗绝大多数采用的是胰岛素皮下注射，青春期体重超重的患者可加用二甲双胍或α-糖苷酶抑制剂。

2. 儿童和青少年 2 型糖尿病的治疗

（1）在生活方式干预不能很好控制血糖时，需开始药物治疗，可以单用二甲双胍或胰岛素，也可两者联合使用，根据血糖控制情况，采用基础胰岛素或餐时胰岛素治疗。

（2）二甲双胍剂量从 500mg/d 开始，每周增加 500mg，3～4 周增加到每次 1000mg，每天 2 次。

（3）胰岛素治疗可采用每天 1 次 NPH 或基础胰岛素（开始剂量 0.25～0.50U/kg）。

（4）如果出现严重高血糖、酮症/酮症酸中毒，则采用胰岛素治疗。

（四）饮食原则

（1）目的是维持标准体重，矫正代谢紊乱，减轻胰岛 β 细胞的负担。对肥胖儿宜渐减至标准体重。

（2）专科护士应协助患儿及家属计划饮食。患儿需要控制总热量，但也要保证其正常生长发育的需要，避免低血糖，因而不必像成人一样严格控制饮食。患儿不同年龄段每公斤体重能量的摄入量：3 岁以下为 90～100kcal/kg，4～6 岁为 85～90kcal/kg，7～10 岁为 80～85kcal/kg，10 岁以上为 70～80kcal/kg。也可根据公式计算：

$$身体较瘦的孩子每日摄入总能量＝1000＋（年龄－1）×100$$
$$身体较胖的孩子每日所需能量＝1000＋（年龄－1）×80$$

或者：

$$全日总热卡＝1000＋年龄×（70～100）$$

摄入量计算方式较多，专科护士应根据患儿年龄、体重、BMI、活动量、饮食习惯、用药等情况进行选择，不能一成不变。

（3）均衡膳食，保证足够营养，特别是优质蛋白质的供应。不同年龄阶段的儿童及少年膳食蛋白质摄入应分别达到每天每千克理想体重 1.5～3.5g，已发生糖尿病肾病的患者，其膳食蛋白质应以优质蛋白质为主，每日的摄入量应不低于每千克理想体重 0.8g。

（4）碳水化合物不必过分限制，一般推荐占总能量的 50%～60%，以多糖类淀粉为主，仍应适当限制单糖和双糖等精制糖的摄入，可适当摄入部分粗粮，一般占总主食量的 30% 左右。

（5）脂肪供给不能过量，一般占总能量的 25%，不宜超过 30%。其中，饱和脂肪酸的产热比例不宜高于 10%，多不饱和脂肪酸的供热比例为 10%，而单不饱和脂肪酸的供热比例应达到 10%～15%。每日总胆固醇的摄入量应控制在 300mg 以内，肥胖患儿尽可能每日总胆固醇的摄入量控制在 200mg。

（6）指导患儿多进食高维生素、高纤维素食物，烹调宜清淡，避免煎炸等烹调方式。

（7）定时定量，少量多餐，甚至每日可安排 5 或 6 餐，但要注意正餐和加餐的时间与胰岛素治疗相配，必要时可睡前加餐。

（五）运动原则

运动对糖尿病病情控制有良好作用，有利于患儿控制体重，增加胰岛素敏感性，有利于身心发育。病情稳定后可以参加各种体育活动，但尽量避免竞技类体育运动。

（1）运动方式和运动量应个体化。专科护士应根据患儿性别、年龄、体力、体形、运动习惯及爱好等选择，循序渐进，强度适当，量力而行，注意安全，防治运动后低血糖。

（2）患儿在运动前必须做好胰岛素和饮食的调节，让饮食、药物、运动三者达到平衡。在运动前后最好监测血糖，在运动过程中注意携带食物和水。

（3）指导患儿选择合适的服装和鞋袜，避免活动中受伤，运动后注意清洁卫生。

（4）已有视网膜病变患者应避免剧烈运动以及避免撞击头部的活动。

（5）避免空腹运动，尤其在注射胰岛素后未进食时应注意避免注射部位的肌肉活动。

（6）患儿出现发热、感冒、呕吐、血糖过低（<4.4mmol/L）或过高（>14mmol/L）以及较严重的慢性并发症时不宜运动，专科护士应和医师、家属沟通后确定运动治疗方案。

（7）家属宜共同参与患儿的运动治疗，一方面可增加患儿的信心和毅力，增进亲子感情，另一方面可避免患儿发生意外情况（如低血糖）时无法自救。

（六）心理护理和健康教育

（1）心理治疗是糖尿病患儿综合治疗的一部分，包括呼吁社会、学校、家庭给予糖尿病儿童更多的关心和爱护，使他们能与正常儿童一样健康成长，同时鼓励他们融入学校生活。

（2）儿童焦虑、抑郁等心理障碍的发生与家长的心理健康状况密切相关。糖尿病儿童及家长是一个特殊的群体，对这一群体应给予更多关怀以及更多有关糖尿病知识的教育。专科护士不仅关注患儿的心理问题，也应同时关注家长的心理问题以及其对患儿的影响，帮助患儿建立良好的社会支持系统，更好地应对各种不良刺激。

（3）专科护士对患儿多关怀、倾听、疏导、沟通，尤其对于青春期患者不宜使用命令式口吻。另外，专科护士应鼓励患儿面对、承认心理问题，帮助患儿重新树立治疗信心，用正确的人生观、社会观感染患儿。

（七）门诊随访及预防

至少每2~3个月到糖尿病专业门诊复查，每次携带病情记录本及血糖监测本，以供医生参考。定期随访均应测量身高、体重、血压、尿常规、餐后2小时血糖和糖化血红蛋白；每半年至1年应检测血脂、尿微量白蛋白及眼底等，对并发症进行早期筛查；肥胖儿童应每半年至1年到门诊随访一次，进行身高、体重、血压、血脂、血糖的检查，以早期发现糖尿病。

（八）血糖控制目标

儿童及青少年由于特殊的生理情况，不应以成人血糖控制目标来要求他们，其血糖控制目标可参考表3-28。

表 3—28　儿童和青少年糖尿病血糖控制目标

	血糖目标值范围		HbA1c	理由
	餐前	睡前/夜间		
0～5 岁	5.6～10.0mmol/L	6.1～11.1mmol/L	<8.5% >7.5%	脆性，易发生低血糖
学龄期 （6～12 岁）	5.0～10.0mmol/L	5.6～10.0mmol/L	<8%	青春期前低血糖风险相对高，而并发症风险相对低
青春和 青少年期 （13～19 岁）	5.0～7.2mmol/L	5.0～8.3mmol/L	≤7.7%	1. 有严重低血糖的风险 2. 需要考虑发育和精神健康 3. 如无过多的低血糖发生，能达到 7% 以下更好

（九）健康教育的方法策略

（1）在对患儿进行护理和健康宣教时，专科护士应注意做到"四化"，形式多样化、时间灵活化、内容实用化、教育团队化。

（2）教育形式包括集体讲授、示教、胰岛素注射训练、书面资料与音像教材的制作与应用、墙报及宣传栏、座谈会、夏令营、同伴监督、经验交流会等。专科护士应根据患儿喜好，选择其乐于接受的教育方式。专科护士还应考虑患儿的年龄、学习能力、文化程度、身心状态等因素，做到形式的多样性与个体化相结合，增强教育效果。

（3）教育的时间不一定要刻意选择，可以是在治疗护理的过程中。同一内容（如饮食治疗）也不需要一次性讲完，可以分成多个时间段反复讲解。

（4）教育的内容宜贴近患儿生活，应从患儿最关心的内容开始，否则易导致患儿反感而影响教育效果。

（5）以跨学科多领域合作为方向，对儿童和青少年的健康教育提倡团队化管理，应由经过专门训练的医师、专科护士、营养师、运动治疗师、心理咨询师、家长、学校教师、校医及同伴共同参与。

（6）专科护士应了解青少年的心理特性，患儿易出现否认、愤怒、矛盾、自卑、拒绝和轻视等不良心理现象。专科护士应注意识别患儿的情绪状态，及时准确地评估患儿的心理反应，做患儿的朋友，采取互动、平等的方式，保持交流的渠道，创造开放、信任的气氛，倾听并观察，帮助其调整，切忌责备。

（7）专科护士应让家庭参与到对青少年和儿童糖尿病的治疗和护理中，逐步形成家庭教育计划。

三、老年糖尿病患者的护理

随着社会经济的发展和人民生活水平的提高，我国国民平均寿命逐渐延长。老年人由于胰岛细胞功能相应下降以及活动减少、基础代谢率低、胰岛素敏感性降低等原因，成为糖尿病高发人群，2007—2008 年我国流行病学调查数据显示，老年糖尿病的患病率为 20.4%，2010 年为 22.86%，另有数量相近的糖耐量减低人群。老年糖尿病即凡年龄超过 60 岁的糖尿病患者（西方＞65 岁），包括 60 岁以前诊断和 60 岁以后诊断为糖尿病者。就诊断标准而言，老年糖尿病与其他年龄的糖尿病都是一样的。

（一）生理特点

（1）患病率高，绝大多数为 2 型糖尿病。

（2）多数起病隐匿、缓慢，无明显"三多一少"症状，甚至部分老年糖尿病以并发症为首发表现。

（3）老年人机体老化，本身容易发生动脉硬化、高血压、高血脂、冠心病、脑梗死等，而高血糖可以促使以上情况的发生发展。老年糖尿病患者异质性大，其患病年龄、病程、身体基础健康状态、各器官和系统功能、并发症与合并症、合并用药情况、经济状况及医疗支持、治疗意愿、预期寿命等差异较大。

（4）高血糖高渗综合征多见于老年糖尿病患者，死亡率高达 15％～20％，为老年糖尿病患者最严重的急性代谢并发症；而慢性并发症中，80％的老年糖尿病患者死于心血管合并症，而周围神经病变和自主神经病变均随年龄增长而增加，白内障、视网膜病变和青光眼明显多于年轻患者。随着年龄的增长，老年糖尿病患者日常生活能力下降，听力、视力、认知能力、自我管理能力降低，运动能力及耐力下降，加之肌少症及平衡能力下降，更容易出现运动损伤及跌倒。

（5）老年人代谢率低，用药容易发生低血糖，尤其是服用一些长效磺脲类，易发生夜间低血糖。而且老年人由于感觉迟钝，常常发生无症状性低血糖，因而不易及时发现，往往会导致低血糖昏迷及心脑血管意外等严重后果，甚至死亡。另外，老年糖尿病患者易并发动脉硬化及心血管病变，一旦发生低血糖，可诱发脑血管意外和心肌梗死。

（6）老年糖尿病患者痴呆、骨折的发生率明显增加，建议对 65 岁以上的糖尿病患者每年进行一次筛查，并予以相应处理。

（二）治疗

（1）老年糖尿病的治疗同一般糖尿病，但有老年人的特点，应考虑年龄和实际健康状况、并发症及合并症、预期寿命等。

（2）多属 2 型糖尿病，因此在选择口服降糖药时，避免首选作用强的降糖药如格列苯脲等，以避免低血糖。用药时要特别注意老年人的肝肾功能，早期联合用药，慎用 β 受体阻滞剂。对疗程长、口服降糖药疗效减低或已有明显的合并症者，宜尽早改用胰岛素。

（3）应注意避免低血糖反应，血糖控制标准略宽于一般人。如预期寿命不足 5 年，极度虚弱有严重并发症，或有发生严重低血糖危险的患者，不必严格控制血糖和糖化血红蛋白，同时注意降压和调脂综合治疗。老年糖尿病血糖、血压控制目标见表 3－29。

表 3-29　老年糖尿病血糖、血压控制目标

患者临床特点/健康状况	评估	HbA1c（%）	空腹或餐前血糖（mmol/L）	睡前血糖（mmol/L）	血压（mmHg）
健康（合并较少的慢性疾病，完整的认知和功能状态）	较长的预期寿命	<7.5	5.0~7.2	5.0~8.3	<140/90
复杂/中等程度的健康（多种并存的慢性疾病，或2项以上的日常活动能力受损，或轻度到中度的认知障碍）	中等长度的预期寿命，高治疗负担，低血糖风险较高，跌倒风险高	<8.0	5.0~8.3	5.6~10.0	<140/90
非常复杂/健康状况较差（需要长期护理，慢性疾病终末期，或2项以上的日常活动能力受损，或轻度到中度的认知障碍）	有限的预期寿命，治愈预期不确定	<8.5	5.6~10.0	6.1~11.0	<150/90

（三）心理特点及护理

（1）老年糖尿病患者患病时间长，治疗时间长，对家人拖累大，年龄相关的活动功能障碍，医疗保健得不到保障，家庭照顾和关心不够，经济收入不够，社会地位下降，常易发生焦虑、消极、孤独、恐惧、价值感丧失、衰老、行为退化等，这有可能导致老年患者不良行为的发生甚至放弃治疗。

（2）老年糖尿病患者患有抑郁症等心理疾病导致生活质量下降，这是脑血管疾病的独立预测因子。

（3）老年患者突出的要求是被重视、受尊敬，因此，对老年患者一定要用尊敬的语言及称呼。多用肯定、赞扬和鼓励的语气，既解释患者的疑难问题，消除其思想顾虑，又激励、指导患者，增强其战胜疾病的信心。

（4）帮助患者学会自我情绪调节，鼓励倾诉和面对情绪问题，遇到不良刺激时要通过自我安慰的方式转移注意力，达到一个新的心理平衡。

（四）饮食原则及护理

（1）老年糖尿病患者的饮食营养同普通成年人，但制订计划前应考虑老年患者的身体特性，如活动量减少、味觉减弱、合并多种疾病、口腔问题、胃肠功能的改变、认知和情绪等。

（2）老年人群的饮食个体差异很大，营养不足与营养过剩两种极端现象同时存在，此类人群不主张减肥食谱。

（3）专科护士应对患者营养需求进行评估，固定碳水化合物的摄入量和进餐时间，避免血糖大幅度波动；应限制脂肪摄入，保证富含维生素、蛋白质和纤维素的食物。

（4）除向患者讲解饮食治疗的目的、重要性之外，饮食治疗计划尽量简单，同时鼓励家庭成员的加入。

（5）合并多种疾病者还需照顾其他疾病治疗的需要，如下肢坏疽需增加含优质蛋白质的食物比例。

（6）适当补充微量元素，补充适量的水分（老年人口渴中枢敏感性降低）。

（五）运动原则及护理

老年糖尿病患者的运动原则及护理详见第三章第五节。

（六）健康教育

（1）老年患者理解及接受能力差、记忆力下降，应注意语速放慢，不断重复，运用记忆辅助措施，必要时安排家访护士。

（2）强调 SMBG 的重要性，强调预防无症状性低血糖的发生，教会患者如何预防和处理低血糖。

（3）建立良好的护患关系，得到患者的信任，此方法对教育效果的影响大于一般成年人。

（4）鼓励家属陪同接受教育及相关培训，协助患者建立良好的社会支持系统。

（5）强调患者治疗的依从性。

（七）筛查和预防

（1）加强老年人的自我保健意识，定期体检，对 40 岁以上人群应每年例行空腹及餐后血糖检查。

（2）对肥胖及超重者，定期查血糖、尿常规，尤其要查餐后 2 小时血糖及尿糖。

（3）对老年慢性病、常见病，如高血压、冠心病、脑梗死及老年感染性疾病患者，要常规检查血糖、尿糖，可将血糖监测作为常规检查。

（4）生活起居要有规律，进餐定时定量，少吃多餐，多进食高纤维食物（如粗粮、蔬菜等），少吃甜食及脂肪含量高的食物。

四、围术期糖尿病患者的护理

糖尿病患者的围术期不仅是患者面临的巨大挑战，也是医护人员面临的巨大挑战。糖尿病患者手术所造成的主要并发症为感染和心血管事件，而有些手术也与糖尿病的并发症相关，如肾移植、截肢和溃疡的清创等。据调查显示，25％～50％的糖尿病患者一生中会经历多种手术，而在接受外科手术的中老年患者中，10％～15％为糖尿病患者。因此，术前应对糖尿病患者的健康状况和血糖控制做全面评估，并在围术期通过高质量的护理保持良好的血糖控制，使患者平安渡过围术期。

（一）手术与糖尿病

（1）糖尿病患者接受外科手术，住院时间延长，费用高，并发症的发生率和病死率比普通患者增加 50％，突出表现于年龄大、病程长、血糖控制不佳者。

（2）糖尿病本身潜在的大、小血管并发症可显著增加手术风险，如麻醉意外增加等，而低血糖的发生更增加了手术风险。

（3）手术应激可使血糖急剧升高，患者又处于禁食状态，胰岛素需要量相对增加，诸多因素均易造成糖尿病急性并发症（如酮症酸中毒等）发生率增加，这也是术后病死率增加的主要原因之一。

（4）高血糖易导致机体白细胞等吞噬能力下降，可造成感染发生率增加，另外，糖尿病患者机体组织修复能力减弱，更易导致伤口愈合延迟。

（二）术前评估与护理

（1）做好病史回顾，例如糖尿病确诊的日期、目前的症状、治疗方案、血糖自我监测情况、住院史、过敏史、糖尿病并发症情况等。

（2）协助医生选择手术时机，术前尽量使血糖达到良好控制。对多数住院患者推荐血糖控制目标为 7.8～10.0mmol/L，对少数患者如低血糖风险低、拟行心脏手术者及其他精细手术者可建议更为严格的血糖控制目标（6.1～7.8mmol/L），而对重症及低血糖风险高危患者可制订个体化血糖控制目标。对于口服降糖药血糖控制不佳及接受大、中型手术的患者，应及时改为胰岛素治疗，基础胰岛素联合餐时胰岛素可以有效改善血糖控制。

（3）对于择期手术者，专科护士应对血糖控制以及可能影响手术预后的糖尿病并发症进行全面评估，包括心血管疾病、自主神经病变及肾病。对于口服降糖药血糖控制不佳的患者，应及时调整为胰岛素治疗。口服降糖药控制良好的患者手术前一晚或手术当天停用口服降糖药，大、中型手术应在术前 3 天停用口服降糖药，改为胰岛素治疗。

（4）对于急诊手术，应协助医师评估血糖水平以及有无酸碱及水、电解质平衡紊乱，如有，应及时纠正。

（5）对患者进行访视，开展亲情护理，稳定患者情绪能改善患者的应激状态。大量研究表明，糖尿病患者手术前产生的焦虑、恐惧、悲观、烦躁等不良心理比一般手术患者更明显，术前亲情护理可明显缓解患者术前紧张、恐惧和焦虑的情绪。专科护士可对所有患者耐心、细致地做好术前心理护理，具体介绍手术的治疗效果及成功病例，消除焦虑和恐惧心理，使患者保持良好的身心状态以积极配合手术。

（6）讲解术中术后的注意与配合事项，介绍手术的目的和大致过程，消除患者及家属的顾虑。

（7）术前糖尿病饮食有限制，总热量不能过多，但由于手术和其他合并症或并发症的影响，饮食应根据实际情况而定，如适量增加食物中蛋白质的比例、进食软流质饮食等。

（三）手术日的护理

（1）血糖监测。术中应激反应会导致血糖增高，同时患者术中由于不进食还可发生低血糖，两者都会对人体造成危害，甚至诱发和加重术后并发症的发生发展（如感染，水、电解质失调，伤口愈合障碍等），因此血糖监测十分重要。在大、中型手术术中，需静脉应用胰岛素，并加强血糖监测，血糖控制的目标为 7.8～10.0mmol/L。

（2）及时、准确地执行医嘱。对于既往仅需单纯饮食治疗或小剂量口服降糖药物即可使血糖控制达标的 2 型糖尿病患者，在接受小型手术时，术中不需要使用胰岛素；口服药物控制血糖良好的患者在手术日可暂停药物治疗，术后监测血糖，恢复进食后再恢复原药物治疗；如果服用二甲双胍类药物应复查肾功能，以防乳酸酸中毒等情况发生；在大、中型手术术中，均需静脉应用胰岛素者，术中宜输注 5％葡萄糖溶液每小时 100～125ml，以防止低血糖；葡萄糖-胰岛素-钾联合输入是代替分别输入胰岛素和葡萄糖的简单方法，并根据血糖变化及时调整葡萄糖与胰岛素的比例。

（3）保持静脉通道通畅，加强病情监测和生活护理。

（4）保持手术室适宜的温度和舒适的环境。

（四）术后的护理

1. 亲情护理

亲情护理应贯穿于整个围术期。

2. 及时、准确地执行医嘱

在患者恢复正常饮食以前仍予胰岛素静脉输注，恢复正常饮食后可予胰岛素皮下注射。

3. 严密监测

血糖变化对于术后需要重症监护或机械通气的患者，如血浆葡萄糖>10.0mmol/L，通过持续静脉胰岛素输注将血糖控制在 7.8~10.0mmol/L 范围内比较安全。中、小型手术后一般的血糖控制目标为空腹血糖<7.8mmol/L，随机血糖<10.0mmol/L。既往血糖控制良好的患者可考虑更严格的血糖控制，同样应注意防止低血糖的发生。

4. 术后饮食原则

术后患者机体处于饥饿状态，容易分解体内的脂肪和蛋白质，使酮体产生增多，易合并酮症酸中毒，因此应争取早期进食，避免由于长时间禁食所造成的饥饿性酮症酸中毒（具体饮食方案可视不同手术而定）。

5. 术后伤口管理

术后血糖>11.1mmol/L 时，手术切口愈合会受到影响，此时专科护士应仔细评估患者伤口愈合能力，观察伤口有无感染、渗出、红肿的异常情况，懂得如何处理异常情况。

6. 术后并发症的护理及出院宣教

糖尿病患者白细胞吞噬能力下降，感染灶及创口肉芽组织再生迟缓，创口愈合时间长，而手术本身也会引起应激反应，导致许多并发症。专科护士应密切观察病情，按不同的手术护理原则指导患者的生活、饮食与运动，帮助患者恢复健康并适应和回归社会。

（欧青）

第四章　糖尿病合并症及并发症的护理

糖尿病因碳水化合物、蛋白质、脂肪代谢紊乱及继发性水、电解质代谢紊乱,可以引起多系统损害,导致眼、肾脏、心脏、神经、血管等的慢性进行性病变,引起功能缺陷和衰竭;同时病情严重或应激时可发生酮症酸中毒、高血糖高渗状态、乳酸酸中毒等急性代谢紊乱。糖尿病的并发症,尤其是慢性并发症累及多个器官,致残率、致死率高,严重影响患者的身心健康并给个人、家庭和社会带来沉重的负担。糖尿病及其并发症的预防与治疗是摆在我们面前的一个重大的社会公共卫生问题。

第一节　糖尿病急性并发症的护理

一、糖尿病酮症酸中毒的护理

糖尿病酮症酸中毒(Diabetic Ketoacidosis,DKA),是由胰岛素严重缺乏和升糖激素不适当升高引起的糖、脂肪和蛋白代谢严重紊乱综合征,临床以高血糖、高血酮和代谢性酸中毒为主要表现,严重者出现不同程度的意识障碍直至昏迷。其主要发生在 1 型糖尿病患者,在感染等应激情况下,2 型糖尿病患者也可发生,幼龄或高龄、昏迷或低血压的患者死亡率更高。

(一)诱因与发病机制

1. 诱因

任何可以引起或加重胰岛素分泌绝对或相对不足的因素均可成为诱因,多数患者的发病诱因不是单一的,但也有患者无明显诱因。

(1)感染是最常见的诱因,以泌尿道感染和肺部感染最多见,其他尚有皮肤感染、败血症、胆囊炎、真菌感染等。

(2)胰岛素治疗中断或不适当减量。

(3)应激状态,如心肌梗死、外伤手术、妊娠分娩、精神刺激等。

(4)饮食失调或胃肠疾病:过多进食高糖或高脂肪食物、酗酒、呕吐、腹泻、高热等。

2. 发病机制

糖尿病酮症酸中毒的发病:由于胰岛素缺乏和胰岛素拮抗激素增加,导致糖代谢障碍，血糖不能正常利用，引起血糖增高，脂肪的动员和分解加速，大量脂肪酸在肝脏经 β 氧化产生乙酰乙酸、β-羟丁酸和丙酮，三者统称酮体。当酮体生成超过组织利用和排泄的速度时，将发展成酮症以及酮症酸中毒。

（二）临床表现

除感染等诱发因素的症状外，还具有以下临床表现：

1. 症状与体征

原有糖尿病症状加重。多数患者在发生意识障碍前感疲乏、四肢无力、极度口渴，多饮多尿，随后出现食欲减退、恶心、呕吐。患者常伴头痛、嗜睡、烦躁、呼吸深快（即 Kussmaul 呼吸），呼气有烂苹果味（丙酮味）。随着病情进一步发展，出现严重失水、尿量减少、皮肤弹性差、眼球下陷、脉细速、血压下降。晚期各种反射迟钝，甚至消失，昏迷。感染等诱因的表现可被糖尿病酮症酸中毒的表现掩盖，少数患者表现为腹痛等急腹症症状，部分患者以糖尿病酮症酸中毒为首发表现。

2. 实验室检查

（1）血：血糖明显升高，多为 16.7～33.3mmol/L；血酮体升高；二氧化碳结合力降低；血 pH 值下降，呈代谢性酸中毒；血钾早期可正常或偏低，少尿时可升高，治疗后如补钾不足可下降。

（2）尿：尿糖、尿酮体阳性。

（三）诊断要点

有明确糖尿病病史的患者，具有以上临床表现，结合实验室检查如尿酮、血糖、血酮、二氧化碳结合力等，可以明确诊断。如病史不明，需与其他可能引起昏迷的疾病相鉴别，如脑血管意外、高血压脑病、尿毒症、急性中毒、严重感染等。应详询病史，结合有关实验室检查分析判断。

（四）治疗与急救护理

1. 严密观察病情

（1）严密观察体温、脉搏、呼吸、血压及意识变化，低血钾患者应做心电图监测，为病情判断和观察治疗效果提供客观依据。

（2）及时采血、留尿，定期测血糖，测定血、尿酮体，注意电解质和血气变化，并做肝肾功能检查，以便及时调整治疗方案。

（3）准确记录 24 小时出入量。

2. 补液

补液能纠正失水，恢复血容量和肾灌注，有助于降低血糖和清除酮体，是 DKA 抢救首要和关键的措施。补液速度应先快后慢，第 1 小时输入生理盐水，速度为 15～20ml/（kg·h）（一般成人 1.0～1.5L）。随后补液速度取决于脱水程度、电解质水平、尿量等。要在第 1 个 24 小时内补足预估的液体丢失量。补液治疗是否奏效，要看血流动力学（如血压）、出入量、实验室指标及临床表现。对心、肾功能不全者，在补液过程中要监测血浆渗透压，并经常对患者心脏、肾脏、神经系统状况进行评估，以防止补液过多。当 DKA 患者血糖≤13.9mmol/L 时，须补充 5%葡萄糖溶液并继续胰岛素治疗，直至血酮、血糖均得到控制。

3. 胰岛素治疗

小剂量胰岛素连续静脉注射方案治疗 DKA 已得到广泛认可，目前推荐采用连续胰岛素静脉输注 0.1U/（kg·h）。对于重症患者，可采用首剂静脉注射胰岛素 0.1U/kg，随后以 0.1U/（kg·h）的速度持续输注。若第 1 小时内血糖下降不足 10% 或血清酮体下降速度<0.5mmol/（L·h），且脱水已基本纠正，则增加胰岛素剂量至 1U/h。当 DKA 患者血糖降至 13.9mmoL/L 时，应减少胰岛素输入量至 0.05～0.10U/（kg·h），并开始给予 5% 葡萄糖溶液，此后需要根据血糖调整胰岛素给药速度和葡萄糖溶液浓度，并需持续进行胰岛素注射直至 DKA 缓解。

4. 纠正电解质紊乱

在开始胰岛素及补液治疗后，若患者的尿量正常，血钾低于 5.2mmol/L，即应静脉补钾，一般在每升输入溶液中加氯化钾 1.5～3.0g，以保证血钾在正常水平。治疗前已有低钾血症，尿量≥40ml/h 时，在补液和胰岛素治疗的同时必须补钾。严重低钾血症可危及生命，若发现血钾<3.3mmol/L，应优先进行补钾治疗，当血钾升至 3.5mmol/L 时，再开始胰岛素治疗，以免发生心律失常、心脏骤停和呼吸肌麻痹。

5. 纠正酸中毒

DKA 患者在胰岛素治疗后会抑制脂肪分解，进而纠正酸中毒，一般认为无须额外补碱。但严重的代谢性酸中毒可能会引起心肌受损、脑血管扩张、严重的胃肠并发症以及昏迷等。目前推荐仅 pH<7.0 的患者考虑适当补碱治疗。注意每 2 小时测定 1 次血 pH 值，直至其维持在 7.0 以上。治疗中加强复查，防止过量。

6. 去除诱因和治疗并发症

去除诱因并治疗休克、感染、心力衰竭、心律失常、脑水肿、肾衰竭等。

7. 一般护理

（1）昏迷患者按昏迷常规护理。

（2）卧床休息，注意保暖，保持呼吸道通畅，给予氧气吸入。

（3）加强生活护理，应特别注意皮肤、口腔的护理。

（五）预防

（1）糖尿病患者及相关人员要掌握糖尿病的基本知识，提高对 DKA 的认识，一旦怀疑本病应尽早到医院就诊。

（2）1 型糖尿病患者要坚持合理地应用胰岛素，不得随意减量，更不能中断治疗以保证血糖处于良好的控制状态。

（3）2 型糖尿病患者应合理应用药物，在合并危重疾病、感染、大手术及外伤等应激情况时，要密切监测血糖、酮体，血糖明显增高时要使用胰岛素治疗。

（4）严格控制饮食，多饮水，定期监测血糖，按时复诊，加强口腔、皮肤的护理，预防感染。

（5）我国的研究提示，当血糖超过 19.05mmol/L（血清酮体>3mmol/L）时，可预警 DKA。

二、糖尿病高血糖高渗状态的护理

糖尿病高血糖高渗状态是糖尿病的严重急性并发症，大多发生在老年 2 型糖尿病患者，主要原因是在体内胰岛素相对不足的情况下，出现了引起血糖急剧升高的因素，同时伴有严重失水，导致血糖显著升高。其病情严重，常伴有神经系统功能损害症状，严重者出现昏迷、休克和多器官功能衰竭。

（一）诱因与发病机制

1. 常见的诱因

（1）引起血糖增高的因素：

1）各种感染合并症和应激因素，如手术、外伤、脑血管意外等，其中感染合并症占糖尿病高血糖高渗状态诱因的首位，也是影响患者预后的主要原因。

2）各种能引起血糖增高的药物，如糖皮质激素、苯妥英钠、普萘洛尔等。

3）糖摄入过多，如静脉大量输入葡萄糖、静脉高营养。

4）合并影响糖代谢的内分泌疾病：如甲亢、肢端肥大症、皮质醇增多症等。

（2）引起失水、脱水的因素：

1）使用利尿药，如应用各种利尿剂进行脱水治疗的患者。

2）水摄入量不足，如饥饿、限制饮水或呕吐、腹泻等。

3）透析治疗（包括血液透析和腹膜透析）的患者。

4）大面积烧伤的患者。

（3）肾功能不全：如急、慢性肾衰竭，糖尿病肾病等，由于肾小球滤过率下降，对血糖的清除亦下降。

2. 发病机制

患者原有不同程度的糖代谢障碍，再加上某种诱因，加重原有的糖代谢障碍，胰岛对糖刺激的反应减低，胰岛素分泌减少，导致组织对糖的利用减少，肝糖原分解增加，因而引起严重的高血糖。由于患者的胰岛还能分泌一定量的胰岛素，而机体抑制脂肪分解所需的胰岛素远比糖代谢所需的胰岛素量小，因此糖尿病高血糖高渗透压综合征的患者自身的胰岛素量虽不能满足应激状态下对糖代谢的需要，却足以抑制脂肪的分解，因而表现出严重的高血糖，而血酮增加不明显。严重的高血糖使血液渗透压升高，造成细胞内脱水，渗透性利尿，同时伴随电解质的丢失。

（二）临床表现

1. 症状与体征

起病时患者常先有多尿、多饮，可有发热，多食可不明显，失水逐渐加重，随后出现神经精神症状，表现为嗜睡、幻觉、淡漠、迟钝，最后陷入昏迷，来诊时常已存在显著失水甚至休克。

2. 实验室检查

特征性改变为高血糖和高血浆渗透压，多数伴有高血钠和氮质血症。血糖常高至

33.3mmol/L 以上，血钠可高达 155mmol/L，有效血浆渗透压一般在 320mOsm/L 以上。

（三）诊断要点

中老年患者若有以上临床表现，无论有无糖尿病病史，均提示有糖尿病高血糖高渗状态的可能，应立即做实验室检查。

（四）治疗与急救护理

1. 严密观察病情

与 DKA 病情的观察类似，尚需注意以下情况：①迅速大量输液不当时，可发生肺水肿等并发症；补充大量低渗溶液，有发生溶血、脑水肿及低血容量休克的危险。②伴有心功能不全者可监测中心静脉压，以指导输液速度和补液量。③应随时观察患者的呼吸、脉搏、血压和意识变化，观察尿色和尿量，如发现患者咳嗽、呼吸困难、烦躁不安、脉搏加快，特别是在昏迷好转过程中出现上述表现，提示输液过量的可能，应立即减慢输液速度并及时报告医生。④如果发生溶血，亦及时报告医生并停止输入低渗溶液。

2. 补液

24 小时总的补液量一般应为 100～200ml/kg。推荐生理盐水作为首选。补液速度与 DKA 治疗相似，第 1 小时给予 1.0～1.5L，随后补液速度根据脱水程度、电解质水平、血浆渗透压、尿量等调整。治疗开始时应每小时检测或计算血浆有效渗透压 $[2 \times (Na^+ + K^+)(mmol/L) + 血糖 (mmol/L)]$，并据此调整输液速度以使其逐渐下降，速度为 3～8mOsmol/(kg·h)。当补足液体而血浆渗透压不再下降或血钠升高时，可考虑给予稀释到 0.45％的生理盐水。

3. 胰岛素

使用原则与治疗 DKA 大致相同，以 0.1U/(kg·h) 持续静脉输注。当血糖降至 16.7mmol/L 时，应减慢胰岛素的输注速度，同时给予葡萄糖溶液静滴，并不断调整胰岛素用量和葡萄糖浓度，直至高血糖高渗状态的表现消失。

4. 补钾

高血糖高渗状态患者总体上是缺钾的，补钾原则与 DKA 相同。

5. 抗凝治疗

高血糖高渗状态患者发生静脉血栓的风险显著高于 DKA 患者，高钠血症及抗利尿激素分泌的增多可促进血栓形成。除非有禁忌证，建议患者住院期间接受低分子肝素的预防性抗凝治疗。

6. 连续性肾脏替代治疗（CRRT）

早期给予 CRRT，以平稳有效地补充水分和降低血浆渗透压，能有效减少并发症的出现，减少住院时间，降低患者病死率。另外，CRRT 可清除循环中的炎性介质、内毒素，减少多器官功能障碍综合征等严重并发症的发生。CRRT 治疗高血糖高渗状态仍是相对较新的治疗方案，还需要更多的研究以明确 CRRT 的治疗预后。

7. 其他治疗

其他治疗包括去除病因，控制感染，纠正休克，防治低血糖、脑水肿、心力衰竭、肾衰竭，预防压疮等。

8. 一般护理

一般护理同 DKA 患者。

（五）预防

（1）定期监测血糖，保持良好的血糖控制状态。

（2）老年人渴感阈值升高，要保证充足的水分摄入，鼓励主动饮水。对有中枢神经系统功能障碍，不能主动饮水者要记录每日出入量。保证水、电解质平衡。

（3）糖尿病患者因其他疾病需使用脱水治疗时要监测血糖、血钠和渗透压。发生呕吐、腹泻、烧伤、严重感染等时要保证供给足够的水分。

（4）鼻饲饮食者给予高能量的流质饮食时，要计划好每日的水摄入量，每日观察尿量。

（5）遵医嘱用药，严格控制饮食，多饮水，按时复诊，加强口腔、皮肤的护理，预防感染。

三、糖尿病乳酸酸中毒的护理

体内无氧酵解的糖代谢产物乳酸大量堆积，导致高乳酸血症，进一步出现血 pH 值降低，即为乳酸酸中毒。糖尿病合并乳酸酸中毒的发生率不高，但死亡率很高，大多数发生在伴有肝肾功能不全或伴有慢性心肺功能不全等缺氧性疾病患者，尤其见于服用苯乙双胍者。

（一）病因

乳酸酸中毒主要源于乳酸产生过多、清除减少。临床上，大多数的乳酸酸中毒患者均不同程度地同时存在着乳酸生成过多及清除障碍。

1. 乳酸产生过多

（1）休克和左心功能不全等病理状态造成组织低灌注。

（2）呼吸衰竭和严重贫血等导致动脉血氧降低，组织缺氧。

（3）某些与糖代谢有关的酶系（葡萄糖-6-磷酸脱氢酶、丙酮酸羧化酶和丙酮酸脱氢酶等）的先天性缺陷。

2. 乳酸清除减少

乳酸清除减少主要见于肝肾功能不全者。

（二）临床表现

1. 症状与体征

乳酸酸中毒一般发病较为迅速，主要表现为不同程度的代谢性酸中毒的临床特征。当血乳酸明显升高时，可对中枢神经系统、呼吸系统、消化系统和循环系统产生严重影响。轻者仅有乏力、恶心、食欲降低、头昏、嗜睡和呼吸稍深快的症状，中度至重度者可有腹痛、恶心、呕吐、头痛、头昏、疲劳加重、口唇发绀、无酮味的深大呼吸至潮式呼吸、血压下降、脱水、意识障碍、四肢反射减弱、肌张力下降、体温下降和瞳孔扩大，最后可导致昏迷及休克。

2. 实验室检查

明显酸中毒，但血、尿酮体不升高，血乳酸浓度升高。

（三）治疗与急救护理

1. 严密观察病情

同 DKA 护理，注意监测血乳酸浓度。

2. 补液

除有明显心功能不全和肾功能不全外，应尽快纠正脱水；一般补充生理盐水，血糖无明显升高者可补充葡萄糖溶液；还可补充新鲜血液，改善循环。

3. 补碱

补碱尽早、充分是抢救成功的关键，常用 $NaHCO_3$，每 2 小时监测动脉血 pH 值，当 pH 值达到 7.2 时暂停补碱治疗并观察病情，避免过量引起代谢性碱中毒。

4. 其他治疗

（1）注意补钾和纠正其他电解质紊乱。

（2）积极对伴发病进行治疗，消除诱因，由药物（二甲双胍、苯乙双胍等）引起者立即停用该药物，改用胰岛素。

（3）疗效不明显者可做透析治疗以清除乳酸。

5. 一般护理

一般护理同 DKA 护理。

（四）预防

（1）严格掌握双胍类药物的适应证，对伴有肝肾功能不全、慢性缺氧性心肺疾病，以及食欲不佳、一般情况差的患者忌用双胍类降糖药。

（2）二甲双胍引起乳酸酸中毒的发生率大大低于苯乙双胍，因此建议需用双胍类药物治疗的患者尽可能选用二甲双胍。

（3）使用双胍类药物治疗的患者在遇到急性危重疾病时，应暂停本药，改用胰岛素治疗。

（4）长期使用双胍类药物者要定期检查肝肾功能。

（5）如有不适宜用双胍类药物的情况，应及时停用，如造影治疗前。

第二节 低血糖的护理

低血糖是糖尿病治疗过程中可能发生的现象，常见于老年、肾功能减退以及有严重微血管和大血管并发症的患者，可导致不适甚至生命危险，是血糖控制达标过程中应该特别注意的问题。非糖尿病患者低血糖的诊断标准为血糖<2.8mmol/L，而接受药物治

疗的糖尿病患者的血糖水平≤3.9mmol/L 就属低血糖的范畴。低血糖是糖尿病患者长期维持正常血糖水平的制约因素，严重低血糖发作会给患者带来巨大的危害。预防和及时治疗低血糖可以帮助患者达到最适血糖水平，延缓并减少并发症的发生。

一、病因与发病机制

（一）病因

（1）在诊断糖尿病之前或在糖尿病的早期，尤其是伴有肥胖者，其血糖和胰岛素的分泌不能同步。由于胰岛素分泌延迟，当血糖达到高峰时，胰岛素却未达到高峰，血糖逐渐下降时，胰岛素的高峰却来临，从而产生低血糖。

（2）未能随病情好转及时调整药物剂量，在口服降糖药物或注射胰岛素后未能按时进餐或未能吃够平时的主食量。

（3）临时性体力活动量增大，未事先减少药物剂量或增加饮食量。

（4）老年糖尿病患者、营养不良、肝肾功能不全，或同时服用其他可引起低血糖的药物，如水杨酸、β肾上腺素受体拮抗剂等。

（5）患者血糖下降幅度过大或下降速度过快，亦可发生低血糖反应。

（6）合并有肾上腺、垂体、甲状腺疾病或严重肝肾疾病的患者。

（7）空腹大量饮酒。

（二）发病机制

人体通过神经-体液调节机制来维持血糖的稳定。当血糖下降时，体内胰岛素分泌减少，而胰岛素的拮抗激素如肾上腺素、胰高血糖素、皮质醇分泌增加，肝糖原生成增加，糖的利用减少，以保持血糖稳定。其主要意义在于保证对大脑细胞的供能，脑细胞所需要的能量几乎完全由血中葡萄糖提供，脑细胞贮存葡萄糖的能力极其有限，当血糖降低时，一方面引起交感神经兴奋，大量儿茶酚胺释放，另一方面由于能量供应不足使大脑皮质功能抑制，出现中枢神经功能障碍症状。

二、临床表现

（一）症状与体征

低血糖的程度和出现临床症状的轻重因个体不同差异很大。与糖尿病的病程、神经病变、年龄、血糖下降的速度、同时服用某些掩盖低血糖症状的药物（如β受体阻断剂）和患者的感知功能有关。临床症状基本可分为两大类：

（1）交感神经兴奋的表现包括软弱无力、出汗、心悸、面色苍白、视物模糊、四肢颤抖、饥饿感、恶心呕吐、烦躁。

（2）中枢神经功能障碍的表现包括意识模糊、定向力和识别力逐渐丧失、头痛、言语障碍、恐惧、幻觉、狂躁、易怒、精神病样发作、痴呆、癫痫发作，甚至昏迷、休克和死亡。部分患者在多次低血糖症发作后会出现无警觉性低血糖症，患者无心悸、出汗、视物模糊、饥饿、无力等先兆，直接进入昏迷状态。持续时间长且症状严重的低血糖可导致中枢神经系统损害，甚至不可逆转。

（二）诊断要点

（1）低血糖引起的症状。

（2）血浆葡萄糖浓度降低。

（3）纠正低血糖后症状迅速缓解。

三、低血糖分层

（1）血糖警惕值：血糖≤3.9mmol/L，需要服用速效碳水化合物和调整降糖方案与降糖药物剂量。

（2）临床显著低血糖：血糖＜3.0mmol/L，提示有严重的、临床上有重要意义的低血糖。

（3）严重低血糖：没有特定血糖界限，伴有严重认知功能障碍且需要其他措施帮助恢复的低血糖。

四、治疗及急救护理

（一）严密观察病情

（1）密切观察生命体征及意识变化。

（2）观察尿、便情况，记录出入量。

（3）观察治疗前后的病情变化，评估治疗效果并做好记录。

（二）低血糖的治疗

糖尿病患者血糖≤3.9mmol/L 时，即需要补充葡萄糖或含糖食物。严重的低血糖需要根据患者的意识和血糖情况给予相应的治疗和监护，具体如图 4-1 所示。

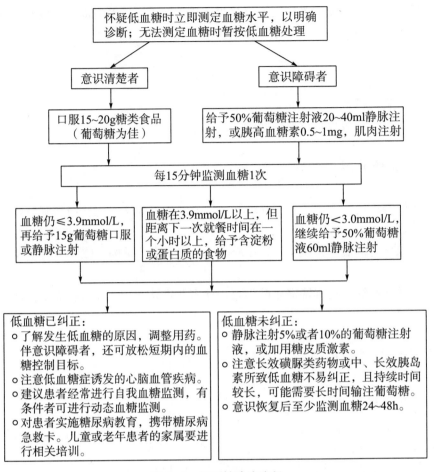

图 4-1　低血糖诊治流程

（三）一般护理

（1）昏迷患者按昏迷常规护理，意识恢复后要注意观察是否有再度发生低血糖的情况，以便及时处理。

（2）抽搐者除补充糖分外，可酌情应用适量镇静剂，并注意保护患者，防止外伤。

（3）缺氧者给予氧气吸入。

五、预防

（1）定期监测血糖，保持良好的血糖控制状态。

（2）告诉正在使用促胰岛素分泌类药物或胰岛素治疗的糖尿病患者有发生低血糖的可能性，让患者熟悉低血糖的症状以及自我处理低血糖症的方法。

（3）老年患者血糖不宜控制太严。

（4）糖尿病患者家属及照顾的人员要充分了解患者使用的降糖药，监督患者不误用或过量使用。初用各种降糖药时要从小剂量开始，然后根据血糖水平逐步调整药物剂量。

（5）糖尿病患者外出时随身佩带病情卡，以便发生低血糖昏迷能及时得到他人帮助。

（6）避免酗酒和空腹饮酒，应随身备有碳水化合物类含糖食品，一旦发生低血糖，立即食用。

（邹树芳）

第三节　糖尿病慢性并发症的护理

一、糖尿病慢性并发症概述

糖尿病慢性并发症包括大血管病变和微血管病变及骨关节病等病变，是由于长期的高血糖、高血压以及糖尿病的脂类代谢紊乱等，对全身许多重要器官造成损害，在较长时间内缓慢发展，逐渐加重，是患者致死、致残的主要原因。

1型糖尿病患者在确诊后的4～5年，较少有慢性并发症出现，而大部分2型糖尿病患者在确诊之前就已经有糖尿病慢性并发症发生。有些患者因为存在某些并发症才被发现患有糖尿病，甚至糖尿病慢性并发症已处于较晚期阶段。因此糖尿病治疗的目的就包括预防、减少或延缓糖尿病慢性并发症的发生与发展，使糖尿病患者像正常人一样生活、学习、工作和娱乐，有像正常人一样的寿命和生活质量。

要减少糖尿病慢性并发症的发生，糖尿病患者必须长期坚持改善各项异常代谢指标，如高血糖、高血压、血脂异常、肥胖、胰岛素抵抗、血液黏稠度高以及不良的生活习惯等。

（一）糖尿病慢性并发症产生的危险因素

糖尿病慢性并发症产生的危险因素是复杂和综合性的，目前仍未完全清楚。主要的诱发因素可分为不可改变因素和可改变因素两个方面。

1. 不可改变因素

（1）遗传因素：无论糖尿病患者的代谢控制如何，也不管糖尿病的病程长短，在临床上确有部分糖尿病患者并不出现糖尿病的慢性并发症；相反，有部分2型糖尿病患者即使病情控制良好，在较短时间内即出现了慢性并发症。因此，遗传因素可能在糖尿病慢性并发症的发生中起到一定的作用。

（2）糖尿病病程：随着糖尿病病程的延长，糖尿病慢性并发症的危险性和严重程度都将增加，病程是糖尿病患者发生慢性并发症的重要不可改变的危险因素。

（3）年龄：糖尿病慢性并发症随着年龄增长而增加，尤其是大血管病变。

（4）性别：正常绝经前女性由于雌激素对心血管的保护作用，发生心血管疾病的危险性低于男性，但糖尿病女性患者的心血管保护效应减低。

2. 可改变因素

所谓可改变因素，就是在目前充分掌握糖尿病诊疗知识和技能，并充分利用现有医疗设备的条件下，通过不断努力可使这些危险因素发生改变，以避免或阻止其慢性并发症的发生和进展。可改变的危险因素包括：

（1）高血糖：糖尿病患者发生慢性并发症的关键因素。严格控制血糖，使其接近正常水平，同时尽量避免低血糖的发生，可以预防和延缓糖尿病慢性并发症的发生和进展。

（2）高血压：糖尿病患者慢性并发症尤其是心血管并发症的重要因素。早期检出和控制高血压将有利于阻止糖尿病慢性并发症的发生和发展，并可减少糖尿病尤其是 2 型糖尿病患者的致残率和病死率。

（3）血脂异常：糖尿病患者发生动脉粥样硬化性疾病的重要危险因素。经过长期的血脂干预，可明显阻止糖尿病患者大血管并发症的发生和发展。

（4）肥胖：肥胖尤其是中心型肥胖，可导致体内胰岛素抵抗增强和高胰岛素血症，不仅是 2 型糖尿病的诱发因素，也是糖尿病患者发生动脉粥样硬化性疾病的重要危险因素，需控制体重至理想水平。

（5）血液高凝状态：糖尿病患者血液黏稠度增强而处于高凝状态，易导致大、小血管及神经并发症的发生与发展，可影响糖尿病的治疗。

（6）不良的生活习惯：糖尿病患者吸烟不仅可加速和加重动脉粥样硬化性疾病的发生和进展，而且慢性吸烟可使 2 型糖尿病患者的胰岛素敏感性降低，从而使血糖难以控制达标。酗酒可使体内的热量增加和造成血脂代谢异常，加重体内胰岛素抵抗等。所以，为预防、减少和延缓糖尿病患者慢性并发症的发生与发展，糖尿病患者需要改变不良的生活习惯。

（二）糖尿病慢性并发症的治疗重点

无论 1 型还是 2 型糖尿病患者，生活方式调整是基础治疗，应根据患者的工作、生活条件等实际情况，来决定适合的饮食和运动治疗。对于每个糖尿病患者，都应要求达到血糖控制标准。对 1 型糖尿病患者，应该尽早开始行胰岛素治疗，在加强血糖监测的基础上，控制好全天的血糖，保护残存的胰岛细胞。除血糖控制良好外，还要求血脂、血压正常或接近正常，体重保持在正常范围，并有良好的精神状态。应加强糖尿病教育，使患者掌握有关知识，规范自我管理。同时，还要加强糖尿病专业与有关专业的协作，多学科协作开展糖尿病临床和研究工作，为糖尿病患者提供有科学依据的、高质量的和便捷的综合服务，减轻患者的经济负担。

二、糖尿病肾病

糖尿病肾病是指由糖尿病所致的慢性肾脏病（CKD）。我国 20%～40% 的糖尿病患者合并糖尿病肾病，糖尿病现已成为 CKD 和终末肾病的主要病因。诊断主要依赖于尿白蛋白和 eGFR 水平，治疗强调以降糖和降压为基础的综合治疗，规律随访和适时转诊，改善 CKD 预后。

糖尿病肾病早期，肾小球并无实质性损伤，经严格控制血糖，能改善肾小球基底膜的滤过环境，从而使微量蛋白尿排出减少，甚至可以恢复正常。但若进入晚期，则为不可逆病变，治疗只能延缓病情发展。

（一）发病机制

糖尿病肾病的基本病理特征为肾小球基底膜均匀肥厚伴有肾小球系膜细胞基质增加，肾小球囊和肾小球系膜细胞呈结节性肥厚及渗透性增加。其发病机制包括：

1. 高蛋白质饮食加剧糖尿病肾病的恶化

糖尿病患者由于严格限制碳水化合物的摄入，而以高蛋白质纤维素食物供给为主，致使蛋白质分解产物及磷负荷过度和积聚，进而加剧了糖尿病肾病的病理损害。

2. 高血压的影响

糖尿病患者由于脂代谢紊乱、动脉粥样硬化等诸多原因，合并高血压者为数不少，这些患者中几乎都可见到尿微量蛋白，表明肾损害普遍。

3. 高血糖的影响

长期与过度的血糖增高，可致毛细血管通透性增加，血浆蛋白外渗，引起毛细血管基底膜损害，肾小球硬化和肾组织萎缩。

（二）分期与实验室检查

糖尿病肾病分期见表4-1。

表 4-1　糖尿病肾病分期

CKD 分期	肾脏损害程度	eGFR [ml/min · （1.73m²）]
1 期（G1）	肾脏损伤伴 eGFR 正常	≥90
2 期（G2）	肾脏损伤伴 eGFR 轻度下降	60～89
3a 期（G3a）	eGFR 轻中度下降	45～59
3b 期（G3b）	eGFR 中重度下降	30～44
4 期（G4）	eGFR 重度下降	15～29
5 期（G5）	肾衰竭	<15 或透析

（三）临床表现

糖尿病肾病起病隐匿，进展缓慢，早期症状多不明显，随着病情发展，可逐渐出现一系列临床表现。

（1）蛋白尿是糖尿病肾病的特征，可逐渐变为持续性蛋白尿。尿常规化验一旦检查出现蛋白尿阳性，则标志进入临床糖尿病肾病期，是预后不良的征象。24 小时尿蛋白检查是诊断糖尿病肾病和分期的重要依据。

（2）早期糖尿病肾病患者一般水肿不明显或较轻微，进入临床肾病期后，可有明显的水肿出现，多表现在局部如眼睑等疏松部位。少数可出现全身水肿、低蛋白血症、蛋白尿及血浆蛋白增多的肾病综合征。

（3）高血压在糖尿病肾病患者中常见。严重的肾病多合并高血压，而高血压又加速糖尿病肾病的进展和恶化。

（4）糖尿病肾病一旦开始，就是一个进行性过程。氮质血症、尿毒症则是其最终结局。

（5）有明显氮质血症的糖尿病患者，可有轻度至中度的贫血，铁剂治疗无效。贫血为红细胞生成障碍所致，可能与长期限制蛋白饮食和氮质血症有关。

（6）其他症状如视网膜病变、恶心、呕吐、食欲下降、抽搐等。

（四）治疗及护理

1. 严格控制血糖

高血糖是糖尿病肾病发生发展的基本因素，只有将血糖控制在正常水平，才能使早期肾脏的病理改变得以康复。力争使空腹血糖<6.1mmol/L、餐后血糖<8.0mmol/L、糖化血红蛋白<6.5%。可根据医生的建议谨慎选择口服降糖药。如磺脲类药主要经肾排泄，肾功能不全时体内药物蓄积易诱发低血糖，故应禁用，不过格列喹酮例外，其代谢产物仅5%经肾排泄，故轻到中度肾功能不全时仍可应用，仅终末肾衰竭患者需适当减量；格列奈类药、噻唑烷二酮类药在轻、中度肾功能不全时仍可应用；双胍类药主要经肾排泄，肾功能不全时体内药物蓄积易导致严重的乳酸性中毒，故应禁用；α-糖苷酶抑制剂口服后仅约2%吸收入血，其余均从肠道排出，故肾功能不全时仍可服用。如果血清肌酐进一步升高，且血糖尚未得到有效控制，宜尽早采用胰岛素治疗，对防止临床蛋白尿的发生是较好的选择。不同患者情况不同，应密切监测血糖变化来调节胰岛素剂量。可采用"胰岛素+血管紧张素转化酶抑制剂+α-糖苷酶抑制剂"联合用药。但若肾功能不全，由于胰岛素的降解和排泄减少，易导致胰岛素蓄积发生低血糖，故应减少胰岛素用量。

2. 积极治疗高血压

高血压可以加速肾功能的恶化。在糖尿病肾病的治疗中，控制高血压是很重要的环节，合理的降压治疗可延缓糖尿病肾病的发生和进展，对于18岁以上的非妊娠糖尿病患者，血压应控制在140/90mmHg以下；无肾损害及尿蛋白<1.0g/d的患者，血压应控制在<130/80mmHg，舒张压不宜低于70mmHg，老年患者舒张压不宜低于60mmHg。可选用钙拮抗剂（硝苯地平）、血管紧张素转换酶抑制剂（贝纳普利）、β受体阻滞剂（倍他乐克、普萘洛尔）等。如效果仍不满意，可加用血管扩张剂（哌唑嗪）、利尿剂（呋塞米）等。特别是血管紧张素转换酶抑制剂有降低肾小球灌注压、减慢肾小球硬化、减少尿白蛋白及延缓肾损害进展、保护肾功能的功效，故目前为糖尿病肾病的首选药物。糖尿病患者从出现微量白蛋白尿起，无论有无高血压均应服用血管紧张素转换酶抑制剂（ACEI）或血管紧张素Ⅱ受体阻滞剂（ARB）。中药中的黄芪也有同样的功效。具体用药时需注意：①尽量选用长效、双通道（肾及肾外）排泄药物；②服药需从小剂量开始，无副作用时逐渐加量，为有效减少尿白蛋白及延缓肾损害进展常需较大药量（比降血压剂量大），服药时间要久（常需数年）；③要密切观察副作用如咳嗽、高血钾及血清肌酐迅速增高（高于服药前30%~50%，常出现于肾缺血时）等，必要时停药，但是高血钾被纠正，肾缺血被解除且肌酐回复原有水平后，仍可重新用药；④双侧肾动脉狭窄、妊娠及血清肌酐>265μmol/L的患者不宜用此类药物。

3. 透析治疗

当患者 eGFR＜60 [ml/min・（1.73m²）] 时，应评估并治疗潜在的 CKD 并发症；当 eGFR＜30 [ml/min・（1.73m²）] 时，应积极咨询肾脏专科，评估是否接受肾脏替代治疗，透析方式包括血液透析和腹膜透析。对终末期尿毒症的糖尿病患者应进行透析治疗，但效果不如非糖尿病患者好。因为糖尿病患者存在血管病变，故在透析过程中人工动静脉瘘管容易失败，心肌梗死、充血性心力衰竭、感染、高渗性昏迷等并发症增多，血液透析后 3 年生存率为 50％，死亡率是非糖尿病患者的两倍。目前，主张采用连续性不卧床腹膜透析（CAPD），因为它不增加心脏负荷及应激，能较好控制细胞外液容量和高血压，还可腹腔注射胰岛素，操作方便，节省费用，但应注意预防感染。

4. 对症治疗

对症治疗如给予抗凝治疗以改善血液循环，纠正脂代谢紊乱，有低蛋白血症者补充白蛋白及适当应用利尿剂等。

5. 肾移植

尽管糖尿病肾病患者在进行肾移植时，泌尿系统及心血管系统的合并症均较非糖尿病患者高，但仍不失为一种有效的治疗措施。如移植成功，大部分患者症状改善，能维持生活能力，部分患者甚至可以恢复工作。据国外资料统计，肾移植 1 年存活率为 66％，2 年存活率为 61％，5 年为 58％。因此，一些专家认为肾移植的疗法优于透析疗法。

6. 饮食护理

饮食护理的基本原则是在控制总热量的前提下，强调低钠低蛋白高纤维素饮食。

（1）教会患者及其家属根据标准体重、热量标准来计算饮食中的蛋白质、脂肪和碳水化合物的含量，并教会患者如何分配三餐食物及合理安排膳食结构。鼓励患者按时按量进餐。

（2）控制蛋白质、碳水化合物、钠的摄入，详见第三章第四节。

（3）必要时加必需氨基酸或 α-酮酸等治疗，并注意纠正贫血，补充铁剂和促红细胞生成素。

（4）因糖尿病肾病极易出现酸中毒和高钾血症，故应节制含钾饮料及水果。

（5）限制水的摄入，水的摄入量以控制在前一日尿量加 500ml 为宜。

7. 一般护理

（1）密切观察病情。监测体重，每日 2 次，每次在固定时间穿着相同衣服测量；记录 24 小时出入量，观察尿量、颜色、性状变化；观察患者的血压、水肿、尿检结果及肾功能变化，有无少尿、水肿、高血压等；密切观察患者的生化指标，观察有无贫血、电解质紊乱、酸碱失衡、尿素氮升高等情况；如发现异常及时报告医师处理。

（2）保护肾脏。尽量避免有肾毒性的药物，如庆大霉素、链霉素、丁胺卡那霉素等。避免进行静脉、肾盂造影，避免使用碘造影剂。

（3）预防和治疗尿路感染。糖尿病患者对感染的抵抗力减退，易合并肾盂肾炎，加重肾脏损害，并且症状往往不典型，仅有轻度排尿不适和腰痛。应注意个人清洁卫生，如有感染，立即做细菌培养，并应根据细菌培养结果在医生指导下用药。

（4）定期检查。每年检查肾功能、尿微量白蛋白、血尿素氮、肌酐等，以早期发现糖尿病肾病。最基本的检查是尿常规，检测有无尿蛋白。这种方式有助于发现明显的蛋白尿（以及其他一些非糖尿病肾病），但是会遗漏微量白蛋白尿。检测尿液微量白蛋白最简单的方法是测定尿中白蛋白与肌酐的比值，只需单次尿标本即可检测。如结果异常，要在 3～6 个月内连测 3 次以明确诊断。微量白蛋白尿的诊断标准是白蛋白/肌酐：男，2.5～25.0mg/mmol（22～220mg/g）；女，3.5～25.0mg/mmol（31～220mg/g）。大量白蛋白尿的诊断标准：白蛋白/肌酐>25.0mg/mmol（220mg/g）。如为持续性微量白蛋白尿，并排除其他引起其增加的因素，如泌尿系统感染、运动、原发性高血压、大量蛋白质摄入等，应高度警惕。确诊糖尿病肾病前必须排除其他肾脏疾病，必要时需做肾穿刺病理检查。

（5）保持健康的生活方式。适当运动，对水肿明显、血压较高或肾功能不全的患者，强调卧床休息。降低体重，戒烟、限酒。

（6）心理护理。安慰患者，鼓励患者讲出心中的感受，以消除紧张情绪，保持思想乐观，情绪稳定；耐心向患者解释病情，使患者认识到大多数糖尿病肾病可以通过治疗得到控制，减轻患者的思想压力。

三、糖尿病视网膜病变

糖尿病视网膜病变能导致双眼不可逆性失明，一般来说发生较早，也较常见。早期病变较轻，表现为微血管瘤、视网膜出血斑、软性或硬性视网膜渗出、视网膜动静脉病变，视力不同程度下降。随着病情进一步发展，出现增殖性病变，如新生血管、纤维性增殖、视网膜脱落，可使视力完全丧失。

（一）发病机制

糖尿病引起视网膜血管循环紊乱失调，血管硬化痉挛形成微血管瘤和小点状或小片状出血，视网膜静脉充盈扩张、轻度迂曲。随着病情的发展，除了微血管瘤和点、片状出血，同时出现白色或黄白色渗出，病变往往波及黄斑区影响视力。进一步发展，视网膜和视乳头上出现广泛的新生血管，并有结缔组织增殖，视网膜反复出血，棉絮状渗出增多，严重损害视力。晚期或严重病例可反复发生大量的玻璃体出血，出血如不能完全吸收可产生机化条索，与视网膜粘连，引起增殖性玻璃体视网膜病变，增殖条索牵拉视网膜引起视网膜脱离，最后导致失明。

（二）分期及临床表现

目前推荐使用 2002 年国际眼病学会制订的糖尿病视网膜病变分级标准。该标准将糖尿病黄斑水肿纳入糖尿病视网膜病变中进行管理（见表 4-2、表 4-3）。

表4-2 糖尿病视网膜病变国际临床分级标准（2002年）

病变严重程度		散瞳眼底检查所见
无明显视网膜病变		无异常
非增殖期视网膜病变（NPDR）	轻度	仅有微动脉瘤
	中度	微动脉瘤存在轻于重度NPDR表现
	重度	出现下列任何一个改变，但无PDR表现： （1）在4个象限中都有多于20处视网膜内出血 （2）在2个以上象限中有静脉串珠样改变 （3）在1个以上象限中有显著的视网膜内微血管异常
增殖期视网膜病变（PDR）		出现以下一种或多种改变：新生血管形成、玻璃体积血或视网膜前出血

表4-3 糖尿病黄斑水肿的分级标准（2002年）

病变严重程度	眼底检查所见
无明显糖尿病黄斑水肿	后极部无明显视网膜增厚或硬性渗出
有明显糖尿病黄斑水肿	后极部有明显视网膜增厚或硬性渗出
轻度	后极部存在部分视网膜增厚或硬性渗出，但远离黄斑中心
中度	视网膜增厚或硬性渗出接近黄斑但未涉及黄斑中心
重度	视网膜增厚或渗出涉及黄斑中心

（三）治疗与护理

1. 一般护理

糖尿病视网膜病变在早期常无症状，单眼患病时常不易察觉，等患者有明显症状时往往已经有视物模糊、眼底出血等。因此，确诊糖尿病后，患者要进行眼科检查，并定期随访。无糖尿病视网膜病变患者推荐每1~2年行一次检查，轻度非增殖期视网膜病变患者每年1次，中度非增殖期视网膜病变患者每3~6个月1次，重度非增殖期视网膜病变患者每3个月1次。有眼睛的异常表现，随时进行眼科检查。患有糖尿病的女性如果准备妊娠，应做详细的眼科检查，专科护士应告知妊娠可增加糖尿病视网膜病变的发生危险和（或）使其进展；怀孕的糖尿病患者应在妊娠前或第一次产检、妊娠后每3个月及产后1年内进行眼科检查。对于有临床意义的黄斑水肿应每3个月进行复查。检查内容包括视力，瞳孔对光反射、眼底检查、测眼压等。目前推荐采用光学相干断层成像评估视网膜厚度和视网膜病理变化发现糖尿病黄斑水肿。

2. 早期诊断和及时治疗糖尿病

若已出现视网膜病变，即使控制糖尿病，疗效也差。

3. 控制血压、血脂

高血压可加重眼底血管病变，增加眼底出血的可能性，高血脂可改善全身血液流变学，故控制血压、血脂对早期病变有一定好处。

4. 养成良好的生活习惯

戒烟、限酒、运动（避免剧烈活动及潜水等运动）、减肥、减少压力、保持心情愉快。

5. 发生以下情况需尽快就医

发生以下情况需尽快就医：视物模糊、视力减退、夜间视力差、眼前有阴影漂浮（飞蚊症）、视野缩小、不能解释的眼部症状、戴眼镜后视力下降、眼压增高等。

6. 药物治疗

对于早期单纯性视网膜病变，主要采用抗凝药物治疗，如阿司匹林、肝素、双嘧达莫等，眼底出血时可合用透明质酸酶或普罗碘胺等治疗。药物治疗也可作为眼底激光和手术治疗前后的辅助治疗。

7. 激光光凝术

激光光凝术用于高危增殖期视网膜病变以及某些严重非增殖期视网膜病变，是目前世界医学界公认的控制糖尿病视网膜病变发展的最好治疗方法。它利用激光凝固出血点，阻止视网膜出血，封闭新生血管，保存现有视力，并防止视网膜病变进一步发展致眼球内部大出血。

8. 玻璃体腔内注射抗血管内皮生长因子（VEGF）

玻璃体腔内注射抗血管内皮生长因子（VEGF）适用于威胁视力的糖尿病黄斑水肿。对于单纯糖尿病黄斑水肿抗 VEGF 治疗比激光治疗更具成本效益，但在糖尿病增殖期视网膜病变治疗中，抗 VEGF 治疗效果并不理想。

9. 非洛贝特

非洛贝特可减缓糖尿病视网膜病变进展，减少激光治疗需求。

四、糖尿病神经病变

糖尿病神经病变是糖尿病神经系统发生的多种病变的总称，是糖尿病严重的并发症之一，可加重其他并发症如糖尿病足，也是糖尿病患者死亡及伤残的重要原因之一。糖尿病诊断后的 10 年内常有明显的临床糖尿病神经病变发生，其发生率与病程相关。神经功能检查发现 $60\%\sim90\%$ 的患者有不同程度的神经病变，其中 $30\%\sim40\%$ 的患者无症状。在吸烟、年龄超过 40 岁以及血糖控制差的糖尿病患者中神经病变的患病率更高。患者可无症状或有疼痛、感觉缺失、无力和植物神经功能（自主神经功能）失调等。在早期，有效的治疗可使病情得到良好控制，而当病情进一步发展至晚期，则很难逆转。

（一）病因与发病机制

准确的病因及发病机制不明，一般认为是长期高血糖造成神经细胞的直接破坏和损伤神经细胞的供血血管。

（二）分型及临床表现

1. 糖尿病周围神经病变

糖尿病周围神经病变（DPN）是指周围神经功能障碍，包含脊神经、颅神经及植物神经病变。周围神经病变可单侧或双侧，可对称或不对称，但以双侧对称性常见。

（1）对称性多发性周围神经病变（DSPN）：DPN 最常见的类型，多为两侧对称的远端感觉障碍，下肢比上肢明显。常表现为双下肢麻木、感觉减退或消失，对冷热、压力、疼痛不敏感，四肢远端有"手套样"或"袜套样"感觉；膝反射、跟腱反射减弱或消失；位置觉减弱或消失；音叉震颤觉减弱或消失，易导致下肢和足部的损伤；出现肢体灼痛、针刺样痛，有时出现痛觉过敏，疼痛剧烈时，患者难以忍受，夜间加重，不能入睡，清晨时疼痛减退，有的呈自发性闪电痛或刀割样痛；还可有蚁行感、发热和触电样异常感。

（2）近端运动神经病变：一侧下肢近端严重疼痛多见，与双侧远端运动神经同时受累，伴迅速进展的肌无力和肌萎缩。

（3）局灶性单神经病变（或称为单神经病变）：最常见上睑下垂（动眼神经），其次为面瘫（面神经）、眼球固定（外展神经）、面部疼痛（三叉神经）及听力损害（听神经）。

（4）自主神经病变可累及心血管系统、消化系统、泌尿系统、生殖系统、瞳孔、汗腺等，是糖尿病神经病变中最复杂的。它起病隐蔽，患者多无主诉，要靠细心询问病史及自主神经功能试验来发现，其症状易与其他疾病混淆。

1）心血管系统：主要是血管运动反射受损害，常表现为静息时心动过速、直立性低血压、无痛性心肌梗死，可导致严重心源性休克、心力衰竭，甚至猝死。

2）汗腺分泌异常：表现为出汗减少或不出汗，从而导致手足干燥开裂，容易继发感染。

3）胃肠系统：常出现胃排空迟缓、胃轻瘫、糖尿病性腹泻与便秘交替等。

4）不察觉性低血糖：极易导致低血糖昏迷。

5）无张力性膀胱：即神经源性膀胱（排尿后膀胱中的残余尿超过 50ml）。早期可无症状，以后可表现为尿流变细、排尿时间延长、排尿时需更用力，以至出现排尿不尽、滴沥等现象，膀胱排空困难，残余尿增多，引起尿潴留，继而易发生反复尿路感染，甚至累及肾脏，引起肾盂肾炎、肾衰竭。

6）性功能紊乱：男性可出现阳痿、早泄、逆性射精、不育，女性可有月经紊乱、不孕。

2. 糖尿病中枢神经病变

（1）糖尿病性脊髓病：较少见，包括脊髓性共济失调、脊髓软化、脊髓性肌萎缩等，表现为走路不稳、步态蹒跚，如踩棉花感。如有感觉障碍，则出现共济失调。

（2）脑部病变：以缺血性脑血管病多见。根据发生部位，可导致偏瘫、偏盲、失语、智力障碍、血管性痴呆等。

（三）治疗与护理

糖尿病神经病变不仅发病原因复杂，致病因素多样，而且几乎累及全身器官、系统，产生复杂的临床表现，因而其治疗也是综合性的，目前缺乏特效治疗手段。

1. 控制高血糖

严格控制饮食，合理使用降糖药，积极治疗糖尿病。

2. 改善神经微循环

遵医嘱可酌情选用丹参、川芎嗪、葛根素、山莨菪碱和前列腺素 E 等活血化瘀药物及神经营养药物，如甲基维生素 B_{12}（甲钴胺）、维生素 B_1、维生素 B_2 等；经常检查双手、双足及暴露部位的皮肤有无破损，皮下注射部位及经常受压部位有无红肿现象；注意保暖，但应避免使用过热的水、热水袋和电热褥；适度运动，促进肢体血液循环；保持清洁，预防外伤；卧床患者勤翻身，预防压疮。

3. 对症护理

（1）止痛：遵医嘱可用吲哚美辛、苯妥英钠、卡马西平、曲马多、麻醉止痛剂、镇静安眠剂、血管扩张剂等药物止痛；心理安慰，减轻患者心理负担，转移患者注意力；保持环境安静舒适；适当按摩运动。

（2）止泻：遵医嘱采用红霉素、甲硝唑、次碳酸铋等药物或中药、针灸等方法止泻；同时给予适当安慰鼓励，树立患者的信心；每次便后保持肛周及臀部皮肤清洁干燥，预防压疮；指导患者锻炼盆底肌肉，控制排便。

（3）胃轻瘫：患者应少吃多餐，进食低脂、低纤维素饮食，配合胃动力药如吗丁啉、西沙比利等。

（4）尿潴留：鼓励患者白天每 3～4 小时排尿一次，并同时于下腹部用手压迫帮助排尿。

（5）直立性低血压：患者改变体位时应缓慢，下肢可用弹力绷带。

4. 一般护理

（1）养成良好的生活习惯，戒烟、限酒，适当营养，避免毒性物质等。

（2）强调早期筛查和早期治疗，让患者了解神经病变的症状和体征，强调病变可以是无症状的，解释其危害及发生发展，解释不同病变的不同治疗方法，告知患者保护皮肤完整性的重要性。

五、糖尿病下肢动脉病变

下肢动脉病变是外周动脉疾病的一个组成成分，表现为下肢动脉的狭窄或闭塞。与非糖尿病患者相比，糖尿病患者更常累及股深动脉及胫前动脉等中小动脉。其主要病因是动脉粥样硬化，但动脉炎和栓塞等也可导致下肢动脉病变，因此糖尿病患者下肢动脉病变通常是指下肢动脉粥样硬化性病变（LEAD）。LEAD 的患病率随年龄的增大而增加，糖尿病患者与非糖尿病患者相比，发生 LEAD 的危险性增加 2 倍。依据调查方法和调查对象，LEAD 的患病率报道不一。在我国，多次大样本的调查显示，根据踝肱指数（ABI）检查结果判断，50 岁以上合并至少一种心血管危险因素的糖尿病患者中，五分之一左右的患者合并 LEAD。

LEAD 与冠状动脉疾病和脑血管疾病等动脉血栓性疾病常同时存在，故 LEAD 对冠状动脉疾病和脑血管疾病有提示价值。LEAD 对机体的危害除导致下肢缺血性溃疡和截肢外，更重要的是这些患者的心血管事件的风险性明显增加，死亡率更高。LEAD 患者的主要死亡原因是心血管事件，在确诊 1 年后心血管事件发生率达 21.1％，与已发生心脑血管病变者再次发作风险相当。ABI 越低，预后越差，下肢多支血管受累者较单支血管受累者预后更差。

（一）LEAD 的筛查

对于 50 岁以上的糖尿病患者，应该常规进行 LEAD 的筛查。伴有 LEAD 发病危险因素（如合并心脑血管病变、血脂异常、高血压、吸烟或糖尿病病程 5 年以上）的糖尿病患者应该每年至少筛查一次。对于有足溃疡、坏疽的糖尿病患者，不论其年龄，应该进行全面的动脉病变检查及评估。

（二）LEAD 的诊断

（1）如果患者静息 ABI≤0.90，无论患者有无下肢不适的症状，应该诊断 LEAD。

（2）运动时出现下肢不适且静息 ABI≥0.90 的患者，如踏车平板试验后 ABI 下降 15％～20％，应该诊断 LEAD。

（3）如果患者静息 ABI<0.40 或踝动脉压<50mmHg 或趾动脉压<30mmHg，应该诊断严重肢体缺血（CLI）。

LEAD 一旦诊断，临床上应该进行 Fontaine's 分期，见表 4-4

表 4-4　下肢动脉粥样硬化性病变（LEAD）的 Fontaine's 分期

分期	临床评估
Ⅰ	无症状
Ⅱa	轻度间歇性跛行
Ⅱb	中到重度间歇性跛行
Ⅲ	缺血性静息痛
Ⅳ	缺血性溃疡或坏疽

（三）LEAD 的预防及治疗

LEAD 的治疗目的包括预防全身动脉粥样硬化疾病的进展，预防心血管事件，预防缺血导致的溃疡和肢端坏疽，预防截肢或降低截肢平面，改善间歇性跛行患者的功能状态。需要强调的是，由于多数有 LEAD 的糖尿病患者往往合并周围神经病变，这些患者常缺乏 LEAD 的临床症状，因此，医务人员对糖尿病患者常规进行 LEAD 筛查至关重要。

1. LEAD 的预防

（1）糖尿病患者教育可以预防 LEAD：对于 LEAD 患者，可以改善患者的下肢运动功能，改善患者的身体状况，简要的心理干预可以改善患者的步行行为，增加无痛性行走距离，提高患者的生活质量。

（2）LEAD 的一级预防：筛查 LEAD 的高危因素，早期干预，即纠正不良生活方式，如戒烟限酒，控制体重，严格控制血糖、血压、血脂。这样有助于防止或延缓 LEAD 的发生。年龄 50 岁以上的糖尿病患者，尤其是合并多种心血管危险因素者，都应该口服阿司匹林以预防心血管事件。对于阿司匹林过敏者或合并有溃疡者，可服用氯吡格雷。

（3）LEAD 的二级预防：对于有症状的 LEAD 患者，在一级预防的基础上，指导患者进行康复锻炼，时间至少持续 3～6 个月以及给予相应的抗血小板药物、他汀类调脂药物、ACEI 及血管扩张药物治疗，可以改善患者的下肢运动功能。间歇性跛行患者尚需使用血管扩张药物。目前所用的血管扩张药物主要有前列地尔、贝前列素钠、西洛他唑、盐酸沙格雷酯、萘呋胺、丁咯地尔和己酮可可碱等。

（4）LEAD 的三级预防：主要针对慢性严重肢体缺血患者，即临床上表现为静息痛或缺血性溃疡。由于严重肢体缺血患者血管重建术后 3 年累积截肢或死亡率高达 48.8%，远高于间歇性跛行患者（12.9%），因此其治疗的最终目的是减轻缺血引起的疼痛，促进溃疡愈合，避免因肢体坏死而导致的截肢，提高生活质量。

2. LEAD 的治疗

在内科保守治疗无效时，需行各种血管重建手术，包括外科手术治疗和血管腔内治疗，可大大降低截肢率，改善生活质量。外科手术治疗包括动脉内膜剥脱术、人造血管和（或）自体血管旁路术等。血管腔内治疗具有微创、高效、可同时治疗多平面病变、可重复性强等优点，是目前 LEAD 的首选治疗方法，特别适用于高龄、一般情况差、没有合适的可供移植的自体血管以及流出道条件不好的 LEAD 患者。当出现不能耐受的疼痛、肢体坏死或感染播散时，则考虑行截肢手术。

LEAD 的治疗要求临床多学科协作，即首先由糖尿病专科医师评估患者全身状况，尽可能地降低心血管并发症的发生率，同时评估其血管条件，创造经皮血管腔内介入治疗或外科手术治疗条件，血管外科和血管腔内介入治疗医师一起讨论手术方式，做出术中和术后发生心血管事件的抢救预案，并且在手术成功后给予随访及药物调整。只有这样，才能最大限度地改善糖尿病性 LEAD 患者的血液循环重建，减少截肢和死亡。

（林双）

六、糖尿病足

糖尿病足作为糖尿病的严重慢性并发症之一，具有发病率高、截肢率高、花费巨大、难治可防的特点，是糖尿病患者尤其是老年糖尿病患者最痛苦的一种慢性并发症，也是患者致残、致死的主要原因之一。1999 年，世界卫生组织（WHO）对糖尿病足的定义：糖尿病患者因下肢远端神经异常和不同程度的血管病变而导致的足部感染、溃疡和（或）深层组织的破坏。患者从皮肤到骨与关节的各层组织均可受害，其主要临床表现为足溃疡和坏疽。

（一）诱因

常见诱因有鞋创伤、切割伤、温度创伤、重复性应激、压疮、医源性创伤、血管堵塞、甲沟炎及其他皮肤病、皮肤水肿等。

（二）足溃疡的高危因素

足溃疡的高危因素：合并有周围神经病变和自主神经病变、合并有周围血管病变、合并有视网膜病变、合并有肾脏病变特别是肾衰竭、老年人特别是男性、独居、既往有足溃疡史及截肢史、足畸形、足底压力增加、足部皮肤异常、关节活动受限、胼胝、糖尿病知识缺乏、糖尿病病程超过 10 年、糖尿病控制差、职业危害、不能进行有效的足部保护、吸烟、饮酒等。对于这些高危人群应定期随访，加强足保护的教育，防止足溃疡的发生。

（三）分类和分级

糖尿病足的主要病因是血管病变、神经病变和感染。按照病因，糖尿病足溃疡可分为缺血性溃疡和神经性溃疡，见表 4－5。根据糖尿病足的严重程度可进行分级，最经典的方法是 Wagner 分级法，见表 4－6。

表 4－5　糖尿病缺血性溃疡和神经性溃疡的比较

症状	缺血性溃疡	神经性溃疡
皮肤颜色	苍白	正常
皮肤温度	凉（怕凉）	温
皮肤状况	有汗	干燥，皲裂
足背/踝动脉	无或微弱	正常
创面	有黑痂，湿，有渗出	洞，干，边缘清晰，渗出少
感觉	疼痛	无/迟钝
胼胝体	无	常见
跛行	有	无
静息痛	有	无
血管 B 超	串珠样改变	改变不严重
伤口部位	足表面	足底，足边缘

表 4－6　Wagner 分级法

分级	临床表现
0 级	有发生足溃疡危险因素的足，目前无溃疡
1 级	表面溃疡，临床上无感染
2 级	较深的溃疡，影响到肌肉，无脓肿或骨的感染
3 级	深度感染，伴有骨组织病变或脓肿
4 级	局限性坏疽（趾、足跟或前足跟）
5 级	全足坏疽

（四）评估要点

1. 整体评估

整体评估：年龄、血糖、血脂、血压、营养状况，以及肝肾功能，心理状况，全身用药，过敏史，既往住院史及手术史，糖尿病病史，有无心血管、肾脏、视网膜病变，其他合并症，是否吸烟、饮酒，是否存在糖尿病足的其他高危因素等。

2. 局部评估

局部评估：足部是否畸形、肿胀，是否肌萎缩，有无胼胝及鸡眼，足部皮肤温度、颜色、趾甲、汗毛生长情况，有无化学品暴露史，既往足部外伤及手术史，神经病变和血管病变的临床症状，溃疡的诱因、位置、大小、深度、颜色、分类分级，渗液的量、色、性，有无异味、感染，肉芽生长情况，鞋袜是否合适等。

3. 周围神经病变的检查

周围神经病变的检查主要是了解患者是否存在保护性感觉。常用且简便的方法是10克单尼龙丝检查法。将10克单尼龙丝垂直接触于患者的足趾、足底、足背的不同部位进行检查。其他的检查方法还包括针刺试验检测痛觉、温度觉的定性定量检测、利用音叉或Biothesiometer测定震动觉、踝反射测定、神经传导速度检查等。

4. 下肢血管检查

可以通过扪股动脉、腘动脉、胫后动脉、足背动脉搏动来了解下肢血管病变。如果搏动减弱或消失，说明患者容易发生足溃疡，且有更高的心血管病变发生率。踝肱指数可以反映下肢血压和血管状态。正常参考值为1.00~1.30，0.91~0.99为临界状态，0.71~0.90为轻度缺血，0.40~0.70为中度缺血，小于0.40为重度缺血，大于1.30则高度怀疑有下肢动脉钙化，可测患者足趾血压，一般认为足趾动脉是不会钙化的。经皮氧分压能反映周围动脉的供血。正常人足背值大于40mmHg、小于30mmHg提示周围血液不足，足部易发生溃疡或溃疡难以愈合；小于20mmHg则溃疡几乎没有愈合的可能。此外，血管彩色多普勒超声检查可发现动脉的形态和血流动力学异常，常作为下肢血管病变的筛查检查。利用CT、磁共振进行动脉成像，对有肾功能损害的患者是较理想的检查方法。动脉血管造影长期作为血管检查的"金标准"，能准确反映血管病变情况，但为有创检查，有一定并发症，已有肾功能损害的患者应避免血管造影。

5. 骨、关节检查

对于临床上可疑的骨与关节病变，但X线检查中没有看到异常征象时，可选择CT或MRI检查。

6. 足底压力测定

足底压力测定有不同的测定系统，如MatScan系统、FootScan系统。这些系统通过测定足部压力，了解患者足部是否有压力异常，尤其合并胼胝者，在去除胼胝后，局部压力可以减轻，从而避免足溃疡。

（五）治疗

处理糖尿病足的目标是预防足溃疡的发生和避免截肢。糖尿病足的治疗首先是全身治疗，即控制高血糖、血脂异常、高血压，戒烟，改善全身营养不良状态和纠正水肿。

只要存在水肿和低蛋白血症，溃疡就不易愈合，只有在全身治疗的基础上局部换药才会有效。每次换药应对创面充分评估，以便及时调整治疗方案。

1. 缺血性病变的处理

对于血管阻塞不是非常严重或没有手术指证者，可以采取内科治疗，包括抗凝、抗血小板积聚、扩张血管和改善微循环的药物。目前所用的血管扩张药主要有前列地尔、贝前列素钠、西洛他唑、盐酸沙格雷酯、萘呋胺、胰激肽原酶和己酮可可碱等。如果血管病变严重，内科保守治疗无效，则需行各种血管重建手术，包括外科手术治疗和血管腔内治疗。外科手术治疗包括动脉内膜剥脱术、人造血管和/或自体血管旁路术等，腔内治疗如传统的经皮球囊扩张术（PTA）、支架植入等。血管完全闭塞且没有流出道的患者，尤其是不能行血管外科手术者，可采用干细胞移植法，即将患者骨髓的干细胞注射在闭塞的周围动脉周围，以促使侧支循环形成。坏疽患者若存在无法控制的疼痛并有广泛病变，但又不能保守治疗者，应截肢，截肢前最好做血管造影，以决定截肢平面。

2. 神经性足溃疡的处理

关键是减轻原发病变所造成的压力，可通过矫形鞋或矫形器等改变足的压力。同时根据溃疡的深度、大小、渗出量以及是否合并感染，再决定换药的次数和局部敷料的选用。

3. 足溃疡的创面处理

原则为清创、引流、保湿、减轻压力、控制感染、促进肉芽组织生长、促进上皮生长及创面愈合。

（1）清创：在清创之前必须全面考虑病情，进行创面评估，包括血管评估及溃疡的分类分级，采用"蚕食法"清除坏死组织。有严重血管病变时，清创不要太积极，视血供情况及时进行血管重建等治疗。趾端干性坏疽者暂不进行清创，可待其自行脱落。胼胝可能掩盖深部的溃疡，应及时去除。当有危及肢体和生命的感染时，即使是存在缺血也应该立即清创。

（2）有窦道或腔隙者：可选用藻酸盐敷料等填充，松紧适宜，无感染者，亦可采用含生长因子类敷料填充，但一定要有充足的血供。

（3）有感染者：可选用抗菌敷料局部抗感染，并取标本做培养，尤其是有骨髓炎和深部脓肿者，应根据药敏试验选用抗生素，并及时切开引流。严重溃疡合并感染者，特别是有坏疽者，需要进行截肢。

（4）对于暴露的肌腱、骨骼要注意保护，可用水凝胶等保湿。

（5）换药应对创面充分评估，以便及时调整治疗方案。减压措施应贯穿于创面愈合的全过程。

（6）换药操作流程。

目的：除去创面坏死组织，预防及控制感染，促进创面生长，恢复功能。

用物准备：治疗车、换药碗、生理盐水、无菌手套、无菌剪刀、刀片、敷料、胶布、治疗巾、橡胶单、垃圾桶、20ml空针、5％碘附。

1）评估患者：了解其全身状况及伤口局部情况，初步确定所需敷料的种类、大小、数量。

2）用物、环境及患者准备：洗手，戴口罩、帽子。必要时穿隔离衣，戴鞋套及防护眼镜。根据患者及伤口的情况，可以遵医嘱选择超前镇痛。备齐用物后推车至床旁，核对并解释换药目的，取得患者及家属配合。围上床帘，请家属离开以创造尽可能安静的环境，协助患者摆放合适的体位，将橡胶单、治疗巾铺于患足下，橡胶单一边接于垃圾桶，方便引流冲洗液。

3）擦手并戴手套：用擦手液消毒手后戴手套。

4）去除旧敷料：动作宜轻柔，同时评估旧敷料、伤口情况及周围皮肤组织情况。

5）擦手戴无菌手套。

6）评估、清洁伤口：消毒伤口周围皮肤，消毒范围宜超过伤口周围皮肤 5cm（清洁伤口由创面周围向外消毒，污染伤口由外向创面消毒），再用无菌生理盐水（0.9%氯化钠溶液）由伤口中心向周围皮肤冲洗或擦拭，尽量将碘附去除，观察肉芽生长情况。

7）细菌学检查：对首次换药和疑有感染或细菌定植的伤口，做细菌培养＋药敏试验。

8）吸除水分：用无菌纱布吸除伤口床多余水分并擦干周围皮肤。

9）留取影像学资料，注意拍照的方法。

10）再次消毒伤口周围皮肤，清洁伤口。

11）敷料的选择：根据伤口情况选择合适的敷料，可选用绷带等外固定，松紧适宜。

12）拆除用物并整理床单元，协助患者摆放体位。

13）健康指导：对患者进行饮食指导；避免影响伤口愈合的因素；掌握自我护理的技巧，如抬高患肢以患足高于心脏位为宜等。

14）处理污物，分类处理。

15）洗手、记录并评价：洗手并记录伤口护理病例，评价上次伤口护理的效果，包括伤口愈合情况、敷料运用后的优劣对比等。

（六）筛查

筛查以识别出有发展成糖尿病足危险因素的患者是成功地处理糖尿病足的关键。建立一种能够实际操作的、适合当地卫生医疗条件的、让每一个糖尿病患者登记并参加筛查的医疗模式非常重要。筛查本身不需要复杂的技术，但应该由训练有素的人员来完成。糖尿病足病变的有关检查见表4-7。

表4-7　糖尿病足病变的有关检查

	临床检查	客观实验
皮肤	颜色、出汗、干燥、干裂、是否感染	望诊、触诊
形态和畸形	足趾的畸形、跖骨头的突起、Charcot畸形、胼胝	足的X线检查、足的压力检查
感觉功能	针刺觉、音叉振动觉、温度觉、压力觉检查	细针、音叉、温度阈值测试、尼龙丝触觉检查、足压力测定

	临床检查	客观实验
运动功能	肌萎缩、肌无力、踝反射	电生理检查
自主功能	出汗减少、胖胀、足温暖、足背静脉膨胀	定量发汗试验、皮温图、皮肤表面温度测定
血管状态	足背动脉搏动缺失、皮肤苍白、足凉、水肿	非创伤性多普勒超声检查、经皮氧分压测试（TcPO$_2$）

（七）预防和护理

糖尿病足重在预防，尽管糖尿病足的治疗困难，但糖尿病足的预防却十分有效。糖尿病足的预防教育：一个目标是使糖尿病患者增加对糖尿病足发病和防治的了解；另一个目标是针对糖尿病足溃疡发病的危险人群，建立教育规划。对糖尿病患者足的评估应该作为整个糖尿病治疗的一部分。对于有发生足溃疡危险因素的患者，应及时提出防治措施并给予具体指导。足部损伤的预防：定期观察和检查足部以及鞋袜，识别高危患者，教育患者及其亲属和有关医务人员，采用合适的足部保护措施，对非溃疡性病变进行治疗。

1. 控制和检查

全面控制血糖、血脂、血压；戒烟、限酒；每年至少进行一次足部的专科检查，如足部结构、生物力学、足部供血状况、皮肤完整性的检查以及保护性感觉的评估等。

2. 足部的自我检查

在光线充足的情况下进行检查，眼睛不好者戴上眼镜，看不清的地方，请家人帮忙，看不到的地方，可借助镜子。重点检查足趾、足底、足变形部位，是否有损伤、水泡，皮肤温度、颜色，是否干燥、皲裂，趾甲有无异常，有无鸡眼、足癣及足部动脉搏动等。

3. 足部的日常护理

（1）每日用温水（<40℃）洗脚1或2次，洗的时间不要太长，10分钟左右，不要用脚试水温，可用手、手肘或让家人代试水温，洗完后用柔软的浅色毛巾擦干，尤其脚趾间。

（2）双脚涂上润肤霜，保持皮肤柔润，不要太油，不要涂在脚趾间和溃疡间；有皮肤皲裂者，可擦含有尿素成分的皲裂霜；脚出汗较多者，可用滑石粉置于鞋中或脚趾间擦酒精，再以纱布隔开，以保持脚部的干爽。

（3）进行下肢、足部的按摩，动作较轻柔，避免搓、捏等动作。

（4）适当运动，改善肢端血液循环。

（5）冬天要防止冻伤、烫伤，不要用热水袋或电热毯取暖，不要烤火及用热水烫脚。夏天要防止蚊虫叮咬。

（6）不要自行处理伤口，不要用鸡眼膏等化学药物处理鸡眼或胖胀。

（7）避免足部针灸，防止意外感染。

（8）不要盘腿坐，不要跷"二郎腿"，不要光脚走路。

（9）不要吸烟。

（10）穿鞋前，要检查鞋内是否有异物，防止足部损伤。不要赤脚穿鞋，也不要穿脚趾外露的凉鞋。出现任何症状应及时就医，如水疱、陷甲、足癣、甲沟炎、鸡眼、胼胝、皮肤破损等。

（11）修剪趾甲时应确保在看得清楚的情况下，平着修剪，不要修剪得过短，磨圆边角尖锐的部分。

（12）选择适合的袜子，如吸水性、透气性好的棉袜、羊毛袜，浅色，不宜太小或太大，袜口不要太紧，内部接缝不要太粗糙，无破洞。

（13）选择适合的鞋子，如选择柔软、透气性好的面料，圆头、厚底、系带的，鞋内部平整光滑，最好能放下预防足病的个性化鞋垫。禁止穿尖头鞋、高跟鞋、凉鞋。最好下午买鞋，双脚需穿着袜子同时试穿。新鞋穿 20～30 分钟后应脱下，检查双足皮肤是否有异常，每天逐渐增加穿鞋时间以便及时发现潜在问题。

（刘敏）

第四节　糖尿病伴心脑血管疾病的护理

糖尿病是心脑血管疾病的独立危险因素，其年发病率比年龄及性别相同的非糖尿病患者群高 2～4 倍，明显增加了心脑血管疾病的发病率、患病率及死亡率。空腹血糖及餐后血糖升高，即使未达到糖尿病诊断标准，心脑血管疾病发生的风险也显著增加。糖尿病患者常伴有冠心病、高血压、血脂紊乱等心血管疾病的重要危险因素。临床证据显示，严格的血糖控制对减少 2 型糖尿病患者发生心脑血管疾病及其导致的死亡风险作用有限，特别是那些病程长、年龄大和已经发生过心脑血管疾病或伴有多个心脑血管风险因素的患者。但是，对多重危险因素的综合控制可显著改善糖尿病患者心脑血管病变及死亡发生的风险。

一、糖尿病冠心病

糖尿病合并心脏冠状动脉粥样硬化，即糖尿病冠心病（Coronar Atherosclerotic Heart Disease，CHD），是糖尿病的主要大血管合并症。其中，男性糖尿病患者并发CHD 的危险是正常人的 2 倍，而女性则高于正常人 5 倍。另据报道，糖尿病并发 CHD 者高达 72.3%，约 50% 的 2 型糖尿病患者在诊断时已有 CHD，约 80% 的糖尿病患者死于心血管并发症，其中 75% 死于冠心病，为非糖尿病的 2～4 倍。而糖尿病本身又加速冠心病的发展，因此从某种意义上讲，对糖尿病的防治自始至终其主要目的就是尽可能地预防和延缓冠心病的发生，从而降低冠心病病死率。

（一）病因与发病机制

高血糖损伤血管内膜，内膜上内皮细胞损伤以后，血液当中的血脂等就容易沉积在血管内壁上，导致管腔狭窄、动脉硬化。另外，糖尿病患者血小板凝血功能增强，血小板因子增多，血液黏稠，容易导致血栓，堵塞血管。同时肥胖、脂肪代谢异常、高胰岛素血症、吸烟等几种因素综合起来，导致心肌缺血、缺氧甚至坏死而引起心脏病。

（二）临床表现

慢性稳定型心绞痛是一种以胸、颈、肩或臂部不适为特征的综合征，常表现为胸部绞痛、紧缩、压迫或沉重感，部位在胸骨后，但可以放射到颈、上腹或左肩臂，常持续几分钟，以劳累或情绪激动为诱因，休息或舌下含服硝酸甘油后常在30秒至数分钟内缓解。

无痛性心绞痛可表现为恶心、呕吐、头晕、四肢乏力、心律失常、短暂性胸闷气紧不适、突发心源性休克、24小时动态心电图显示ST段偏移等。其发病年龄较早、起病快、预后差。

急性冠状动脉综合征包括急性心肌梗死及不稳定型心绞痛、心源性猝死。

（三）治疗及护理

1. 疼痛的护理

绝对卧床休息，采取舒适卧位。安慰患者，解除紧张不安的情绪，减少心肌耗氧量，必要时给予氧气吸入。评估疼痛的部位、性质、程度、持续时间，严密观察血压、心率变化，有无面色改变、大汗、恶心、呕吐等。给予硝酸甘油（心绞痛发作时使用）舌下含服。心绞痛频繁发作或含服硝酸甘油无效者，可遵医嘱静脉滴注硝酸甘油，监测血压、心率变化，但应注意输入速度，防止低血压的发生。部分患者用药后可出现面部潮红、头部胀痛、头昏、心动过速、心悸等不适，应告诉患者是由于药物导致血管扩张所致，以解除顾虑。第一次用药时，患者应平卧，青光眼、低血压者禁用。患者疼痛缓解后与其讨论发作的诱因，总结预防方法。

2. 活动评估

评估活动受限的程度，制订活动原则，解释合理活动的意义，指导患者活动及监测活动中的不良反应。

3. 介入治疗及外科治疗

介入治疗包括经皮冠状动脉腔内成形术、冠状动脉斑块旋切术、经皮冠状动脉腔内斑块旋磨术、经皮冠状动脉激光成形术、冠状动脉内支架及激光心肌血运重建术等。外科治疗包括冠状动脉搭桥术。

4. 急性心肌梗死的护理

绝对卧床休息，保持环境安静，限制探视，减少陪护；间断或持续吸氧；安置心电监护；遵医嘱给予吗啡或哌替啶止痛，烦躁者可给予地西泮；迅速建立静脉通道溶栓治疗并观察有无寒战、发热、过敏等副作用，补充血容量，纠正酸中毒，控制休克；给予患者适当心理安慰及解释。

5. 健康指导

（1）加强冠心病的筛查，休息时心率超过 90 次/分钟者，可疑为本病，心率超过 130 次/分钟者基本可确诊且常伴有心肌缺血。对心电图正常且无心肌缺血症状者，应注意其危险因素，建议定期随访监测与筛查心电图。

（2）指导患者提高自我监测及自我护理的能力，定期进行心电图、血糖、血压、血脂等的检查，讲解心血管并发症的基本知识及处理原则。

（3）指导患者规律生活，减肥，戒烟酒；调整日常生活与工作量，适当参加体力劳动和身体锻炼；不宜在过饱或饥饿时洗澡，水温勿过冷过热，时间不宜过长；保持平和乐观的情绪，避免焦虑、急躁等。

（4）摄入低热量、低脂、低胆固醇、低盐、高纤维素饮食，保持大便通畅，限制单糖类食物（如水果和蜂蜜），鼓励多吃粗粮，少吃多餐。

（5）坚持按医嘱服药，自我监测药物副作用，外出时随身携带硝酸甘油应急。

（6）控制高血糖。

（7）定期门诊随访。

二、糖尿病合并高血压

高血压在糖尿病患者中患病率为 40%～60%，高血压死亡者中 10% 患有糖尿病，糖尿病患者中 44% 的死亡与高血压有关。1 型糖尿病多在并发肾脏病变后出现高血压；2 型糖尿病往往合并原发性高血压，可以在 2 型糖尿病发病之前、同时或之后出现。对糖尿病合并高血压人群根据心血管危险性评估进行积极的干预和治疗，对预防糖尿病大血管和微血管并发症、预防心血管事件的发生、提高生存质量、延长患者寿命具有十分重要的意义。

（一）病因与发病机制

糖尿病患者血糖升高，机体为了使血糖能保持正常，就代偿性地释放更多的胰岛素。胰岛素是一种促合成的激素，不仅能够促进蛋白质、脂肪等合成，而且能够使水钠潴留和体重增加，促进或加重高血压的发生和发展。同时糖尿病产生的动脉硬化也是增加高血压发生率的重要因素。

（二）诊断标准

根据《中国高血压防治指南（2017 年修订版）》：一般糖尿病合并高血压者，降压目标应低于 130/80mmHg；老年或伴严重冠心病的糖尿病患者，考虑到血压过低会对患者产生不利影响，可采取相对宽松的降压目标值，血压控制目标可放宽至低于 140/90mmHg。糖尿病患者就诊时应当常规测量血压以提高糖尿病患者的高血压知晓率。鉴于糖尿病患者易出现夜间血压增高和清晨高血压现象，建议患者在有条件的情况下进行家庭血压测量和 24 小时动态血压监测，以便于有效地进行糖尿病患者血压管理。

（三）治疗与护理

1. 一般护理

（1）行为治疗：纠正不良生活方式甚为重要，包括加强锻炼、规律生活、戒烟、戒酒等。3个月合理的行为治疗可以使收缩压下降10～15mmHg。男性每天乙醇摄入应不超过20～30g，女性不超过10～20g。

（2）控制体重：体重每减轻1kg，可使平均动脉压降低1mmHg，对轻、中度高血压有效。超重10％以上者至少减肥5kg。

（3）量化饮食治疗，限制钠盐：每日摄入钠盐不应超过5g。多进食低脂、少盐、高纤维素饮食。

（4）量化运动治疗：每天快走或游泳45分钟，每周坚持5天。

（5）缓解心理压力，保持乐观心态。

2. 药物治疗

对于血压大于或等于140/90mmHg的患者，直接加用药物治疗；对于已经出现微量白蛋白尿的患者，也应该直接使用药物治疗。遵医嘱合理用药，尽早用药，定期监测病情，尽快控制病情。

（1）药物治疗首先考虑使用血管紧张素转换酶抑制剂（ACEI）或血管紧张素Ⅱ（ARBs），二者为治疗糖尿病合并高血压的一线药物。前者抑制血管紧张素的产生，降低肾小球内压，阻止肾小球肥大，减少尿蛋白，减低肾小球滤过率，对糖、脂肪及其他代谢方面没有不良作用，主要不良反应是咳嗽、升高血肌酐、血钾，过敏，皮疹，白细胞计数降低等。对咳嗽不耐受者可以选择后者，但血肌酐超过3mg/dl者慎用，主要副作用是高钾血症、肾功能恶化等。当需要联合用药时，也应当以其中一种为基础。

（2）利尿剂、β受体阻滞剂、钙拮抗剂（CCB）作为二级药物或者联合用药。血压达标通常需要2个或2个以上的药物联合治疗。但利尿药氢氯噻嗪（双氢克尿噻）可升高血糖，β受体阻滞剂会掩盖低血糖早期症状，故使用过程中需注意。

（3）辅助药物：阿司匹林或其他抗血小板药物可减少脑卒中和心血管疾病死亡的危险。

（4）用药后的护理：服药后注意体位变化，缓慢动作，预防直立性低血压；也可以穿弹力袜促进下肢血液循环；洗澡水温度不能太高，时间不能超过15分钟，禁止洗桑拿；运动时禁止突然转身、下蹲、起立、弯腰等，坚持锻炼，但运动后要注意盐和水的补充；保证充足睡眠；坚持长期用药，不随便停药；定期监测血压，定期随访。

三、糖尿病合并血脂异常

研究发现，大多数糖尿病患者都有胰岛素分泌相对不足的情况，而胰岛素分泌不足常可引起脂质代谢异常。因为胰岛素具有促进脂蛋白分解的作用，当胰岛素分泌不足或体内产生胰岛素抵抗时，患者血液中的甘油三酯、低密度脂蛋白、极低密度脂蛋白都会明显升高，也就出现血脂异常的表现。有关流行病学调查结果显示，普通人群血脂异常的发生率为20％～40％，而糖尿病患者合并血脂异常者约占60％。糖尿病患者由于血糖、糖化血红蛋白增高，会对血管内膜产生刺激作用，造成血管内膜损伤，而过高的血脂则非常容易通过损伤的血管内膜进入血管壁，并在内膜下沉着，从而导致动脉粥样硬化。糖尿病本身就是心血管疾病的危险因素，再加上过高的血脂，对身体的危害可想而知。众多临床观察结果显示，糖尿病患者患冠心病的可能性要比非糖尿病患者增加 3 倍以上。倘若糖尿病患者同时伴有血脂异常，那么，他们患心血管疾病的危险性就会更高。所以，对于伴有血脂异常的糖尿病患者，在控制血糖的同时，调脂也就显得十分必要。

（一）糖尿病血脂控制目标

推荐降低低密度脂蛋白胆固醇（LDL - C）作为首要目标，降低非高密度脂蛋白胆固醇作为次要目标。依据患者动脉粥样硬化性心血管疾病（ASCVD）危险高低推荐：①极高危，有明确 ASCVD 病史的患者，LDL - C 降至 1.8 以下；②高危，无 ASCVD 病史的糖尿病患者，LDL - C 目标值将至 2.6 以下。

（二）血脂异常的筛检

（1）糖尿病患者每年检查血脂一次，检查的内容包括 TC、TG、HDL - C 和 LDL - C。

（2）40 岁以上男性、绝经期后女性、吸烟者需定期筛查血脂。

（3）具有以下疾病的人群需定期筛查血脂：已有冠心病、脑血管疾病或周围血管动脉粥样硬化者，高血压，肥胖，有早发动脉粥样硬化家族史者，有家族性高脂血症者，黄色瘤或黄疣者。

（三）血脂异常的治疗及预防

1. 非药物治疗

根据血脂检查结果，开始调整饮食、运动、戒烟限酒等，可降低体重、TG，升高 HDL - C，并有轻度的降低 LDL - C 的作用。对以高 LDL - C 和 TC 为主者，可通过减少饱和脂肪酸和胆固醇的摄入降低 LDL - C 和 TC，减少饱和脂肪酸的能量部分主要由增加碳水化合物或单不饱和脂肪酸来补偿；对以代谢综合征为主要表现的肥胖、高甘油三酯和 HDL - C 过低的 2 型糖尿病患者，主要控制体重（控制总能量和增加运动）和适当控制碳水化合物（碳水化合物占总能量的 50%），过高的碳水化合物（>总能量的 60%）常伴有 HDL - C 降低和 TG 升高。此原则是对饮食调节的总体要求，实际应用要个体化，要根据患者的血脂情况以及对血糖和体重的控制目标采取有针对性的措施，鼓励患者通过营养师得到具体饮食指导，改变不良的生活方式。3 个月后复查血脂水平，达到目标后继续坚持，可每 6~12 个月复查一次。

2. 药物治疗

应根据血脂升高的类型服用相应的降脂药物，如降低胆固醇的药物（主要为贝特类，临床常见力平脂）、降低甘油三酯的药物（主要为他汀类，临床常见立普妥、辛伐他汀等）、升高高密度脂蛋白的药物（主要为烟酸类，即维生素 B_3 类）等。临床上将他汀类作为调脂首选药物。降脂药物的血脂参数变化、获益以及不良事件使用原则见表 4 - 8。

表4-8　降脂药物的血脂参数变化、获益以及不良事件使用原则

药物类别	血脂参数变化			获益	不良事件
	LDL-C	HDL-C	TG		
他汀类	↓↓↓	↑	↓	降低总死亡率和冠心病死亡率	耐受性良好，没有非心血管死亡的额外风险
烟酸类	↓↓	↑↑↑	↓↓↓	降低总死亡率和冠心病死亡率	脸部潮红，胃肠不适降低依从性；高血糖症限制它在糖尿病患者上的使用
贝特类	↓	↑↑↑	↓↓↓	降低冠心病死亡率	增加非冠心病死亡的额外风险
树脂类	↓↓	↑	↑	降低冠心病风险	降低许多药物的吸收，不方便使用；口感差

依据患者的临床状况选择起始剂量，首次随访在用药后6~8周，复查肝功、心肌酶和血脂，如果能达到治疗目标，可改为每4~6个月复查一次或更长（每年一次）。如开始治疗后未达目标，可能需要增加剂量、联合用药或换药。即使血脂降至正常，也还是应当继续服用降脂药使血脂维持在正常水平，这样才能达到防病治病的目的。如用药过程中肝功超过正常上限3倍，应暂停给药；注意有无肌痛、肌压痛、肌无力、乏力和发热等症状，血心肌酶升高超过正常上限5倍应停药；如有其他可能引起肌溶解的急性或严重情况，如败血症、创伤、大手术、低血压和抽搐等，应暂停给药。

3. 其他

对于没有并发症的1型糖尿病患者，通过使用胰岛素，严格控制血糖，可以完全纠正血脂异常。对于2型糖尿病患者，理想的血糖控制可降低TG，HDL-C水平没有变化或轻度升高，LDL-C水平可有轻度降低。

（林双）

第五章　糖尿病的自我管理教育

第一节　糖尿病自我管理教育概述

糖尿病自我管理教育是指糖尿病患者为应对病情所采取的行动和选择，包括使用一系列技能、知识和应对策略，是糖尿病综合治疗方案中一个重要的组成部分，是实行糖尿病三级预防的重要手段之一。国内外大量临床实践证明，通过加强对糖尿病的教育与管理，能够改善治疗效果和减少并发症。国外糖尿病教育工作自 20 世纪 60 年代就已经开始施行，1996 年国际糖尿病联盟已将糖尿病教育列为糖尿病 5 项基本治疗措施之一。我国糖尿病教育工作起步较晚，《中国 2 型糖尿病防治指南（2017 年版）》明确提出：一旦确诊，每一位糖尿病患者即应接受糖尿病教育。

糖尿病自我管理教育的目标：采取自我管理行为，解决问题和与医疗团队积极合作，最终改善临床结局、健康状况和生活质量。具体建议如下：

其一，糖尿病患者均应接受糖尿病自我管理教育，以掌握自我管理所需要的知识和技能。

其二，糖尿病自我管理教育应以患者为中心，尊重相应患者的个人爱好、需求和价值观，并以此来指导临床决策。

其三，糖尿病自我管理教育和支持可改善临床结局和减少花费。

其四，医护工作者应在最佳的时机为糖尿病患者提供尽可能个体化的自我管理教育。

其五，采用接受过规范化培训的糖尿病教育者为患者提供糖尿病自我管理教育。

糖尿病自我管理教育的基本原则包括：

其一，糖尿病患者在诊断后，应接受糖尿病自我管理教育，掌握相关知识和技能，并且不断学习。

其二，糖尿病自我管理教育是患者的必修教育课，该课程应包含延迟和预防 2 型糖尿病的内容，并注重个体化。

其三，糖尿病自我管理教育和支持可改善临床结局和减少花费。

其四，当提供糖尿病自我管理教育和支持时，健康教育提供者应该考虑治疗负担、患者自我管理的自我效能和社会与家庭支持的程度。

其五，在规范化的专科糖尿病教育护士培养的基础上，为患者提供糖尿病自我管理教育。

一、糖尿病自我管理教育带来的益处

患者及家属对糖尿病知识的掌握程度是糖尿病得到合理控制的关键，而此行为是通过健康教育实现的。糖尿病自我管理教育通过信息传播和行为干预等方式，帮助个人和群体掌握自我管理知识，树立正确的健康观，自愿采纳有利于健康的行为和生活方式。它综合了糖尿病护理、管理、治疗的各个方面，对减轻或避免糖尿病急、慢性并发症的发生发展，提高患者的生存质量有重要意义。通过开展健康教育，可以加强患者的科学意识，使其掌握正确的糖尿病概念和知识，提高保健意识及糖尿病患者自我管理能力和主动性。糖尿病自我管理教育带来的益处主要体现在以下几个方面：

（1）研究表明，实施糖尿病自我管理教育不仅可很好地控制血糖，减少或延缓并发症的发生和发展，而且可减少医疗费用，并极大地调动患者的主观能动性。

（2）糖尿病管理除及时调整治疗方案外，还包括对糖尿病患者的教育、帮助患者掌握自我管理技巧和病情监测技能、定期进行糖尿病并发症检查，以及系统管理糖尿病患者的相关数据。而糖尿病自我管理教育在帮助患者更好地配合医护人员进行治疗、掌握自我管理技巧和预防并发症等方面都具有非常重要的作用。

（3）糖尿病自我管理教育可提高胰岛素治疗的依从性及患者的遵医行为，能有效提高患者自控能力，增加其对糖尿病的认识。

（4）自我管理教育不但对糖尿病患者有利，而且也有助于改善医患关系，同时促进医院精神文明建设。

二、健康教育的基本策略

（一）糖尿病自我管理教育的形式

根据患者的需求、资源条件和教育目标可采用多种形式的教育，主要有个体教育（"一对一"教育）和集体教育（小组教育和大课堂教育）。

1. 个体教育

个体教育可以更好地为患者提供个性化的教育，适合需要重复练习的技巧学习，如胰岛素注射技巧、自我血糖监测等。其重视患者的参与、回馈，并随时对管理方案做出调整。

2. 集体教育

患者能够在群体教育中得到来自同伴的支持和鼓励，可以帮助他们更好地改变行为。不同类型的患者的教育材料、教学题目、教学时间、教学目的、教学内容、教学方法、教学记录和评估方法都不同。

近年来，还可通过手机或互联网转播相关资讯进行远程健康管理教育。

（二）糖尿病教育的内容

糖尿病教育的内容应包括：

（1）糖尿病的基础知识，如自然进程、临床表现等。

（2）糖尿病的治疗方法，如药物治疗、营养治疗、运动治疗等。

（3）个体化治疗目标。

（4）急、慢性并发症的危害、预防、治疗和筛查。

（5）自我监测及其相关技巧，包括相关代谢指标、并发症的监测。

（6）日常护理技能，如口腔、足部及皮肤的护理。

（7）特殊情况的自我应对及调整，如血糖波动、应激、合并其他疾病的时候。

（8）社会心理调试及支持系统的建立。

（三）糖尿病教育的具体方法

教育和指导应该遵循长期和及时的原则，并采用各种方法进行，如演讲、讨论、情景模拟、示教和反示教、联谊活动、沙龙、电话资讯、媒体宣传等。演讲是患者教育中最常用的方法，但这是一种被动学习，缺少患者的参与，因此应鼓励患者提问和分享糖尿病管理的经验。

三、护理人员在糖尿病自我管理教育中的角色

由于护理工作的特殊性，糖尿病自我管理教育的工作大部分落在护理人员的肩上，在发达国家早就有了糖尿病专职教育者或专科护士的职位，他们在帮助和支持糖尿病专科医生工作，指导和帮助患者学会与糖尿病相处的技术、能力和技巧，以及糖尿病护理、教育和管理方面，起着独特而重要的作用。糖尿病教育者在糖尿病自我管理教育中发挥主力军作用，是糖尿病教育计划的制订者和贯彻者，是糖尿病专科医师的伙伴和患者的朋友，是糖尿病患者的心理治疗师和医患关系的协调人，还是糖尿病教育管理和护理这些方面科研的设计者和完成人。与发达国家相比，我国在专科护理人员的培养，糖尿病护理、教育与管理方面虽然还有很大差距，但也有了突飞猛进的变化。护理人员应在传统的糖尿病护理的基础上，在健康教育和患者管理中发挥积极的作用，成为慢性非传染性疾病防治知识宣传的组织者和主要执行人，成为糖尿病专科医生的得力伙伴与患者的知心朋友。现今，糖尿病越来越受到全世界的关注，就我国目前糖尿病发病情况而言，大力开展糖尿病教育已迫在眉睫。

第二节　我国糖尿病自我管理教育的现状及展望

糖尿病教育本身就是一种治疗，不仅能帮助患者提高生活质量，减少医疗开支，同时能改善代谢控制。重视糖尿病患者的健康教育，加强对其生活方式的干预及血糖的自我监测，对控制糖尿病的临床症状、提高患者生活质量有着重要意义。糖尿病教育在西方国家开展较早，也非常广泛和规范，目前美国、英国、德国、丹麦、澳大利亚、日本、新加坡等都建立了完善的糖尿病教育者资格认证体系，进行规范的糖尿病教育者培训。近年来，我国糖尿病教育事业虽然有了突飞猛进的改变，但与发达国家相比还是有一段相当的差距。

一、糖尿病自我管理教育现状

我国的糖尿病教育起步于 20 世纪 90 年代，最初是医护人员组织住院患者进行授课，模式单一。随着对糖尿病自我管理的认识不断加深，以专业人员小组授课、个体化自我管理技能培训及同伴教育相结合的糖尿病自我管理教育模式开始出现。现今我国的糖尿病教育覆盖的领域比较广泛，在 CDS 倡导下，各地的糖尿病自我管理教育项目如火如荼地开展。2012 年我国开展的"中国 2 型糖尿病患者自我管理现状及影响因素调查"显示，接受调查的患者中有 79.8% 都接受过糖尿病教育，糖尿病教育工作进展良好。

二、糖尿病自我管理教育的对象

（一）糖尿病患者

糖尿病患者仍然是教育的主要对象。范丽风等对糖尿病患者的疾病知识掌握情况的调查显示，住院患者有 42%～80%，门诊患者有 30%～40%，能回答出 60% 以上的问题。Albano 等对 2004 年至 2007 年以来国际上发表的关于糖尿病健康教育的 80 篇文献进行分析，结果表明，文献中研究对象为成年人（81%）、老年人（6.7%）、儿童（7.3%）、青少年（5%），这主要是因为多数研究关注的是 2 型糖尿病，只有少数研究针对 1 型糖尿病，另外有 10% 的研究关注的是糖尿病并发症的健康教育问题，而研究妊娠糖尿病的只有 1 篇。

（二）家属及社会人群

糖尿病患者的饮食控制、运动锻炼、血糖监测等常常需要家属的理解、鼓励与参与，对糖尿病患者家属实施同步健康教育后，使家属对糖尿病的治疗和护理知识有了更多了解，可以更好地提供家庭照护，促进患者更好地配合治疗和护理；同时家人的支持也使患者能保持情绪、心理上的稳定，增加自尊及被爱的感觉，更容易坚持良好的健康行为。糖尿病患者的一级亲属属高危人群，他们也需要掌握一定的糖尿病知识，做到早期预防。另外，对社会人群的科普教育也十分重要，让大家了解糖尿病是可防可控的，加强糖尿病的一级预防，还可以增加大众对糖尿病患者的接纳度，帮助解决一些社会问题，如糖尿病患儿的就学问题等。

（三）糖尿病高危人群

糖尿病高危人群包括年龄大于 45 岁者、BMI 大于或等于 25、糖尿病患者的一级亲属、糖调节受损人群、常年不参加体育运动者、年龄大于 30 岁的妊娠妇女或曾生过巨大儿的妇女、肥胖或超重患者，以及高血压、高血脂、心血管疾病患者，或使用一些特殊药物如糖皮质激素、利尿剂、抗精神类药物等的患者。对高危人群进行早期教育干预，可以达到一级预防的目的。而以饮食控制和增加运动为中心，同时加强糖尿病教育，可以治疗糖耐量减低和减少糖尿病的发病。

（四）医护人员

医学日新月异的发展要求医护人员不断学习，糖尿病教育亦是如此。我国尤其是基层医疗单位糖尿病教育能力参差不齐，大力开展对医护人员尤其是专科护士或糖尿病教育者的培养势在必行。

三、糖尿病自我管理教育的模式

（一）授权教育模式

1. 概念

授权教育帮助患者发现和发展自我管理的内在能力。有效的糖尿病治疗需要专家和患者一起努力，制订适合患者疾病和生活的自我管理计划。糖尿病自我管理没有绝对原则，影响糖尿病患者健康的最重要决定是由患者自己做出的，教育者需要放弃自己是权威的理念，只负责提供指导、教育和建议，支持患者的每一步。

2. 特点

（1）患者自己明确问题，主动改变生活方式。

（2）患者宣泄情绪并做出改变的决定。

（3）教育者采用中立和非批判的态度，让患者自我确认行为的益处和不利的方面。

（4）教育者能够研究发现更好的教育技巧。

（5）授权教育能够同时引导教育者、患者合作式地解决问题，达到共同提高糖尿病自我管理技巧的目的。

3. 步骤

（1）确定问题：患者对糖尿病最关心的问题。

（2）制订计划：如何做。

（3）制订具体目标：在实施计划上，第一步会做什么。

（4）随访评价：结果如何。

一次教育也许不能完整地解决问题，教育者可停止讨论，提醒患者思考目前存在的问题，在下一次教育中继续解决问题，需经历更多的过程才能建立和维持健康行为。

4. 目前发展趋势

（1）授权教育的应用需要与其他理论相融合，不同的理论和技术应该个体化应用。

（2）需要继续重视行为和心理干预，设立目标和评价效果。

（3）需要更关注持续的支持。糖尿病自我管理教育（Diabetes Self-Management Education，DSME）应向糖尿病自我管理支持（Diabetes Self-Management Support，DSMS）发展。

（二）阶段性改变模式

阶段性改变模式认为，人的行为改变不是一次性事件，而是渐进、连续的过程。

1. 阶段

（1）无意图期（我没有想过改变）。

（2）意图期（我正打算改变，但依然不确定）。

（3）准备期（我正准备进行改变）。

（4）行动期（我正在改变）。

（5）维持期（我已经改变一些时候了）。

2．介入方法

（1）无意图期：增强糖尿病患者的防治意识，帮助树立信心。

（2）意图期：引导患者向健康行为发展。

（3）准备期：使患者注意力集中于一点，设定目标，制订计划。

（4）行动期：制订强化管理方案。

（5）维持期：着重于定期再评估，调整或尝试新的行为改变。

3．影响因素

影响因素：健康信仰、自我效能、自我管理能力、其他（情绪状态、健康状况、社会支持、认知的成熟度、治疗的复杂程度、医疗服务等）。

4．局限与不足

（1）行为改变阶段划分标准不明确。

（2）其有效性取决于在正确的时间或阶段做正确的事情或方法。

（3）只能从某一角度来阐明行为改变的规律，无法解决行为干预的所有问题。

（4）施行比较费时费力。

（5）对教育者知识水平要求高。

（三）健康信念模式

1．概念

一个人能否实施某种特殊的健康行为取决于个体感觉到健康威胁的程度，以及对于某种健康行为是否将会有效地减轻这种威胁的感知程度。

2．目的

帮助患者建立健康行为的信心，能够迅速提高患者的学习能力和自我管理能力。

3．阶段

（1）行为认知阶段：认识到糖尿病的威胁，意识到问题的严重性。

（2）行为矫正阶段：详细地进行教育，针对不良行为进行矫正。

（3）评估效果阶段：评估健康教育成效，判断是否需要重新修正方案。

4．局限与不足

（1）无法全面综合地考察影响糖尿病患者行为改变的因素。

（2）患者没有很好地理解教育内容时信心会大大降低。

（3）患者对治疗方案或疾病严重性不能理解时，会出现行为向不良方向发展，甚至可能出现放弃治疗的想法和行为。

（四）门诊—住院—出院后全程健康教育模式

1．概念

该模式对糖尿病患者实施从门诊入院到出院及出院后全程规范化的健康教育，并定期随访，跟踪评价。

2. 特点

门诊—住院—出院后全程健康教育模式是最全面、最理想的一种教育模式，贯穿于患者门诊、入院、住院、出院后的全过程，具有连续性的特点，将教育的内容由易及难、由粗到细地讲解，患者更容易接受和理解。

3. 步骤

门诊的简单说教→院内系统化教育→出院后强化指导。

4. 局限与不足

耗费的时间、人力、物力及财力巨大。基层医院运用该模式比较困难。

（五）基于问题的教育模式

1. 概念

将患者投入问题中，设计真实性任务，通过激发患者内心的求知欲，了解隐含在问题背后的知识，掌握解决问题的能力。

2. 特点

（1）与理论知识紧密结合，必须抓住患者的共性问题，对患者有吸引力。

（2）案例的设计应结合 PBL 教学的特点，以系统的糖尿病知识为主线。

（3）目前暂通过患者的认知、自我管理、行为改变三个方面来评价效果，标准的具体量化还需要进一步研究来确定。

3. 局限与不足

（1）要求患者有良好的自学能力和综合实力。

（2）合格的 PBL 教育者少。

（六）同伴教育模式

1. 概念

同伴教育模式指具有相同年龄、性别、生活环境、经历、文化和社会地位，或由于某些原因使其具有共同语言的人在一起分享信息、观念或行为技能的教育形式，是一种同伴互助式健康教育模式。

2. 特点

（1）能提供符合某一人群文化特征的信息。

（2）能使同伴间更容易沟通。

（3）花费少，效果好，且形式多样。

（4）施教者角色与传统教育方法大不相同，教员与患者一起讨论问题，并引导总结，所有成员之间是平等的。

3. 注意事项

（1）医护人员应保持与同伴组长的联系，防止出现错误信息的交流。

（2）教育者应注意自身角色转换。

四、糖尿病自我管理教育的评价

(一) 临床生化评价

临床生化评价指标包括睡前、空腹和三餐前后血糖，糖化血红蛋白、血脂、血压及体重指标达标率。它们作为一种常用的评价指标，比较客观地反映了健康教育的实际效果。

(二) 知识水平相关的教育学评价

知识水平相关的教育学评价即对糖尿病相关知识掌握程度的评价，可采用测试题，以分数来客观评价患者的变化。

(三) 健康行为的建立和维持评价

健康行为的建立和维持指患者实践操作技能的获得，如胰岛素的注射、血糖的自我监测等，另外还包括合理的饮食习惯、运动方式等。

(四) 社会心理学评价

社会心理学评价指心理状况如抑郁、焦虑状态的改变，对教育和生活质量的满意度以及幸福指数的评价。在新的医学模式中，糖尿病的治疗目的不单纯是将血糖等生物医学代谢指标控制良好，而且要帮助患者改善生活质量，回归社会。

(五) 经济学评价

健康教育使患者建立了良好的健康行为并学会自我管理，提高了治疗效果，更好地控制血糖，避免或延缓并发症的发生发展，从而缩短住院时间，减少了医疗费用支出，也减轻了家庭和社会的负担。

五、我国糖尿病自我管理教育存在的问题及展望

我国的糖尿病教育事业起步较晚，目前还处于大规模教育阶段，多学科小组教育虽然出现，但只在少数糖尿病中心开展，且合格的糖尿病教育者更是严重匮乏，与发达国家相比，我国在糖尿病管理、运转、评价等方面均存在滞后现象。2007 年，我国成立了中华医学会糖尿病学分会糖尿病教育管理学组，2009 年编写了《中国糖尿病护理及教育指南》，全国各地都陆续开展糖尿病教育者培训及资格认证，相信通过同行的不懈努力，在不久的将来糖尿病教育将会更加规范化、系统化、全程化。

我国糖尿病自我管理教育的现存问题包括：

(1) 教育形式：以点对点教育、义诊、大课堂为主，教育形式不系统。

(2) 教育内容：单调，以书本知识为主，讲授者随意性强。

(3) 患者积极性：某些教育项目缺乏持续性，导致患者参与积极性低。

(4) 教育效果：缺少系统的评估、持续的随访和支持，教育与行为改变脱节，缺乏个体化。对糖尿病健康教育效果的客观评价很少，急需建立糖尿病健康教育的效果评价体系。

第三节　糖尿病团队管理的建设

团队是指以任务为导向的人力资源组合，由相互信赖和有责任感的一群人组成，他们拥有共同的目标和严明的纪律，而彼此都认为要达到共同目标最好的方法就是成员之间的合作。糖尿病团队管理是以追求糖尿病患者教育最佳效果为导向的人力资源的组合。《国际糖尿病联盟西太区宣言》提出：由于糖尿病越来越成为一个严重的社会卫生问题，靠传统的医学服务模式难以应对，必须特别强调依靠团队的协同作用，共同抵御糖尿病。

一、糖尿病团队管理的必要性

糖尿病是一个涉及多系统的全身性疾病，需要多学科协作和综合防治。因此糖尿病患者需要不同专业、不同专科的医护人员共同管理，即团队管理。另外，糖尿病三级预防也需要糖尿病团队管理，糖尿病一级预防和部分二级预防工作主要在社区、家庭、社会中进行，而三级预防的工作主要在医院进行，因此糖尿病三级预防不能仅靠一个科室、一个医院或者一个社区来完成。同时，糖尿病慢性并发症的广泛性和复杂性、糖尿病管理的综合性和长期性决定了糖尿病管理需要团队建设。糖尿病治疗是一个长期并需要随病程进展而不断调整的管理过程。糖尿病管理除及时调整治疗方案外，还包括对糖尿病患者的教育、帮助患者掌握自我管理技巧和病情监测技能、定期进行糖尿病并发症筛查，以及系统管理糖尿病患者的相关数据。因此，糖尿病管理需要建设团队服务，需要成立多学科糖尿病管理小组。糖尿病患者绝大部分时间在家庭和社会中，不能只靠医生护士，还需要广大社会群体的积极参与。因此糖尿病团队管理势在必行。

二、糖尿病团队的功能

糖尿病的团队管理在国外已形成一个完整体系，并日趋成熟，在帮助患者控制血糖、预防各种并发症的发生上发挥了巨大的作用。其主要功能：①根据患者的具体情况提出自我管理的具体要求，制订常规的治疗措施，协助患者制订行为目标，帮助患者坚持监测，避免或减少急、慢性并发症的发生，提高患者生活质量及幸福指数。②确保糖尿病教育的持续性，确保患者长期、有效地进行自我管理。

三、糖尿病团队的成员及主要职责

《中国 2 型糖尿病防治指南（2017 年版）》明确提出，每个糖尿病管理单位应有一名受过专门培训的糖尿病教育护士，设专职糖尿病教育者岗位，以保证教育的质量。最好的糖尿病管理模式是团队管理。糖尿病管理团队的基本成员应包括执业医师〔普通医师和（或）专科医师]、糖尿病教员（教育护士、糖尿病专科护士）、营养专家、运动康复师、患者及其家属。如果有条件还可以包括眼科医生、心理学家、足病专家、社区工作者、药剂师、政策制定者和医保工作者等专业人员。

（一）团队的主要成员

1. 糖尿病专科医生

糖尿病专科医生主要负责选择并评估治疗方案；帮助患者理解自身病情；在选择自我管理方案上寻求患者的同意，并在指导患者自我管理过程中及时提供反馈信息。

2. 糖尿病专科护士

糖尿病专科护士常常是糖尿病患者的主要教育者，而糖尿病教育者又是多学科糖尿病管理小组的核心。专科护士主要负责：帮助患者评估不同的自我管理行为；教育患者掌握自我管理技巧；了解患者的家庭和支持者，教育他们并强调他们在糖尿病管理中的作用和贡献；与患者家属进行谈话，教授其解决常见问题的方法、预防并发症的措施和血糖监测方式等内容；协调整个糖尿病管理团队。

3. 营养专家

营养专家主要负责：评估患者的营养状态，了解患者的营养史；为患者制订个体化的饮食计划，并根据需要修改；将个体化饮食计划与血糖监测联系起来。

4. 运动康复师

运动康复师主要负责：了解患者的病史，评估患者重要器官的功能状态、日常活动量、个人兴趣爱好；为患者制订个体化的运动计划，并根据需要修改；将个体化运动计划与血糖监测及慢性并发症的防治联系起来。

5. 糖尿病患者

糖尿病患者是糖尿病管理团队的主体，是各项管理措施的实施对象和受益者，是具体措施的实施者，也是实现目标的关键因素。

6. 家属

家属是患者最强的心理支持，能让患者感受到关怀、温暖与尊重，是实施患者自我管理措施的支持和监督者。

（二）支持和辅助成员

1. 足病专家

足病专家主要负责：评估糖尿病足发生的危险性，定期进行糖尿病足检查，制订糖尿病足预防措施，治疗糖尿病足。

2. 心理学家

心理学家主要负责：确定由患者和其家属产生的影响治疗的障碍，并讨论克服障碍的具体方法；确定患者和家属对治疗方案和某些药物疗法的副作用的顾虑；鼓励公开讨论患者及其家属在执行治疗方案时可能遇到的困难。

3. 药剂师

药剂师主要负责：评估患者的药物使用状况，指导药物的保管和正确使用，评估药物的疗效及副作用。

4. 社区工作者

社区工作者主要负责：参与糖尿病的三级预防，负责建立社区的健康管理档案；实施糖尿病患者回归社会的随访保健；实行双向转诊；帮助糖尿病患者正常工作和生活。

5. 政策制定者和医保工作者

政策制定者和医保工作者主要负责：了解和评估糖尿病患者的需要，推动相关部门制订合理政策和保障措施。

四、糖尿病团队管理的优势

（一）密切医患关系

医护人员与患者组成团队相互沟通交流。医患关系已不是单纯的管理者与被管理者、指导与被指导的关系，而是具有共同的糖尿病防治目标、普及医学科学知识、提高自我保健意识、维护身心健康的团队关系。在这个团队中，医护人员是核心，患者及家属是主体，大家共同讨论，系统学习糖尿病的基本知识，制订个性化的自我管理方案。患者具有疾病自我管理的主观能动性，能适时调整心理状态，医患关系变得融洽，同时提高了患者对医院工作的满意度，在一定程度上避免了不必要的纠纷。

（二）加强健康知识教育，提高自我管理能力

糖尿病患者平时所接受的健康知识大多较零碎、片面，有很多误区，尤其是患者往往处理不好糖尿病与其他疾病的关系，以至于忧心忡忡。团队管理可以通过系统学习理论知识和实践技能，不断地强化教育，使患者掌握较系统的疾病知识和自我护理技能，并可随时与管理团队的医护人员进行交流学习。

（三）集合多人、多部门、多学科力量

集合多人、多部门、多学科力量使糖尿病管理更加全程化、系统化、规范化；同时也使团队不断改进，成员的绩效能达到最大化，有利于糖尿病学科的建设和发展。

第四节　糖尿病患者健康教育文档的建立和管理

糖尿病患者健康教育文档对于今后护理专业化的学科发展、护理科研、护理人员自我完善和提高均有着极其重要的意义。糖尿病患者健康教育包括临床数据的收集、糖尿病管理内容完成情况的检查和重点的确定。

一、临床数据的收集

（一）初诊的糖尿病患者

医生确定糖尿病分型和治疗方案后，专科护士应配合收集以下材料。可自行设计记录表，内容可包括病史（糖尿病的发病情况、饮食习惯、每日体力活动与运动、相关病

史和家族史）、降糖药物的使用情况、血糖监测情况、接受糖尿病教育情况、糖尿病并发症的情况（大、微血管病变，糖尿病危险因素，并发症危险因素）、治疗副作用的发生情况、实验室检查（空腹及三餐后血糖、糖化血红蛋白、血浆胆固醇、甘油三酯、血肌酐、尿微量白蛋白）以及体格检查（体重指数、眼、神经系统、心血管系统、足、口腔、皮肤、胰岛素注射部位）等。

患者糖尿病知识和自我管理技巧的评估和记录，包括什么是糖尿病、它的危害性、适应新情况的基本能力、饮食控制、运动和戒烟的基本知识、胰岛素的注射方法等。

（二）糖尿病诊断至少一个月以后的患者

医生对糖尿病治疗方案进行反馈和调整，专科护士应配合收集以下材料和信息：

（1）对糖尿病患者并发症的继续评估，包括每次随诊或复诊的时间、血糖控制的评价、检查治疗计划、患者对治疗的依从性，并确定复诊的项目和时间（如至少半年一次血脂或尿微量白蛋白的检查、一年一次下肢血管彩超检查等）。

（2）根据并发症的情况对血糖控制方案进行调整，并对并发症进行治疗和相关教育指导。

（3）评估和记录在此阶段患者应掌握的糖尿病知识和管理技能，包括对糖尿病更深入和全面的了解、糖尿病控制目标的制订、个体化的饮食运动方案、自我监测血糖并能解释监测结果、根据血糖结果调整饮食运动和胰岛素的用量、口服药物和胰岛素的知识、足部皮肤的护理等。

二、糖尿病管理内容完成情况的检查和重点的确定

糖尿病患者评估记录包括：对每个患者糖尿病管理的效果和执行情况应建立书面记录或数据库，定期对糖尿病管理内容的完成情况进行检查；注重不足之处，记录每次对患者进行教育和指导的情况，以便全面掌握每位糖尿病患者接受教育的总体情况等。目前，我国糖尿病教育效果评估系统尚未完善，糖尿病课程评估也受到影响，同时也对档案的建立和管理造成了一定的困难。相信通过广大学者的努力，糖尿病教育将会更加规范化、系统化、全程化、科学化。

第五节　成人学习理论在糖尿病教育中的运用

我国糖尿病以 2 型糖尿病为主，占 93.7%，1 型糖尿病占 5.6%，其他类型糖尿病仅占 0.7%。糖尿病教育的主要对象是成年人。要想提高教育效果，我们必须懂得成人教育的特点和策略。

一、成人学习的特点

成人学习自主性强，学习动机多元化，并受到客观因素的影响，希望参与教学决策。

（一）明确的自我概念

成人的自我概念从儿童时代"依赖的个体"转变为"能够自我指导的个体"。成人的学习是自我导向的，在学习中往往能更加独立和自主。

（二）动机来源

成人的学习动机首先源于个体的社会责任以及社会变迁引发的学习需求，也是为了自我实现。糖尿病患者学习是为了更好地管理血糖、避免和延缓并发症的发生发展、提高生活质量，因此他们是因为有内在需要而引发学习动机。

（三）丰富而多样的个性化经验

成人从事任何事情都以其自身已有知识经验为背景，这些经验为成人的后续学习提供了重要的学习资源；另外，成人作为社会工作者和家庭承担者，在学习时有时显得力不从心，如学习时间难安排、学习精力有限、社交活动繁多等客观因素都极大地影响着成人的学习。

（四）学习需要

成人学习是为了扮演社会角色的需要，强调运用知识和技能的即时性需要，通过学习提高自身能力以解决生活中所面临的问题。

（五）学习过程

在学习过程方面，成人的学习基于各种各样的社会角色和职业发展的需要，其学习取向是以生活、任务、问题为中心的，有着明确的目的性。而在学习方式方面更倾向于参与式教学，他们更希望能和教育者共同评估、讨论学习的需要、目标、方式和内容等。

二、成人学习心理障碍的归因分析及策略

（一）主观因素

主观因素主要是成人对自我错误的认识。①自信心普遍不足，尤其是老年糖尿病患者，记忆力下降，反应速度慢，感知觉日渐减退，感受外界刺激的灵活性和准确性降低。②学习的动机和需求不切合实际，主要表现为患者常常急于求成，希望通过学习和改变就立即能很好地控制血糖和并发症，这种过高的期待往往造成患者在学习过程中的焦虑情绪增加，而患者一旦受挫，很容易放弃学习或已获得的健康行为。

（二）客观因素

客观因素主要是成人所处的外部环境因素对其的影响。①患者的多重角色导致其学习成效受到影响，如患者通过学习已建立良好的健康行为，能够定时监测血糖和注射胰岛素，但由于工作繁忙、出差、应酬、照顾家庭等因素常导致患者放弃学习到的健康行为。②教育机构本身存在弊端，相对较发达国家，我国糖尿病教育水平和覆盖面都有很大的差距，我国在糖尿病教育管理、运转、评价等方面均存在滞后现象，缺乏统一规范的糖尿病教育模式，教育质量参差不齐，这些均影响了患者的学习效果。

（三）策略

专科护士应评估患者学习障碍的原因，有针对性地采取措施提高教育效果。如帮助患者认识自我，树立起学习的自信心；理解患者的生理缺陷（如老年，听力、视力下降等），把复杂的知识简单化、通俗化，并不断重复直至掌握为止。另外，还应不断提升自我素质，改进教育方法，协助相关部门和组织完善糖尿病教育体系。

三、成人学习中教育者的技巧

教育者与患者之间是一种合作、平等、相互影响和共同探索的伙伴关系。优秀的教育者应有比较敏锐的教育能力，能够认可患者的体验、特性，尊重患者的人格，热情，具备良好的心理素质和教授技能，能够使患者学习动机"内在爆发"、学习气氛"和谐高涨"、学习过程"有效控制"、学习意义"不断发现"。

第六节　糖尿病患者健康评估

健康评估（Health Assessment）用于研究个体、家庭或社区现存的或潜在的健康问题或生命过程反应。其作为护理程序的首要环节，是十分重要的。要为糖尿病患者提供高质量的身心护理，必须先完整、全面、正确地评估患者。

一、我国护理人员健康评估能力

在我国，多数护理人员未经过健康评估知识技能等相关课程的专门训练，临床护理工作中，仅简单地询问病史，很少做系统评估和体格检查。虽然护理学基础教学和考核中均涉及有关知识，但对健康评估技能未能足够重视。有学者认为，临床护士健康评估能力与学历职称有关。受过较高层次教育及职称较高的护理人员相应地具有较强的健康评估能力。大专以上学历护理人员基本上系统学过健康评估学这门新兴学科；而早期毕业的护理人员普遍为中专学历，没有系统学习过健康评估，甚至有部分护理人员认为健康评估是医生的工作。护理人员普遍不重视体格检查，普遍缺乏全面系统的健康评估知识，沟通能力差、体格检查技能差。

开展健康评估存在的主要问题：护士观念未转变，依赖医生的检查结果，缺乏沟通技巧，护理方法欠佳，未经过健康评估的专门训练，未全面评估患者的生理、心理、社会资料等。

二、糖尿病患者健康评估的主要内容

（一）病史评估

1. 患病及治疗经过

详细询问患者患病的有关因素，如有无糖尿病相关家族史、病毒感染等；询问患者起病的主要症状、时间及特点，如有无烦渴多饮、多尿、多食、腹胀、腹泻、便秘、体重减轻、伤口愈合不良、感染等；对糖尿病原有症状加重，伴食欲减退、恶心、呕吐、头痛、嗜睡、烦躁者，应警惕酮症酸中毒的发生，注意询问有无感染、胰岛素治疗不当、饮食不当，以及有无应激状态等诱发因素，对病程长者，要注意询问有无心悸、胸闷及心前区不适感，有无肢体发凉、麻木或疼痛、间歇性跛行，有无视物模糊，有无经常发生尿频、尿急、尿痛、尿失禁、尿潴留及外阴瘙痒等情况。了解患者的生活方式、运动和饮食习惯、食量、妊娠次数、新生儿体重、身高以及患病后的检查和治疗经过、目前用药情况和病情控制情况等。

2. 心理状况

糖尿病是终身性疾病，漫长的病程、严格的饮食控制及多器官、多组织结构功能障碍易使患者产生焦虑、抑郁等心理反应，对治疗缺乏信心，不能有效地应对，治疗的依从性比较差。护理人员应详细评估患者对疾病知识的了解程度，患病后有无焦虑、恐惧等心理变化。

（二）身体评估

1. 一般状态

评估患者的生命体征、精神和神志状态。酮症酸中毒昏迷及高渗性昏迷者，应注意瞳孔的大小及对光反射情况，体温、血压、心率及节律有无异常，有无呼吸节律、频率的改变以及呼气中是否出现烂苹果味等。

2. 营养状况

有无消瘦或者肥胖。如1型糖尿病患者常常表现为消瘦，儿童期出现发育障碍和延迟；2型糖尿病患者多表现为肥胖，特别是腹型肥胖。

3. 皮肤和黏膜

有无皮肤温湿度改变，特别是足部末端有无皮温下降，足背动脉搏动有无减弱，足底有无胼胝形成；下肢的痛觉、触觉、温觉有无改变；局部皮肤有无发绀、缺血性溃疡、坏疽，或者其他感染灶的表现，有无不易愈合的伤口等；有无颜面和下肢水肿。

4. 眼部

患者有无白内障、视力减退、失明、飞蚊症等。

5. 神经和肌肉系统

肌张力及肌力有无减弱，腱反射有无异常，有无间歇性跛行。

（三）社会评估

（1）评估患者的社会角色、习俗、文化层次、信念或信仰、健康需求等，有无角色缺失、角色适应不良的情况。

（2）评估患者家庭类型、压力、结构，家庭成员及其对本病的认识程度和态度，对患者的支持度。

（3）评估患者所在社区或单位的医疗保健服务情况、社会关系、社会支持等。

（四）实验室检查及其他

（1）血糖是否正常或维持在较好水平。

（2）HbA1c有无异常。

（3）甘油三酯、胆固醇有无升高，高密度脂蛋白胆固醇是否降低。

（4）血肌酐、尿素氮有无升高，有无出现蛋白尿。

（5）血钾、钠、氯、钙以及尿酮体是否正常等。

第七节　沟通交流的技巧

交流是心理沟通的一种主要形式。人与人之间通过语言交流沟通思想、交换意见、表达情感、传递信息。护患沟通是指护理人员与服务对象之间交流信息及相互作用的过程，所交流的是服务对象的护理及康复，同时也包括双方的思想、感情、愿望及要求等，最终目标是协同完成一系列的医疗护理工作。良好的语言环境和娴熟的交流技巧，不仅可以建立相互信赖的护患关系，还能够实现有效的心理治疗和心理护理，提高护理质量，从而促进患者早日康复。

一、人际沟通的基本方式

（一）非语言性沟通

1. 外貌和服饰

一个受过良好教育的护理人员应给人以沉着、稳重、敏捷、聪明、能干、可靠的印象。如果护理人员仪表不整、举止轻浮、神态傲慢，就会使患者感到难以接近；如果护理人员整洁大方、举止端庄、彬彬有礼，就会使患者产生亲切感和信任感。

2. 动作和表情

护理人员应动作轻巧，干净利落，坐立行走要自然挺拔，与患者交流时要注意倾听，面带微笑，目光和谐。耸肩、驼背、左右摇摆、慌慌张张都会给患者留下不好的印象。

3. 副语言

副语言即非语音语，通过非语言形式实现，如重音、停顿、声调等。

4. 环境的安排

最好温湿度适宜、安静、宽敞明亮，嘈杂、光线太暗或环境太局促会导致患者情绪紧张而影响沟通效果。

5. 空间距离

人与人之间的距离包括亲密距离（15cm）、个人距离（50cm）、社会距离（1.2～3.7m）、公众距离（大于3.7m），可以直接影响到沟通的效果。护理人员应视具体情况选择不同的沟通距离。

总之，护理人员应注意使用非语言沟通技巧，需要有端庄的仪态和娴熟的技术、关注的目光和微笑的表情，能耐心倾听，懂得恰当的身体接触和适当的沉默，善于观察和判断患者的非语言信息。

（二）语言性沟通

1. 启发性语言

启发性语言指在交谈中以启发话题的方式，引导患者敞开心扉的语言，多用于郁郁寡欢、性格内向的患者。这类患者不善交谈或不愿交谈，内心紧闭，护理人员应主动创造轻松的交谈气氛，不急不躁，语气温和地让患者吐露内心的所思所想。

2. 解释性语言

解释性语言指一般由患者主动提问，而护理人员就其提出的问题予以解释。患病后患者很想了解自己所患疾病的病因及预后情况，想知道治疗护理措施及一些相关的问题。护理人员应就其所提的问题进行解释，同时做好心理护理和健康宣教。

3. 告知性语言

告知性语言是指在诊疗过程中对患者的各种健康宣教，使患者对自己的各种诊疗、护理非常明确并能充分配合，早日康复。

4. 疏导性语言

疏导性语言是指当患者行为不当时，护理人员所采用的语言。如患者在血糖不佳时随意加餐，护理人员若用简单的命令性语言，患者会感到不快；而采用疏导性语言，向患者讲清随意加餐对疾病治疗的影响，患者会很乐意地接受。两种语言产生的效果截然不同。

5. 安慰性语言

安慰性语言是指通过交流使患者感到安慰的语言。患者住进医院，疾病使其十分痛苦和烦恼，常表现出焦虑、恐惧。与这类患者交流应避免使用怀疑性语言和刺激性语言，应运用安慰性语言使患者情绪稳定，以利于治疗。

二、影响有效沟通的主要因素

（一）医源性因素

医源性因素包括沟通意识薄弱、沟通技巧缺乏、医患关系物化、诚信危机、人文素养和关怀缺失、信息发出量及速度超载、语音语调过高、健康教育教条化、回避和不能容忍特殊患者、身心疲惫导致沮丧失望或不耐烦的情绪等。

（二）患方因素

患方因素包括文化背景及风俗习惯、知识和经验水平、个性因素、记忆力衰退、集中注意力能力降低、判断力和理解力降低、语言障碍、生理情绪障碍，还有地位、身份、经济等心理社会因素。

（三）环境因素

环境因素包括噪声干扰、光线不足、温度过冷或过热、交流空间过小或过大、缺乏私密感等。

三、护理工作中常用的沟通技巧

注意评估患者的沟通能力，包括患者的听力、视力、语言表达能力及理解能力、病情和情绪，主动关心患者，赢得信任，引导患者谈话。

促进人际沟通向纵深发展，善于抓住与患者交流的契机。要明确沟通交流是手段，帮助解决患者的心理、生理问题是目的，不一定要有固定的时间、地点，与患者交谈应尽量采用开放式交谈，少用说教式谈话方式，学会找到恰当的谈话切入点，并适当运用沉默和自我暴露等方法。当遇到价值观冲突的时候应容忍不同的价值观，可适当运用幽默的话语避免冲突。必要时可以肢体触摸的方式增加彼此的亲近感，如拍拍肩表示鼓励等。

掌握聆听技巧，保证信息准确无误。倾听不仅是指听到对方说话这样一种单纯的生理过程，而且包括了生理、认知和情感过程，与患者交流时要耐心倾听患者诉说，才能调动自己内心的情感，从而产生共鸣，听而不闻、先说再听、鸡同鸭讲、一心二用则是倾听的致命错误。护理人员在为患者做治疗护理时，与患者交谈中要注意全神贯注地倾听患者倾诉，其目光与患者的目光应在同一水平，保持眼神交流，并注意不随意打断对方，不急于做出判断，注意对方的非语言行为，仔细体会弦外音，并主动做出反应和回馈。另外，在交流过程中应注意适时小结与核实，以确保信息准确无误。

重视信息沟通的科学性与艺术性。信息沟通所使用的主要语言和文字与非语言符号系统，使同一意思会有多种表达方式，同一种表达方式又有多种意义，语言技巧不当，沟通交流也会中断或受阻。如语速、语调等均可以直接影响到交流沟通的效果。

（一）日常护患沟通技巧

（1）设身处地地为患者着想，理解患者的感受，用"移情"补偿，如用对方的眼光来看待对方的世界，用对方的心来体会对方的世界。

（2）尊重患者，维护患者的权利，对患者的需要及时做出反应。

（3）随时向患者提供有关健康的信息，并对患者所提出的信息保密。

（4）走出物化困境，注重人文关怀，主动关心，传递温暖。

（5）巧用非语言沟通技巧，掌握好谈话的节奏，学会倾听。

（6）注意信息发出量和速度适中，注意沟通交流的个体化。

（二）特殊情况下的沟通技巧

（1）应认真倾听愤怒的患者，了解并分析愤怒的原因，帮助寻找发泄的途径，尽量满足患者的合理要求。

（2）允许悲哀的患者哭泣，并陪伴在身边，触摸其肩部或握住其手，鼓励表达，理解并支持患者。

（3）对于不断抱怨或要求苛刻的患者，应允许其抱怨，认真倾听意见，及时满足合理的要求，主动沟通。

（4）对于抑郁悲哀的患者，应主动关心，鼓励表达，并对患者表示理解和支持。

（5）对于病情严重的患者，话语应尽量简短，说话时注意观察其病情变化，对意识不清的患者用同样一句话反复交谈，强化刺激，并可触摸昏迷患者。

（6）对于视力差的患者，注意给予患者足够的时间反应，并鼓励患者表达自己的感受，选择合适的沟通环境和时间，与患者保持较近的距离；对于听力受损的患者，应注意非语言沟通，增加身体语言表达的比例，交谈时注意适当大声，还可运用其他沟通方式弥补口语的不足。

（三）护理工作中常见的沟通错误

（1）突然改变话题，患者思维不能及时跟着改变。

（2）言行不一，虚假、不恰当的保证，易造成患者对护理人员的不信任感。

（3）主观判断或说教，切忌命令式、说教式、争辩式、批评式、责问式、逃避式沟通方法。

（4）信息发出量和速度超载，这是护理人员在沟通过程中常见的错误，应实际考虑患者的接受能力和理解能力。

（5）急于阐述自己的观点，过早地做出结论。

（6）过度发问或调查式地提问。

总之，良好的护患沟通不仅有利于建立良好的护患关系，还可以营造良好的心理氛围，同时有利于护理人员开展健康教育，提高护理质量，也是适应医学模式转变的要求。在日常护理工作中做到"十禁忌"：一忌面无表情，二忌不耐烦的动作，三忌盛气凌人，四忌刻意打断对方，五忌少问多讲，六忌用"你"沟通，七忌笼统反馈，八忌对人不对事，九忌指手画脚的训导，十忌"泼冷水"，做到有效沟通。

（古艳）

第六章 糖尿病专科护理操作规范

第一节 床旁便携式血糖仪的操作规范

——以拜安进血糖仪为例

一、操作前准备

（一）评估

（1）患者双手手指皮肤的颜色、温度、清洁及感染情况。

（2）患者的合作程度。

（3）血糖仪与血糖试纸是否匹配，血糖试纸的有效期、是否干燥、有无裂缝和折痕。

（二）准备

（1）护士：洗手，戴口罩。

（2）患者：洗手。

（3）环境：清洁、安静。

（4）用物：血糖监测仪、匹配的血糖试纸、采血工具、消毒棉签、消毒液、记录本和笔、污物桶、锐器盒、速干洗手液等。

二、操作过程

（1）备齐用物，携至床旁。

（2）查对患者床号、姓名和腕带，解释操作目的。

（3）检查和消毒手指，待干。

（4）检查血糖试纸的有效期、是否干燥、有无裂缝和折痕。

（5）将血糖试纸插入血糖仪，开机。

（6）将采血针头装入刺指笔中，或选用一次性采血针头，根据手指皮肤厚度刺破手指取血。

（7）干棉签去掉第一滴血，将血糖试纸吸血端靠近指端吸入第二滴血，等待结果。

（8）干棉签轻压针眼，将采血针头弃于锐器盒。

（9）读取血糖值，记录血糖值和监测时间。

（10）使用后试纸弃于污物桶。

（11）整理床单位和用物，做必要的健康指导，交代注意事项，离开病房。

三、护理

（一）指导患者

（1）操作前告知患者血糖监测的目的。

（2）指导患者穿刺后按压穿刺点 1~2 分钟。

（3）对需要长期监测血糖的患者，教会血糖监测的方法。

（二）注意事项

（1）测血糖前，确认血糖仪与试纸匹配，血糖试纸在效期内干燥保存。

（2）消毒液需待干后再实施采血。根据手指表皮的厚度调节采血深度，让血液自然流出，用干棉签去掉第一滴血，采用第二滴血测量血糖；在取血过程中勿过分按摩手指或用力挤血。

（3）注意吸血时试纸测试区应确保足够血量，检测时不宜挪动试纸或倾斜血糖仪。

（4）不要触碰试纸的测试区，避免试纸发生污染。

（5）采血部位要交替轮换，避免形成疤痕。

（三）仪器的维护和保管

（1）试纸要按标准操作规程存储、使用，暂不使用的试纸密闭、干燥、阴凉保存，适宜温度为 1~40℃。

（2）每台便携式血糖仪应有相应的质控记录，包括检测时间、试纸批号及有效期、仪器编号及质控结果等。

（3）血糖仪测试区内不能有血渍、灰尘等污染物。宜用软布蘸清水轻轻擦拭，不宜采用清洁剂或酒精等有机溶剂。

（4）血糖仪的校准：建议医疗机构每年进行 1 次便携式血糖仪与本医疗机构实验室生化仪方法学比对。血糖仪在下述情况时必须使用已知浓度的模拟液或质控液校准：第一次使用时、使用新一瓶试纸时、怀疑血糖仪或试纸出现问题时、血糖仪摔跌后、血糖仪更换电池后等。

第二节　胰岛素注射的操作规范

胰岛素是治疗糖尿病最常用的药物之一，正确的注射方法是胰岛素治疗效果的保证。临床常用的胰岛素注射工具有胰岛素专用注射器、胰岛素注射笔和胰岛素泵。

一、胰岛素专用注射器注射胰岛素的操作规范

（一）操作前准备

1. 评估

（1）患者注射部位皮肤的颜色、温度、清洁及感染情况。

（2）患者的合作程度。

（3）评估患者食物准备情况，能否按时进餐。

2. 准备

（1）护士：洗手，戴口罩。

（2）环境：清洁、安静。

（3）用物：胰岛素制剂、胰岛素专用注射器、消毒液、消毒棉签、治疗单、锐器盒、污物桶等。

（二）操作过程

（1）备齐用物，携至床旁。

（2）查对患者床号、姓名和腕带，解释操作目的。

（3）检查胰岛素制剂的种类、有效日期及瓶口是否密封无损。速效胰岛素和短效胰岛素外观澄清，若浑浊或有异物则不能使用；中效胰岛素及预混胰岛素外观浑浊为正常情况。检查耗材有效期、外包装是否完好。

（4）协助患者取合适的体位，选择注射部位。临床常用的胰岛素注射部位有腹部边界（包括耻骨联合以上约1cm，最低肋缘以下约1cm，脐周2.5cm以外的双侧腹部）、上臂外侧的中1/3、双侧大腿前外侧的上1/3、双侧臀部外上侧。

（5）注射部位皮肤消毒，待干。

（6）抽吸药液。

1）再次检查胰岛素后取下胰岛素药瓶上的保护盖，用消毒棉签蘸消毒液消毒胰岛素药瓶的橡皮盖。若是中效或预混胰岛素，消毒前要将药瓶颠倒10次以上或在双掌间轻缓搓动，使胰岛素充分混匀。

2）取下胰岛素注射器针帽，注射器内抽取所需胰岛素注射量等量空气。

3）针尖向下刺入药瓶橡皮盖，将空气推送入药瓶，倒转药瓶，使瓶底向上，针筒在下，针尖没入药液，将针筒的活塞抽取到所需刻度位置。抽吸过程中，尽量避免气泡进入针筒，如注射器内产生过多气泡，可多抽吸几个单位后用手指轻弹针筒内气泡，让气泡升至针筒顶部，推动活塞排出气泡。

（7）将针头从瓶内抽出，再次查对需注射的胰岛素种类、剂量和患者信息。

（8）左手捏皮，右手持针将胰岛素针快速插入患者皮肤，确定针头进入皮下组织后，缓缓推动针柄，将胰岛素注入皮下组织。

（9）快速拔出针头，切勿用干棉签挤压与揉搓。

（10）再次核对患者信息后在治疗单上签全名和时间。

(11) 整理床单位和用物，交代注意事项，离开病房。

（三）护理

1. 指导患者

（1）操作前告知患者注射胰岛素的目的。

（2）操作后告知患者注射胰岛素后避免运动，按时进餐。

（3）告知患者低血糖的预防、临床表现和正确的处理办法。

（4）对于需要期注射胰岛素的患者要教会其注射胰岛素。

2. 注意事项

（1）确保胰岛素的种类、剂量和注射时间准确。一般速效胰岛素餐前 5~10 分钟注射，短效胰岛素和预混胰岛素餐前 15~30 分钟注射。

（2）需长期注射胰岛素的患者，需要注意注射部位的轮换，轮换的方法包括不同注射部位之间的轮换和同一注射部位内的轮换。

1）不同注射部位之间的轮换：可将注射部位分为四个等分（大腿或臀部可分为两个等分区域），每周使用一个等分区域并始终按顺时针方向轮换。

2）同一注射部位内的轮换：在任何一个等分区域内注射时，连续两次注射应间隔至少 1cm。每日注射 1 次时，可选择一个最方便的区域连续注射一周甚至更长时间，然后更换另一区域；每日注射 2 次以上时，最好选择对称的两个区域交替部位进行注射，避免 1 个月内重复使用同一个注射点。

（3）混合使用中效、短效/速效胰岛素时，应先抽吸短效/速效胰岛素，再抽吸中效胰岛素。

（4）正在参加运动锻炼的患者，不宜选在大腿、臂部注射。注射胰岛素后避免过度活动胰岛素注射侧肢体。注射胰岛素后避免短时间内热敷、热水浴或过度搓压注射部位。

（5）胰岛素应避免日晒或冷冻，避免剧烈晃动；未开封的胰岛素储存在 2~8℃的冰箱冷藏保存，并在有效期内使用；已开封的胰岛素在 15~30℃的室温下使用不超过 30 天或按照生产厂家的建议存储，且不超过有效期。

3. 注射胰岛素的常见问题

（1）疼痛：多数胰岛素注射是无痛的，极少会发生锐痛。一般注射的痛感跟以下因素有关：药物温度、注射部位、针头的长度、针头直径及注射环境。处理方法：①室温保存正在使用的胰岛素；②避免在体毛根部注射；③待消毒液干后注射；④注射时做到"两快一慢"；⑤选择合适的针头，且注射针头一次性使用；⑥注射环境清洁、安静，避免患者过度紧张。

（2）出血和淤血：针头在注射过程中损伤血管或毛细血管床，产生局部出血或淤青。一般按压穿刺点 5~10 秒应能止血，在一周后可自行吸收。如果频繁地出现淤青，需仔细评估注射技术，还要确认是否存在凝血功能障碍或使用抗凝药物。

（3）皮肤感染：严重感染少见，较常见注射部位起"红点"，与皮肤不洁、注射时无菌操作不严有关。

（4）皮下脂肪增生：与胰岛素使用时间太长、长期在同一部位注射胰岛素、胰岛素针头重复使用有关。长期刺激使皮下脂肪增生肥大，可形成脂肪垫或结节。防治方法主要是停止在皮下脂肪增生部位注射，一般停止注射后不久便会自行消退。

（5）脂肪萎缩：脂肪萎缩相对少见，其危险因素尚不清楚。处理：改变胰岛素类型，必要时可换为胰岛素泵注射。

4. 影响胰岛素作用的因素

（1）胰岛素注射部位：腹部吸收最快、最完全，后依次为上臂、大腿、臀部。胰岛素在水肿的区域吸收较为缓慢。注射部位皮下硬结、脂肪组织萎缩会影响胰岛素的吸收。

（2）胰岛素注射深度：注射在肌肉中的胰岛素吸收速率较皮下快，因此使用胰岛素专用注射器注射胰岛素时，应捏皮注射，且进针角度为45°，避免针头垂直进入肌肉层，使胰岛素吸收加快。

（3）胰岛素的浓度：U-100（100IU/ml）较 U-40（40IU/ml）吸收快。

二、胰岛素注射笔注射胰岛素的操作规范

（一）操作前准备

1. 评估

（1）患者注射部位皮肤的颜色、温度、清洁及感染情况。

（2）患者的合作程度。

（3）评估患者食物准备情况，能否按时进餐。

2. 准备

（1）护士：洗手，戴口罩。

（2）环境：清洁、安静。

（3）用物：胰岛素笔芯（与胰岛素注射笔匹配）、胰岛素注射笔、针头、消毒液、消毒棉签、治疗单、锐器盒、污物桶等。

（二）操作过程

1. 安装胰岛素注射笔

（1）核对胰岛素和笔芯，包括：胰岛素的剂型；检查笔芯外包装有无破损和漏液、笔芯中药液的性质，确保在有效期内；确保胰岛素笔内有足够的胰岛素用量，注射预混胰岛素前，确保剩余胰岛素能够充分混匀，胰岛素笔中剩余胰岛素小于12单位时应更换新笔芯。

（2）扭开笔芯架，将推杆归位，装入笔芯，拧紧笔芯架。

（3）消毒笔芯前端橡皮膜，取出针头，打开包装，顺时针旋紧针头。

（4）将胰岛素注射笔妥善放置待用。

2. 注射胰岛素

（1）备齐用物，携至床旁。

（2）查对患者床号、姓名和腕带，解释操作目的。

（3）协助患者取合适体位，选择注射部位。

（4）注射部位皮肤消毒，待干。

（5）再次核对患者信息。

（6）摘去针头保护帽，胰岛素注射笔进行排气后将旋钮调至胰岛素注射单位。如所注射的胰岛素为混悬液（如中效胰岛素或预混胰岛素），应先将胰岛素笔平放于手心，5秒内水平滚动10次，然后10秒内通过肘关节和前臂上下颠倒10次，直至笔芯内药液充分混匀为止。

（7）判断是否捏皮。捏皮方法：用拇指、食指和中指提起注射部位的皮肤，另一只手握笔取45°角（瘦或者儿童）或垂直（胖）快速进针，拇指按压旋钮缓慢匀速推注药液，注射完毕后针头在皮下停留至少10秒钟后再顺着进针方向快速拔出针头。

（8）取下针头弃于锐器盒，再次查对后在治疗单上签时间和全名。

（9）整理床单位，收拾用物，交代注意事项，离开病房。

（三）护理

（1）胰岛素注射笔与胰岛素笔芯要相互匹配。目前国内市场上常用的胰岛素笔有诺和笔（丹麦诺和诺德公司）、优伴笔（美国礼来公司）、得时笔（法国安万特公司）、东宝笔（中国通化东宝公司）。

（2）使用较短（如4mm或5mm）针头时，大部分患者无须捏皮注射，并可垂直进针；使用较长（如≥6mm）针头时，需要捏皮和（或）45°进针降低肌内注射风险。

（3）胰岛素注射笔针头一次性使用。

（4）余同"胰岛素专用注射器注射胰岛素的操作规范"。

三、胰岛素泵的操作规范及护理——以 minimed 712 泵为例

（一）操作前准备

1. 评估

（1）患者注射部位皮肤的颜色、温度、清洁及感染情况。

（2）患者的合作程度。

（3）注射大剂量前要评估患者食物是否准备妥当，能否按时进餐。

2. 准备

（1）护士：洗手，戴口罩。

（2）环境：清洁、安静。

（3）用物：速效或短效胰岛素制剂、胰岛素泵、储药器、输注导管、电池、助针器、配件、消毒液、消毒棉签、治疗单、笔、胶布、锐器盒、污物桶等。

（二）操作过程

1. 安装耗材和设置泵

（1）检查胰岛素和耗材的有效期和包装。

（2）将胰岛素灌装入储药器，接上输注导管，手动排气。

（3）装电池，泵自检。

（4）马达复位后将储药器放入胰岛素泵的储药室，并轻轻旋紧。

（5）机械排气，针头处见一小液滴变化。

（6）设置泵时间、胰岛素类型（速效/短效）和基础率等参数。

（7）将胰岛素泵装上配件，备用。

2. 安装泵

（1）备齐用物，携至床旁。

（2）查对患者床号、姓名和腕带，解释操作目的。

（3）核对泵设置。

（4）协助患者平卧或半卧，暴露腹部，确定置针点。

（5）消毒皮肤，待干。

（6）将针头装入助针器，压下弹簧，取下保护膜和针套。

（7）再次核对患者信息和泵设置。

（8）右手持助针器，对压进针点皮肤，摁下按钮，将针头植入皮下，左手压住针翼，右手轻轻取下助针器，贴上透明贴，固定针头。

（9）取出针芯，定量充盈 0.3~0.5U 胰岛素。固定软管，标明时间。

（10）再次查对后，在治疗单上签全名和时间。

（11）整理床单位和用物，交代注意事项，离开病房。

（三）胰岛素泵治疗的护理

1. 安装前的准备

（1）患者准备

1）向患者讲解胰岛素泵的相关知识，减少其恐惧心理和消极悲观情绪，使其树立信心，积极配合治疗。

2）了解患者病史，讲明胰岛素泵治疗的特点和注意事项。装泵前嘱患者沐浴、更衣，选择穿刺部位皮肤，避免硬结、破溃。

（2）用物准备

胰岛素应提前从冷藏箱中取出，使之与室温相近，避免抽吸胰岛素时胰岛素受热在储药器中产生气泡。

2. 置泵后的护理

（1）血糖监测方案

胰岛素泵使用初期，每日监测血糖 5~7 次（涵盖空腹、三餐前后和睡前）。如出现低血糖症状，随时监测血糖；出现不可解释的空腹高血糖或夜间低血糖，应监测夜间血糖变化。达到治疗目的后每天监测血糖 4 次。血糖控制不佳者必要时可通过进行动态血糖监测详细了解血糖波动情况。

（2）注意观察患者的低血糖反应

置泵后 1 周内为胰岛素剂量调整期，容易发生低血糖。要做好患者教育，告知患者低血糖的症状。护士密切观察，及时指导患者适量加餐，并让患者掌握自救方法，确保安全。

（3）正确追加和调整

正确追加剂量和调整泵基础率、参数等。

（4）皮肤护理

每日检查置针部位皮肤有无红肿、水疱、硬结和皮肤过敏等现象。为防止输注部位出现免疫反应，输注管路一般72小时内更换。如输注部位有炎性反应，应立即更换，新置针部位与原部位间隔2~3cm。

（5）报警的预防和处理

每日检查胰岛素泵运行情况，管路是否通畅，电池电量是否充足，观察胰岛素剩余液量，核对泵设置，每日至少2或3次。

（6）胰岛素泵治疗故障

胰岛素泵治疗过程中的常见故障包括储药器异常（胰岛素渗漏和胰岛素剂量不足）、管道系统堵塞和渗漏（管道系统内气泡、管道打折断裂，注射部位回血）、过敏反应、针头脱落或断裂等。停泵、电力异常、胰岛素量不足、管道输注系统堵塞和胰岛素渗漏均需及时处理，避免不良事件的发生。

（7）定期记录体重变化

长期带泵患者如果胰岛素剂量设置过量，可以表现为低血糖，但部分患者也可表现为体重明显增加。因此，定期记录体重变化，根据体重情况调节胰岛素剂量也极为重要。

3．更换管路

管路通常3天更换一次（各种品牌胰岛素泵零配件不同，根据情况选择更换）。在更换管路前和更换管路后1~3小时监测血糖，以防操作不当引起的胰岛素吸收不完全造成高血糖。更换管路的时间一般选择早晨和白天，尽量避免睡前和夜间更换管路。更换管路后给予大剂量有助于清除软针中可能存在的血或组织。

4．健康指导

（1）坚持饮食和运动治疗。

（2）佩戴期间禁止管道扭曲、折叠，胰岛素泵妥善放置于衣服的口袋或安置在腰带上，避免静电、浸水、撞击、加热和磁场。

（3）沐浴、剧烈运动和特殊检查（如X线摄影、CT、MRI）时应将泵取下，完毕后再连接。

（4）对于出院后长期带泵的患者，做好相关知识和操作培训，使其了解常见故障的处理，门诊随访和接受胰岛素泵专职护士的指导。

5．心理护理

胰岛素泵治疗糖尿病在国内尚未得到广泛应用，大多数患者对于这种治疗方法缺乏了解，容易产生紧张、焦虑和疑虑心理。护理人员要向患者详细介绍胰岛素泵的工作原理和基本操作流程、安泵后的注意事项和机器发生报警的应急处理，消除患者的紧张情绪，使其接受胰岛素泵的治疗。

6. 胰岛素泵的保养和维护

不要将泵置于过冷或过热的地方，以免胰岛素变性；胰岛素泵的马达和螺杆要用专用润滑剂，避免使用其他润滑剂；停用胰岛素泵不必取下电池，但须将基础率归零。

第三节　动态血糖仪的操作规范和护理
——以美敦力 CGM 为例

一、操作前准备

（一）评估

（1）患者置针部位皮肤的颜色、温度、清洁及感染情况。

（2）患者的合作程度。

（3）患者的知识和文化程度，患者的视力、理解力和操作能力。

（二）准备

（1）护士：洗手，戴口罩。

（2）环境：清洁、安静。

（3）用物：动态血糖仪（包含电缆）、动态血糖探头、透明敷贴、助针器、配件、电池、信息提取器、软件、监测日志、消毒液、消毒棉签、治疗单、笔、锐器盒、污物桶等。

二、操作过程

（一）进行血糖动态监测

（1）备齐用物，携至床旁。

（2）查对患者床号、姓名和腕带，解释操作目的，取得患者同意。

（3）指导患者录入血糖值和大事件，填写监测日志。

（4）安上电池，开机，设置参数（清除原有记录，设置时间、血糖单位、患者住院号等）。

（5）协助患者取平卧位或半卧位，暴露腹部，确定穿刺部位。

（6）穿刺部位皮肤消毒，待干。

（7）检查探头包装和有效期，取出探头，放入助针器，压下弹簧，取下探头保护贴膜和针头保护套。

（8）右手握助针器，压住穿刺点皮肤，压下按钮，左手固定探头，右手轻轻取下助针器，粘好贴膜。妥善固定探头和信息记录器。

（9）清除记录器报警，连接电缆和探头，查看信号。

（10）信号稳定后，初始化仪器。

（11）初始化结束后，测量指尖血糖值并录入记录器。

（二）下载监测信息

（1）连接好电脑和信息提取器，并打开电脑和信息提取器开关。

（2）将信息提取器设备选择键拨到 MINIMED 图标上。

（3）打开记录器开关，将信息提取器放入设备槽中。

（4）双击电脑桌面上 MINIMED CGMS 软件图标，根据屏幕信息设置软件。

（5）设置好后，屏幕上方菜单条中的下载图标变成黑色，点击即可进行下载。

（6）下载完毕，查看血糖，存储血糖报告。

三、操作后护理

（一）告知患者

（1）安置动态血糖监测的目的和注意事项。

（2）24 小时内至少监测 4 次指尖血糖，并输入记录器。

（3）录入血糖值和大事件的方法。

（4）正确填写监测日志。佩戴期间应翔实记录饮食、运动、治疗等事件。根据患者喜好，可选择将事件详细情况记录在监测日志上，或将事件作为"大事件"输入血糖记录器中。

（5）妥善保护记录器和探头注射部位，避免电缆打折、缠绕。妥善固定记录器，避免浸水、碰撞和摔跌。取下或安装电缆时要用专用工具，连接处避免潮湿。

（6）佩戴期间不要进行医学影像检查（如 X 线摄影、CT 或 MRI），不要接近无线电、电视设备及高压线等，尽量不要游泳、洗澡。

（二）注意事项

1. 安置

动态血糖仪建议上午和下午安置，避免傍晚或较晚时间安置。

2. 探头

（1）备用探头在冰箱冷藏保存，2~8℃，使用前提前从冰箱中取出进行复温。

（2）探头注射部位：避开安置胰岛素泵的部位 7.5cm 以上，避开经常进行屈伸等运动的部位，避开腰带等易摩擦受压部位，避开硬结、瘢痕等组织。

（3）注意探头植入的方向要有利于固定记录器。

（4）任何时候都不能断开探头连接。

（5）探头一次性使用。

3. 初始化

（1）初始化信号在 5~200nA 范围内且稳定后才开始初始化。

（2）初始化过程中尽量不要触碰任何按键。

（3）一个探头不能进行 2 次初始化。

（三）血糖监测

（1）每天至少监测 4 次指尖血糖，并在测试后 5 分钟内录入记录器。如果指尖血糖输入错误，在 5 分钟之内重新输入正确值即可。

（2）指尖血糖监测应分散在全天不同时段，最好选择血糖相对较稳定的时段进行（如三餐前及睡前）。

（3）指尖血糖监测使用同一血糖仪和同一批试纸。

（4）初始化结束后和每次报警取消后都需重新输入指尖血糖校准。

（5）记录器仅能输入 2.2～22.2mmol/L 范围内的血糖值。如果超过此范围，需进行低血糖或高血糖处理。

四、常见故障提示及处理

（一）DISCONNECT

血糖记录器检测到电流值小于 1nA，出现此报警。

1. 原因

连接机械断开，如记录器与电缆、电缆与探头，以及探头脱出、电缆损坏、探头失活。

2. 处理

（1）按 SEL＋ACT 键清除报警。

（2）检查探头连接和固定情况，保证连接完好；检查探头到电缆和电缆到记录器之间的连接情况，确保连接完好；观察电流 ISIG 数值，如果电流大于 5nA 且相对固定，输入指尖血糖校准即可，如果电流小于 5nA 和（或）急剧变化，需进行电缆和记录器功能检查。

（二）CALERR

CALERR 指尖血糖值与电流值比值不在 1.5～15.0 之间。

1. 原因

（1）DISCONNECT 报警。

（2）ISIG HI（探头电流太高）报警。

（3）探头初始化完毕后一小时内未及时输入指尖血糖校准。

（4）输入指尖血糖校准超出了预期范围。

2. 处理

（1）按 SEL＋ACT 键清除报警。

（2）报警发生在初始化结束后 24 小时内，可等待探头充分浸润后（电流波动在 10～100nA），复查指尖血糖并输入校准即可；如是上次指尖血糖录入延迟或错误，重新监测指尖血糖并输入即可；检查 ISIG 1 分钟，电流值急剧变化，需进行电缆和记录器的功能检查，如果电流值持续小于 5nA，说明探头已失活，应该拔出探头，结束监测或重置探头。

（三）ISIG HI

血糖记录器至少有 3 次检测到 ISIG 大于 200nA 时出现。

1. 原因

原因包括探头与电缆连接处潮湿、血糖过高、电缆损坏。

2. 处理

（1）按 SEL＋ACT 键清除报警。

（2）重测指尖血糖排除血糖过高的情况；连接处潮湿，关闭记录器，待干燥后开机复测指尖血糖并输入校准即可；检查 ISIG 1 分钟，如果电流值急剧变化，需检查电缆和记录器功能。

（四）LOWBRTT

电池电量不足，剩约 72 小时电量。处理：关闭记录器；更换电池（更换时间不能超过 5 分钟）；开机输入校准，监测指尖血糖。

（五）NO POWER

电池寿命耗尽，待机时间不足 1 小时。处理：关闭记录器；更换电池（更换时间不能超过 5 分钟）；开机输入校准，监测指尖血糖。

（六）ERROR

处理：按 SEL＋ACT 键清除报警；将数据下载电脑，联系售后服务。

（肖洁）

第四节　临床护理工作中的职业安全及自我防护

随着社会的发展，职业安全越来越多地受到临床医务人员的重视。由于医院工作环境和服务对象的特殊性，医务人员常常暴露于职业危害中。职业暴露是指因职业原因暴露在某种危险因素中，有感染或引发某种疾病的潜在危险。医护人员被认为是职业暴露的高危人群之一，护理人员更是位于医务人员职业暴露高危人群之首。

一、国内外医务人员职业暴露和职业防护现状

国际职业安全和健康学会调查发现：美国每年有 60 万～80 万专业人员被针头刺伤，引起严重的或潜在的致命感染，如乙肝病毒、丙肝病毒和人体免疫缺陷病毒的感染。英国、美国、加拿大、日本、澳大利亚、西班牙等国家都颁布有针刺伤发生的处理流程，对职业暴露、职业安全进行控制与管理。

近年来，我国医务人员职业暴露与防护工作逐渐得到管理部门的高度重视，国家陆续修订及颁布相关法律法规，并在临床护理学生课程中加入职业防护教育内容。但职业

防护的现状仍不容乐观，部分医疗机构仍无明确主管部门，职责不清，规章制度不全或缺失，落实监管不到位，安全器具使用率不高，医务人员操作行为不规范，防护用品使用不当，职业防护意识淡薄，职业暴露漏报率高。一项研究发现，乙肝病毒的 DNA 在 2 型糖尿病患者中出现的概率为 11%，而在正常人中出现的概率仅为 3%，糖尿病患者中丙肝病毒的感染率也比一般人群高，故糖尿病专科护理人员处于极高的职业暴露风险中。

二、护理人员职业暴露的危险因素

护理人员面临的职业暴露危险因素包括生物性因素、机械性因素、化学性因素和心理社会性因素。

（一）生物性因素

生物性因素包括各种经血传播的疾病及经呼吸道传播的疾病。患者的呕吐物和排泄物是病房空气的主要污染源，经血液传播疾病特别是艾滋病、乙肝、丙肝感染是医护人员生物性职业危害的主要种类。医务人员鼻腔葡萄球菌带菌率（87.4%）明显高于普通人群（58.1%），感染革兰阴性杆菌的耐药谱与医院感染无显著差异性，呈多重耐药。多重耐药菌（Multi Drug Resistance Bacteria，MDRB）指对通常敏感的常用的 3 类或 3 类以上抗菌药物同时呈现耐药的细菌。全球多重耐药菌形势严峻，我国目前也呈日益增长的趋势，其逐渐成为医院感染的重要病原菌。

（二）机械性因素

机械性因素主要是锐器伤。护理人员在临床护理工作中经常接触到各种锐器，如注射针头、针剂安瓿、手术刀片、碎玻璃等，极易导致锐器伤，其中以针刺伤最常见。2012 年，欧洲 14 个国家的调查显示，近 1/3 的护理人员在医院为糖尿病患者注射时曾发生针刺伤。在美国，24% 的护理人员遭遇针刺伤与糖尿病药物注射相关。这些针刺伤使护理人员面临感染血源性病原体的风险。除去针头是一个潜在的危险步骤，因为使用者的手指非常接近暴露在外的针尖。有报道显示，仅回套针帽这一个动作，就占到针刺伤原因中的 29.5%。针刺伤风险还会延伸至"下游"工作人员，如清洁人员、垃圾搬运者、焚烧人员及公众。遭遇针刺伤的护理人员可能不得不改变其日常工作和岗位职责，而且常需要相当长时间去明确是否感染了致命病原体，同时还要遭受巨大的精神压力。

（三）化学性因素

护理人员每天都要接触大量的化学消毒剂，比如含氯消毒剂、含碘消毒剂、酒精、戊二醛、甲醛等，容易导致皮肤的损害和对呼吸道的刺激。其他还包括细胞毒性药物、生物制剂等。

（四）心理社会性因素

工作紧张、倒班、心理压力超负荷、长期面对患者、意外伤害及死亡，这些因素都会影响护理人员的精神状况和生活态度。随着社会对护理服务要求的提高和各种恶性事件及酗酒、吸毒等社会问题的增多，护理人员工作的风险性和不确定性以及工作紧张感增强。过度的压力造成护理人员心理、生理上的损害，护理工作疲惫感明显增加。

三、护理人员职业暴露的应对措施

（一）营造舒适、安全的工作环境

1. 空气消毒

（1）通风：通风是常用的空气净化方法。

（2）紫外线和三氧空气消毒：为了能达到预期的效果，空气消毒时必须控制人员流动。

（3）其他：很多医院都已有了集中式空调新风系统，现代的净化技术可以对空气中的有害物质进行净化，全面控制室内空气中的有毒有害气体，达到安全的限值，甚至在系统中对空气进行调温、调湿。

2. 美化环境

（1）室内摆放合适的植物。

（2）适当装饰。

（二）增强护理人员职业防护意识，积极防范

1. 加强护理人员职业防护教育和培训

护理人员职业暴露绝大多数是因为操作时没有遵循预防针刺伤的有关规定和建议，个人操作习惯是造成针刺伤发生的决定因素，护理人员自我防护意识和职业安全意识不强，对锐器伤的危害性认识不足，尤其是一些年轻护理人员。因此应加强教育，使其在充分认识职业暴露危害性的基础上，规范操作行为。

2. 严格执行规章制度和改进工作流程

在进行护理操作如测血糖、注射胰岛素、静脉采血等操作时，严格执行操作程序和方法。

3. 预防标准

预防是针对医院所有患者和医务人员采取的一组预防感染措施，其基于患者的血液、体液、分泌物（不包括汗液）及非完整性的皮肤及黏膜均具有传染性，能有效防范职业暴露及减少院内感染。具体措施如下：

（1）手卫生：可以清除手上的病原微生物，切断通过手传播感染性疾病的途径。严格执行卫生部（现更名为国家卫生健康委员会）颁布的《医疗机构医务人员手卫生规范》，正确洗手可使细菌减少 10^3 CFU/cm^2。具体措施包括：①配备便捷、有效的手卫生设施，包括速干洗手液。②医务人员在无菌操作前后、接触患者后、接触患者血液及体液后、接触患者周围环境后必须进行手卫生。③加强对医务人员手卫生工作的指导和监督，提高医务人员手卫生的依从性。

（2）根据预期可能的暴露选用手套、隔离衣、口罩、护目镜或防护面罩，安全注射，穿戴合适的防护用品处理患者环境中污染的物品与医疗器械。

4. 锐器伤的防护及处理

（1）使用安全器械：美国 2003 年引入安全器具并在医院大范围推广后，2004 年锐器伤由之前的 16.9 例/10^5 下降至 6.0 例/10^5，安全器具预防了近 70% 的医务人员锐器伤。安全器械在保护注射者、胰岛素泵使用者及下游工作人员方面发挥着重要作用。而我国仅 52.53% 的医院使用了安全器具，安全器具在我国的使用率仍然较低，应积极推广使用。

（2）安全注射：WHO 关于安全注射定义的三层含义：对接受注射者无害，对实施注射操作的医护人员不带来任何可避免的危险，注射的废弃物不对社会造成危害。此处主要讨论实施注射操作的医护人员的防护。

1）禁止双手回套针帽。

2）禁止将针头放置在床边、小车顶部。

3）禁止用手移去注射器针头。

4）锐器盒放在触手可及的地方，锐器使用后，应立即丢入锐器盒。

5）整个注射过程中应从容不迫，如患者抵抗或慌张应寻求帮助。

6）使用真空采血系统。

7）工作空间拥挤狭小、探访者和障碍物过多、光线不够明亮时，应寻求帮助，在操作前解决，避免事故发生。

（3）胰岛素注射过程中的注意事项。

1）为了减少捏皮造成的针刺伤风险，推荐使用无须捏皮的短针头（例如 4mm 和 5mm 笔用胰岛素针头）。

2）如果需要捏皮，操作者应该确保两指间隔 2.5cm 的距离，并且在捏皮的中央注射，从而最大限度地减少因捏皮而发生的针刺伤。

3）在任何情况下，针头均不应弃置在公共垃圾箱或者通过公共垃圾处理系统处置。

（4）锐器伤的处理：发生锐器伤时，正确处理伤口，反复轻轻由近心端向远心端挤压伤口，尽可能挤出血液，冲洗后消毒包扎伤口。被乙肝病毒污染的锐器损伤时，根据患者及职业暴露者情况注射乙肝免疫球蛋白及乙肝疫苗，同时血液检测乙肝。如被 HIV 污染的锐器损伤，应预防性服药，尽快检测 HIV 抗体，并定期复查。医务人员发生锐器伤后积极上报，所属医疗机构应存档并随访。

5. 多重耐药菌预防及控制

（1）严格实施隔离措施：对多重耐药菌患者应实施标准预防措施加接触隔离措施，预防多重耐药菌传播。

1）尽量选择单间隔离，也可以将同类多重耐药菌感染或定植患者安置在同一房间。隔离房间应当有隔离标识。不宜将多重耐药菌感染或者定植患者与留置各种管道、有开放伤口或者免疫力低下的患者安置在同一房间。没有条件实施单间隔离时，应当进行床旁隔离。

2）与患者直接接触的相关医疗器械、器具及物品，如听诊器、血压计、体温表、输液架等，要专人专用，并及时消毒处理。轮椅、担架、床旁心电图机等不能专人专用的医疗器械、器具及物品要在每次使用后擦拭消毒。

3）医务人员对患者实施诊疗护理操作时，应当将高度疑似或确诊多重耐药菌感染或定植患者安排在最后进行。医务人员对患者实施诊疗护理操作时应采取标准预防，进出隔离房间、接触患者前后应执行手卫生。当执行产生飞沫的操作时，在有烧伤创面污染的环境工作时，或接触分泌物、压疮、引流伤口、粪便等排泄物以及造瘘管、造瘘袋时，应使用手套和隔离衣。

（2）严格遵守无菌技术操作和标准操作规程，避免污染，有效预防多重耐药菌感染。

（3）加强多重耐药菌感染或定植患者诊疗环境的清洁、消毒工作，要使用专用的抹布等物品进行清洁和消毒。对医务人员和患者频繁接触的物体表面（如心电监护仪、微量输液泵、呼吸机等医疗器械的面板或旋钮表面，患者床栏杆和床头桌，门把手，水龙头开关等），采用消毒剂进行擦拭、消毒。被患者血液、体液污染时应当立即消毒。出现多重耐药菌感染暴发或者疑似暴发时，应当增加清洁、消毒频次。对于多重耐药菌感染或定植患者的生活废物及诊疗过程中产生的医疗废物，均按照医疗废物进行处置和管理。

（4）建立和完善对多重耐药菌的监测。

（三）提高个人身心健康水平

（1）合理营养和休息；加强锻炼，增强体质；定期进行健康检查。

（2）加强个人心理建设，增强心理调适能力，开阔胸怀。

（3）建设护理人员心理支持系统。

（刘维）

第七章　糖尿病患者病房风险管理

风险是一种客观存在的不确定性，是指某个事件产生不希望的后果的可能性。糖尿病患者因其自身疾病和生理、病理状况等，存在多种风险因素，极易发生跌倒/坠床、烫伤、医院感染等意外事件。这不仅威胁患者的生命安全和降低生活质量，还会恶化医患关系，是常见的医患纠纷原因之一。因此，加强糖尿病患者病房的风险管理，采取各种措施和方法消灭或减少风险事件发生的可能性，或者减少风险事件发生时造成的损失，是医院的决策者、管理者以及工作人员的重要职责。

第一节　概述

一、糖尿病患者常见的风险和原因

（一）糖尿病患者常见的风险

（1）护理意外事件，如患者跌倒/坠床、噎食、压疮等。

（2）治疗相关的不良反应，如低血糖反应、直立性低血压等。

（3）患者的不良心理：糖尿病是心身疾病，患者心理问题复杂，情绪易不稳定，遇事易走极端。

（二）导致糖尿病患者常见风险的原因

1. 患者因素

美国的一份调查报告表明，糖尿病患者的平均寿命已与正常人接近，其中很大一部分可生存到70岁以上。随着住院糖尿病患者的老龄化发展，患者往往集糖尿病、高血压、骨质疏松症等多种疾病于一身，或同时并发眼病、心脑血管疾病、糖尿病足等严重合并症。病程长，病情重，长期卧床，各种保护性感觉减退或消失，睡眠障碍，视力减弱，活动力和反应能力下降，降糖、降压、助眠等治疗，焦虑、抑郁等不良情绪都可增加住院糖尿病患者发生意外事件的风险。患者易发生跌倒/坠床、噎食窒息、烫伤、走失、用药错误、低血糖、压疮、院内感染等。

2. 医务人员因素

（1）医务人员责任心不足：查对不到位造成打错针、发错药；匆忙交接班造成治疗错误、工作遗漏；贴错标识造成用药错误；不按时巡视，未及时发现病情变化等。

（2）履行知情告知不足：对患者的病情、治疗、护理，不能很好地与患者或家属进行沟通、告知，使患者及家属不能正确理解和理性选择诊疗措施，出现意外后不能理解，认定是医务人员的失误。

（3）技术操作不熟练：医务人员技术水平较差、经验不足造成血糖监测失败、胰岛素注射疼痛、穿刺不成功等；大量引进与开发新技术、新项目使医护工作难度增加，技术要求增高。

3. 管理因素

管理制度不健全或医务人员不按要求落实制度、规范和常规；管理者本身素质不高，对医务人员的业务培训和对病房工作的管理不得力；使用不安全的医疗护理器具，如未及时发现病床损坏、使用过期或变质的药品或器具、抢救器械未及时质检等。

4. 环境因素

不安全的住院环境导致患者发生跌倒/坠床、烫伤等，病房消毒隔离措施不到位导致医院感染，供氧和中心吸引突然中断影响患者抢救等。

二、如何识别和预防风险

（一）风险因素的评估

风险管理的第一步是对潜在的客观存在的各种风险因素进行系统评估和归类，分析产生的原因。评估应从以下几方面进行：

1. 患者自身

评估年龄、病情、治疗、性格、心理状态等。

2. 环境

评估家具设备的摆放，空间照明、医疗仪器是否完好备用，地面是否防滑，是否有特殊患者的安全设备等。

3. 医务人员

（1）医务人员的专业水平、操作技能、责任心、处理应急事件的能力和心理性格以及人手是否紧缺等。

（2）医务人员中的高风险人群：新进人员和工作5年内的医务人员是高风险人群，沟通、人员培训、患者评估等是发生风险的高危环节。

4. 管理

（1）医务人员是否严格执行核心制度：给药和各种侵入性操作时是否严格执行"三查八对"，交接班时是否仔细交接清楚物资和患者的病情、治疗情况，是否按分级护理制度按时巡视、观察和记录，是否严格按流程执行护理操作等。

（2）仪器使用中的风险因素：急救药品和物品是否完好备用、医务人员能否正确操作各种抢救器材等。

（二）风险事件的评估

风险事件的评估指对风险因素进行定量分析和描述，评估发生风险事件的概率及可能造成的损失的严重程度，为采取的护理管理措施提供决策依据。评估风险事件的三个基础：发生的风险事件是什么？发生的可能性有多大？如果发生导致的后果有多严重？

（三）风险的处理

风险的处理是风险管理的核心内容，是在风险因素和风险事件评估的基础上采取的应对风险事件的措施。

1. 加强医务人员的培养

（1）加强医务人员的风险教育，增强风险意识；提高医务人员职业行为中的法律意识，依法执业。

（2）培养医务人员的应急处理能力、沟通能力，提高专科知识水平和操作技能。

2. 完善组织管理

细化并规范医疗、护理的过程管理，优化各个环节流程，完善各项规章制度。严格遵守国家法律法规、核心制度、护理常规和操作规范。

3. 预防风险发生

根据评估的风险因素，采取预防措施，预防风险事件的发生。如针对老年患者易发生的跌倒/坠床、噎食、压疮、深静脉血栓等风险因素，入院时增加相关危险因素的评估，制订相应的防范措施并告知患者和家属，取得其同意。如需要采取约束患者身体、限制肢体活动的措施，要取得患者或家属的知情同意并签署知情同意书后方可实施。

4. 制订预案

制订风险事件的应急预案并组织医务人员学习和演练。

5. 规范管理

医疗、护理用品和仪器质量是造成风险发生的直接或间接原因。医务人员要了解各种护理用具的质量、性能、操作程序、注意事项等，按时检查，保证规范使用。

6. 执行异常信息报告制度

通过对异常信息的处理、分析和总结，制订、完善护理制度和优化护理流程，减少风险因素。

7. 尊重患者的选择和决定

对于患者生命健康相关事项的权利，在开展护理工作时做好告知工作。

（1）告知的内容：入院告知（入院介绍）；疾病告知，包括病情、可能出现的并发症、注意事项等，特别是对于危重患者，要及时告知家属患者的病情变化；饮食、运动注意事项告知；各种检查、治疗的目的、注意事项、药物及用法、特殊操作、用药以及较大费用项目和自费项目告知；护理操作告知，告知名称、目的、意义、如何配合、注意事项、风险等；出院告知（出院教育）。

（2）告知的方式：①口头告知，使用通俗易懂、简捷明了的语言告知患者和家属相关信息，适用于病情简单、风险小的情况，但是不具有法律效力；②书面告知，以书面文字形式告诉患者相关信息，并要求患者或家属在告知书上签字、确认，适用于某些特殊或具有危险性的医疗、护理操作，具有法律效力，但是文化层次低的患者或家属在阅读、理解上会存在一定问题；③公示告知，采用展板、悬挂指示标志、大型展示屏等方式告知。

（3）告知时的注意事项：医务人员首先了解患者及家属的要求，增加有针对性的告知内容。语言温和，态度诚恳，鼓励患者和家属说出他们的想法，并耐心解答他们的疑问。把握告知的时间与程度，关注患者和家属的感受和情绪，选择适当的告知方式，以免加重患者的心理负担，给患者造成伤害。做好告知记录。在行各种操作，尤其是一些有创操作前，要征得患者或家属的同意，并在知情同意书上签字，无书面知情同意书时要在医疗、护理记录单上记录告知的内容，并请患者或委托人签字，一旦发生纠纷，可作为已履行告知义务的法律依据。及时强化，加强印象。医务人员在日常护理工作中要及时强化有关的护理告知内容，详细耐心地回答患者及其家属的问题直至其明白为止，使告知有连续性，达到最佳效果。需要实行保护性医疗或遇危重患者难以做出决定时，可告知患者或家属，提供本人签字的授权委托书，必要时可委托代理人。无民事行为能力者，相关内容告知监护人和委托代理人。

第二节　糖尿病患者院内感染管理制度

一、管理系统、人员培训及预防措施

（一）管理系统

病房设立感染管理组，由科主任负责，成员包括护士长、医疗组长、住院总医师和医院感染管理员。严格履行相应职责，按要求报告医院感染发病情况，对监测发现的各种潜在感染因素及时采取控制措施。病房的医院感染管理系统如图7-1所示。

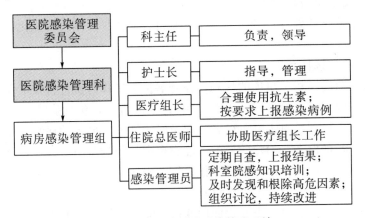

图 7-1　病房的医院感染管理系统

（二）人员培训

1. 感染管理组成员培训

（1）积极参加医院组织的相关学习，在不断提高自身业务能力的基础上，做好病房相关培训和记录。

（2）定期组织病房工作人员学习医院感染知识，分析糖尿病患者发生医院感染的高危因素，提出切实可行的预防措施，降低医院感染率。

（3）定期开展手卫生培训，使人人掌握手卫生知识和正确的手卫生方法，保障手消毒的效果。

2. 新进人员培训

新进人员上岗前必须接受医院感染知识的岗前教育，掌握医院感染相关知识，能主动参与预防和控制医院感染的工作，增强自我防护意识，考试合格后方可上岗。

（三）预防措施

（1）认真贯彻医院感染管理相关的法律法规及技术规范和标准，执行各种操作规范。

（2）做好环境管理。

1）定时进行环境消毒和空气通风，保持环境清洁、卫生和室内空气清新。

2）治疗室、换药室、病房、办公室等区域的卫生用具要专用，清洁用具定点放置，有明显标记并定时消毒。

（3）胰岛素笔、血糖仪及其他物品使用后及时消毒或灭菌，胰岛素一人一支，一次性使用的各种针头和注射器不得重复使用。

（4）尽量减少创伤性检查和各种管道植入。

（5）落实标准预防措施，见第六章第五节。

（6）科学合理地收治患者，感染者与非感染者分开安置，同类感染患者相对集中，特殊感染者单独安置。

（7）做好多重耐药菌感染患者及其他传染性疾病患者的消毒隔离工作。

（8）做好患者、家属和陪伴人员的教育和管理，严格执行陪伴管理和探视制度。

（9）严格按照《抗菌药物临床应用指导原则》合理使用抗生素。

（10）按《医疗废物管理制度》分开收集和封闭转运医疗废物和生活垃圾。

二、病房医院感染的管理流程

（1）落实医院感染的预防措施，预防发生医院感染。

（2）出现医院感染病例或疑似病例时，主管医生立即向本科室医院感染监控小组负责人报告，并于12小时内填表报告医院感染管理科。如为国家卫生健康委员会的网报医院，要做好网报工作。

（3）科室一旦出现或怀疑医院感染流行趋势（同一科室短期内出现同类感染病例≥3例），应12小时内通知医院感染管理科。医院感染管理科收到科室的报告后应立即到临床调查核实，病房感染管理组负责人应及时组织主管医生和医务人员协助查找感染原因，并采取有效的控制措施。

（4）当确定为医院感染流行或爆发时，医院感染管理科及时报告主管院长和医务科，并通报相关部门。经医院调查证实出现医院感染流行时，医院应于24小时内通报当地卫生行政部门。

（5）确诊为传染病的医院感染，按《传染病防治法》的有关规定进行报告，掌握好抗菌药物应用指证，根据病原学特点及患者状态制订出合理的个性化给药方案，包括药物种类、剂量、用法及疗程、毒副反应观察指标。

（6）组织讨论发生医院感染的原因，改进工作。

病房医院感染的管理流程如图7-2所示。

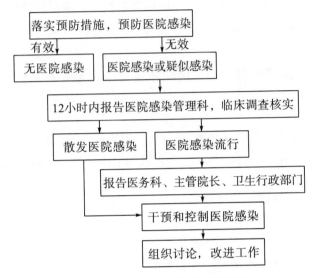

图7-2　病房医院感染的管理流程

第三节　糖尿病患者跌倒/坠床管理制度

一、人员培训及预防措施

（一）人员培训

（1）做好新进人员的培训工作，使其了解糖尿病患者发生跌倒/坠床的高危因素和危害，掌握预防跌倒/坠床的护理措施和发生跌倒/坠床后的处理流程。

（2）病房定期进行预防跌倒/坠床的学习或操作演练，对所有发生跌倒/坠床的案例组织讨论，寻找原因，改进工作。

（3）加强对跌倒/坠床预防措施的督促检查，提高工作人员的责任心。

（二）预防措施

1. 建设安全的住院环境

（1）室内光线充足；物品摆放规范，常用物品置于患者易取放处；保持地面干燥、清洁，及时清除水渍；在易发生跌倒/坠床处放置醒目标识。

（2）提供必要的安全设施，比如扶手、床栏等，并教会患者和陪护人员使用。

（3）妥善固定各种设备，如病床和治疗车。

2. 安全宣教

对所有患者和陪护人员做好普遍安全宣教。

3. 筛查跌倒/坠床的高危人群，进行重点干预

（1）及时与患者和家属沟通，对患者和陪护人员进行重点安全教育和培训。患者服用易引起头昏、低血压等不良反应的药物时要做好用药前的指导，服药后观察，指导患者有头昏或眩晕症状时应卧床休息，并做好护理记录。

（2）在患者的床头牌和腕带上张贴预防跌倒/坠床的高危标识。

（3）留陪护，尽量做到24小时留陪护，活动时有人搀扶，并嘱患者无人陪伴时不要擅自活动。

（4）加强病房巡视，对有跌倒/坠床隐患的患者要严格交接班。

（5）协助生活不能自理的患者做好生活护理。

（6）做好患者的心理护理工作，保证患者有充足的睡眠。

二、患者跌倒/坠床的管理流程

（一）安全防范

做好安全防范工作，预防跌倒/坠床。

（二）患者跌倒/坠床的处理

（1）立即安抚和陪伴患者，同时紧急呼叫医生。

（2）检查患者的意识、瞳孔，测量生命体征，协助医生检查患者有无受伤、受伤部位及严重程度，尤其注意有无骨折、颅脑损伤、内出血等。

（3）根据病情将患者扶回病床或安置在安全处，注意保暖。

（4）协助和配合医生进行进一步检查和处理。

（5）通知家属，及时汇报：对于无受伤或轻微伤者，科室应于24小时内填写意外事件报告单并交至护理部；对于严重伤者立即口头报告护理部，12小时内填写意外事件报告单并交至护理部。

（6）组织讨论，分析原因，改进工作。

跌倒/坠床的管理流程如图7-3所示。

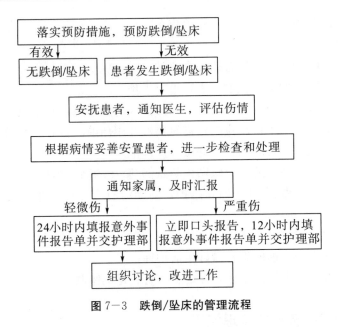

图 7-3 跌倒/坠床的管理流程

第四节 糖尿病患者压疮管理制度

一、人员培训及预防措施

(一)人员培训

(1)做好新进人员的培训工作,使其了解糖尿病患者发生压疮的高危因素和危害,掌握预防压疮的护理措施和压疮发生后的处理流程。

(2)病房定期进行预防压疮的学习,对所有发生院内压疮的案例组织讨论,寻找原因,改进工作。

(3)加强对压疮预防措施的督促检查,提高工作人员的责任心。

(二)预防措施

(1)筛查压疮的高危患者,仔细评估患者的压疮高危因素,如活动受限、严重水肿、极度消瘦、病情所致的强迫体位和治疗所需的禁止翻身等,进行压疮评分,筛查高危患者。

(2)及时与患者和家属沟通,对患者和陪护人员进行相关安全教育和培训,并做好护理记录。

(3)在患者床头牌和腕带上张贴压疮的高危标识。

(4)落实预防压疮的护理措施。

1)加强病房巡视,对有压疮隐患的患者要严格交接班。

2)受压部位减压:①定时帮助患者翻身或放松牵引减压,检查受压部位皮肤颜色和有无破损，必要时使用翻身床或翻身枕，翻身时注意不要托、拉、拽，防止皮肤受伤。②局部使用泡沫敷料、溃疡贴等进行减压。

3）改善营养状况，纠正代谢紊乱。

（5）做好生活护理。

1）保持床单位清洁干燥、平整无皱褶

2）保持皮肤清洁干燥，正确使用便盆。

（6）难免压疮要及时报告护士长，请科护士长或伤口护士会诊，必要时请医院压疮管理委员会会诊。

二、患者发生压疮的管理流程

（一）入院带入压疮的管理流程

（1）评估压疮的部位、范围和严重程度，及时与家属沟通并做好记录。如为转科患者，必须与对方科室严格交接班并记录。

（2）分析患者发生压疮的高危因素，制订护理措施，报告护士长，请科护士长或压疮管理委员会会诊。

（3）局部减压，创面换药，改善营养，纠正代谢紊乱。

（4）严格交接班，动态评估病情和创面。

入院带入压疮的管理流程如图7-4所示。

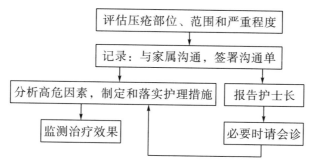

图7-4　入院带入压疮的管理流程

（二）院内发生压疮的管理流程

（1）立即报告护士长、科护士长和护理部，请科护士长或压疮管理委员会会诊。

（2）评估压疮的部位、范围和严重程度，及时与家属沟通并做好记录。

（3）局部减压，创面换药，改善营养，纠正代谢紊乱。

（4）严格交接班，动态评估病情和创面。

（5）组织讨论，分析原因，改进工作。

（6）压疮愈合后、患者出院、转科、死亡后报告护理部。

院内发生压疮的管理流程如图7-5所示。

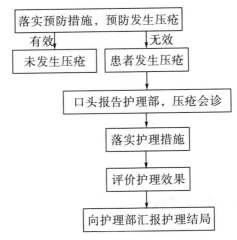

图 7-5　院内发生压疮的管理流程

第五节　糖尿病患者烫伤管理制度

一、人员培训及预防措施

（一）人员培训

（1）做好新进人员的培训工作，使其了解糖尿病患者发生烫伤的高危因素和危害，掌握预防烫伤的护理措施和烫伤发生后的处理流程。

（2）病房定期进行预防烫伤的学习，组织院内烫伤的案例讨论，分析原因和高危因素，讨论预防措施，提升预防知识和技能。

（3）加强对烫伤预防措施的督促检查，提高工作人员的责任心。

（二）预防措施

（1）提供安全、防止烫伤的住院环境。

（2）开水房专人管理，定时开放，专人负责送开水到床旁，避免发生开水烫伤事件。

（3）加强患者和家属教育，对老年人、小孩或感知功能下降等有烫伤隐患的患者应留陪护，指导患者不要自行到开水房打开水或热水。

（4）妥善放置开水瓶，及时协助患者倒开水，指导患者饮用温度适宜的温开水。

（5）指导有神经病变的患者洗脚之前用手或请家属代试水温，宜使用间接保暖而不用烤火或用热水袋、电热毯取暖，严防发生烫伤。

（6）对需要热敷或使用物理热疗的患者，严格控制温度和时间，加强巡视观察，做好交接班和护理记录，严防烫伤发生。

二、患者烫伤的管理流程

（一）安全防范

做好安全防范工作，预防烫伤。

（二）烫伤的处理措施

（1）立即安抚患者，帮助患者脱离烫伤环境，冷敷创面。

（2）通知医生，评估烫伤的部位、范围和严重程度，积极处理烫伤。

（3）通知家属和护士长，填写护理/意外事件报告单，上交护理部。

（4）严格交接班，动态评估烫伤创面并记录。

（5）组织讨论，分析原因，改进工作。

烫伤的管理流程如图7－6所示。

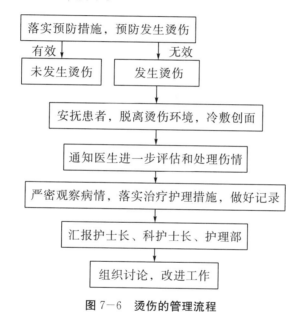

图7－6　烫伤的管理流程

（武仁华　尹好）

第八章　糖尿病的社区护理

随着社会经济的发展和城市化进程的加快，人民生活水平逐渐提高，疾病谱和死亡谱也发生了变化，慢性非传染性疾病（慢性病）成为影响我国社区居民健康的主要问题，如心脑血管疾病、糖尿病、恶性肿瘤等。糖尿病是终身性疾病，疼痛、伤残、昂贵的医疗费用等都影响着患者的健康状况和生活质量，也给家庭和社会带来巨大的经济负担。慢性病患者的多数时间是在家庭和社区中度过的，在社区中开展糖尿病患者的护理与管理，提高社区糖尿病患者群的自我健康管理能力，对控制慢性病的发病率、致残率和死亡率，改善和提高患者的生活质量具有积极作用。

第一节　糖尿病的三级预防

由于经济发展、城市化进程加快、进入老龄化社会、超重/肥胖患病率增加等因素影响，我国成人糖尿病患病率显著增加。2013 年我国慢性病及其危险因素监测显示，18 岁及以上人群糖尿病患病率为 10.4%。糖尿病一级预防的目标是控制糖尿病的危险因素，预防糖尿病的发生；二级预防的目标是早发现、早诊断和早治疗糖尿病患者，在已诊断的患者中预防糖尿病并发症的发生；三级预防的目标是延缓已发生的糖尿病并发症的进展，降低致残率和死亡率，并改善患者的生存质量。

一、一级预防

糖尿病的一级预防指在一般人群中开展健康教育，提高人群对糖尿病防治的知晓度和参与度，倡导合理膳食、控制体重、适量运动、限盐、控烟、限酒、心理平衡的健康生活方式，提高社区人群的糖尿病防治意识。

糖尿病前期患者应通过饮食控制和运动来降低糖尿病的发生风险，医务人员定期随访及给予心理支持，以确保患者的生活方式改变能够长期坚持下来；定期检查血糖；同时密切关注其他心血管危险因素（如吸烟、高血压、血脂异常等），并给予适当的干预措施。具体目标如下：

（1）使超重或肥胖者 BMI 达到或接近 24，或体重至少下降 7%。

（2）每日饮食总热量至少减少 400～500kcal。

（3）饱和脂肪酸摄入量占总脂肪酸摄入量的 30% 以下。

（4）中等强度体力活动至少保持在 150 分钟/周。

二、二级预防

2 型糖尿病防治中的二级预防指在高危人群中开展疾病筛查、健康干预等，指导其进行自我管理。

（一）高危人群的定义

1. 成年人中糖尿病高危人群的定义

在成年人（>18 岁）中，具有下列任何一项及以上的糖尿病危险因素者：

（1）年龄≥40 岁。

（2）有糖尿病前期（IGT、IFG 或两者同时存在）史。

（3）超重（BMI≥24）或肥胖（BMI≥28），中心型肥胖（男性腰围≥90cm，女性腰围≥85cm）。

（4）静坐生活方式。

（5）一级亲属中有 2 型糖尿病家族史。

（6）有 GDM 史的妇女。

（7）高血压〔收缩压≥140mmHg（1mmHg＝0.133kPa）和（或）舒张压≥90mmHg〕，或正在接受降压治疗。

（8）血脂异常〔高密度脂蛋白胆固醇（HDL－C）≤0.91mmol/L 和（或）甘油三酯（TG）≥2.22mmol/L〕，或正在接受调脂治疗。

（9）动脉粥样硬化性心血管疾病（ASCVD）患者。

（10）有一过性类固醇糖尿病病史者。

（11）多囊卵巢综合征（PCOS）患者或伴有与胰岛素抵抗相关的临床状态（如黑棘皮征等）。

（12）长期接受抗精神病药物（抗抑郁药物治疗）和他汀类药物治疗的患者。

在上述各项中，糖尿病前期人群及中心型肥胖者是 2 型糖尿病最重要的高危人群，其中，IGT 人群每年有 6%～10% 的个体进展为 2 型糖尿病。

2. 儿童和青少年中糖尿病高危人群的定义

在儿童和青少年（≤18 岁）中，糖尿病高危人群是指超重（BMI>相应年龄、性别的第 85 百分位）或肥胖（BMI>相应年龄、性别的第 95 百分位）且合并下列任何一项危险因素者：

（1）一级或二级亲属中有 2 型糖尿病家族史。

（2）存在与胰岛素抵抗相关的临床状态（如黑棘皮征、高血压、血脂异常、PCOS、出生体重小于胎龄者）。

（3）母亲怀孕时有糖尿病史或被诊断为 GDM。

（二）高危人群的糖尿病筛查

高危人群的发现可以通过居民健康档案、基本公共卫生服务和机会性筛查（如在健康体检中或在进行其他疾病的诊疗时)等渠道。糖尿病筛查有助于早期发现糖尿病,提高糖尿病及其并发症的防治水平。因此,应针对高危人群进行糖尿病筛查。

1. 糖尿病筛查的年龄和频率

对于成年人中的糖尿病高危人群,宜及早开始糖尿病筛查。对于儿童和青少年中的糖尿病高危人群,宜从 10 岁开始,青春期提前的个体则推荐从青春期开始。首次筛查结果正常者,建议每 3 年至少重复筛查一次。

2. 糖尿病筛查的方法

对于具有至少一项危险因素的高危人群应进一步进行空腹血糖或任意点血糖筛查。空腹血糖筛查是简单易行的方法,宜作为常规的筛查方法,但有漏诊的可能性。如果空腹血糖大于或等于 6.1mmol/L 或任意点血糖大于或等于 7.8mmol/L,建议行 OGTT(空腹血糖和糖负荷后 2 小时血糖)。

(三)药物干预预防 2 型糖尿病

对于糖尿病前期个体,只有强化生活方式干预 6 个月效果不佳,且合并有其他危险因素者,方可考虑药物干预,但必须充分评估效益-风险比和效益-费用比,并且做好充分的医患沟通和随访。

(四)血糖控制

对于新诊断、年轻、无并发症或合并症的 2 型糖尿病患者,建议及早采用严格的血糖控制,以降低糖尿病并发症的发生风险。

(五)血压控制、血脂控制及阿司匹林的使用

对于没有明显糖尿病血管并发症,但具有心血管危险因素的 2 型糖尿病患者,应采取降糖、降压、调脂(主要是降低 LDL－C)及阿司匹林治疗,以预防心血管疾病和糖尿病微血管病变的发生。

三、三级预防

对于糖尿病病程较长、老年、已经发生过心血管疾病的 2 型糖尿病患者,继续采取降糖、降压、调脂(主要是降低 LDL－C)、阿司匹林治疗等综合措施,以降低心血管疾病及微血管并发症反复发生和死亡的风险,但应依据分层管理的原则。

对已出现严重糖尿病慢性并发症者,推荐至相关专科治疗。

第二节 糖尿病社区护理在三级预防中的作用及开展现状

一、糖尿病社区护理的重要作用与糖尿病患者的社区管理

（一）社区护理在糖尿病三级预防中的重要作用与优势

糖尿病是社区常见病和多发病，在面临糖尿病高发病率的巨大挑战与压力下，国家制定了相关政策帮助完善糖尿病的社区管理。

糖尿病的社区管理模式可针对患者的个体化病情，制订相应的治疗和生活指导方案，通过社区活动的方式，帮助患者积极参加多种形式的健康教育活动。其中，积极、有效的护理干预是整个管理模式中的重要环节。通过完善护理人员对患者的糖尿病健康教育和自我护理指导，帮助其梳理负面情绪，建立治疗信心，有效帮助患者规避治疗误区，有效控制血糖水平，控制和延缓并发症的发生，提高患者生活质量。实现了"小病在基层、大病去医院、康复回社区"的三级诊疗制度，提升社区医务人员糖尿病管理综合能力，使有限的医疗资源得到合理利用，从而缓解群众"看病难、看病贵"这一难题。可见，在新的医疗改革形式下，糖尿病社区护理在糖尿病的三级预防中具有便捷性和防治结合的优势，发挥了非常重要的作用，具有不可替代的地位和良好的发展前景。

（二）糖尿病患者的社区管理

1. 糖尿病患者的社区管理内容

（1）糖尿病筛查：社区卫生服务机构需对辖区内 35 岁以上糖尿病患者进行规范管理。对工作中发现的糖尿病高危人群进行有针对性的健康教育，每年至少测量 1 次空腹血糖，并接受医务人员的健康指导。

（2）糖尿病患者随访：对确诊的糖尿病患者，每年提供 4 次免费空腹血糖检测，至少进行 4 次面对面随访。随访内容如下：

1）测量空腹血糖和血压，并评估是否存在危急情况。血糖$\geq$16.7mmol/L 或血糖$\leq$3.9mmol/L，收缩压$\geq$180mmHg 和/（或）舒张压$\geq$110mmHg，有意识或行为改变，呼气有烂苹果味，心悸、出汗、食欲减退、恶心、呕吐、多饮、多尿、腹痛、深大呼吸、皮肤潮红，持续性心动过速（心率超过 100 次/分钟），体温超过 39℃或有其他的突发异常情况，如视力突然骤降、妊娠期及哺乳期血糖高于正常等危险情况之一，或存在不能处理的其他疾病时，须在处理后紧急转诊。对于紧急转诊者，乡镇卫生院、村卫生室、社区卫生服务中心（站）应在 2 周内主动随访转诊情况。

2）若不需紧急转诊，询问上次随访到此次随访期间的症状。

3）测量体重，计算体质指数（BMI），检查足背动脉搏动。

4）询问患者疾病情况和生活方式，包括心脑血管疾病、吸烟、饮酒、运动、主食摄入情况等。

5）了解患者服药情况。

（3）分类干预。

1）对血糖控制满意（空腹血糖＜7.0mmol/L）、无药物不良反应、无新发并发症或原有并发症无加重的患者，预约下一次随访。

2）对第一次出现空腹血糖控制不满意（空腹血糖≥7.0mmol/L）或药物不良反应的患者，结合其服药依从情况进行指导，必要时增加现有药物剂量、更换或增加不同类的降糖药物，2周内随访。

3）对连续两次出现空腹血糖控制不满意，或药物不良反应难以控制，以及出现新的并发症或原有并发症加重的患者，建议其转诊到上级医院，2周内主动随访转诊情况。

4）对所有的患者进行有针对性的健康教育，与患者一起制订生活方式改进目标，并在下一次随访时评估进展。告诉患者出现哪些异常时应立即就诊。

（4）健康体检：对确诊的糖尿病患者，每年进行1次较全面的健康体检，体检可与随访相结合，内容包括体温、脉搏、呼吸、血压、身高、体重、腰围、皮肤、浅表淋巴结、心脏、肺部、腹部等常规检查，并对口腔、视力、听力和运动功能等进行粗测判断。

糖尿病患者的社区管理流程如图8-1所示。

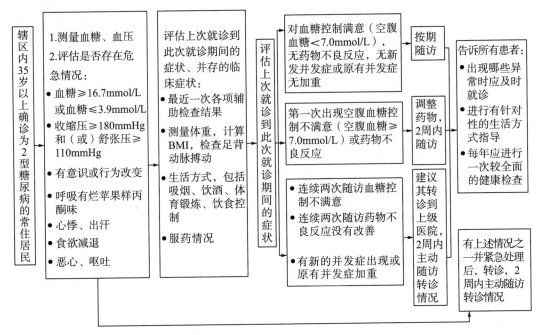

图8-1 糖尿病患者的社区管理流程

2. 糖尿病患者社区管理的服务要求

（1）对糖尿病患者的健康管理由医生和糖尿病专职管理护士共同负责，应与门诊服务相结合，对未能按照健康管理要求接受随访的患者，乡镇卫生院、村卫生室、社区卫生服务中心（站）应主动与患者联系，保证管理的连续性。

（2）随访包括预约患者到门诊就诊、电话追踪和家庭访视等方式。

（3）乡镇卫生院、村卫生室、社区卫生服务中心（站）要通过本地区社区卫生诊断和门诊服务等途径筛查和发现2型糖尿病患者，掌握辖区内居民2型糖尿病的患病情况。

（4）加强宣传，告知服务内容，使更多的患者愿意接受服务。

（5）每次提供服务后及时将相关信息记入患者的健康档案。

二、国际现状及模式

国外发达国家有比较完善的慢性病防控体系，对于糖尿病患者的健康管理，习惯于多学科的合作模式。由于西方国家的人口密度低，以集中授课和集中访视为主，除医护工作者担任此项工作以外，药剂师也参与其中。芬兰、英国等发达国家的研究证实，以社区为基础，持续开展健康促进工作是预防和控制慢性病的最佳策略。在加拿大，初级管理模式是77%的糖尿病患者唯一的管理模式。在美国，糖尿病管理常见的模式有常规治疗模式（即以糖尿病专业医生、护士为中心的专业培训模式）及基于群组的糖尿病团体管理模式。在美国，大多数糖尿病管理也是在基层医疗中进行，包括医生合作团队、个体化的治疗联盟及糖尿病自我管理教育。医生合作团队主要由内科医师、助理医师、注册护士、营养师、药剂师及心理卫生专业人员组成，根据患者情况制订个体化的治疗措施，并在治疗和管理的全程进行有效的沟通。其基础策略主要有疾病登记、临床指导、信息反馈、医生提醒、对患者自我管理的支持以及对高危患者特殊的管理等。

三、国内现状及模式

（一）社区全科团队管理模式

由社区全科医生、社区护士及公卫医生等人员组成全科团队为社区居民提供服务。团队成员首先为筛查发现的糖尿病患者建立健康档案，随后从饮食、运动、药物、生活方式等多方面进行干预，定期随访检查血糖、糖化血红蛋白、血脂、体质量等指标，监测患者的病情发展变化，并制订个性化的控制目标和治疗方案等。不少研究表明，全科团队服务模式能有效控制和缩短并发症的自然病程，提高患者的生活质量，增加患者对社区卫生服务的满意度。

（二）社区医院一体化管理模式

社区医院一体化是将糖尿病患者纳入综合医院和社区卫生服务中心（站）共同合作的管理体系，形成社区、医院、患者三者间的紧密互动，为不同病程的患者提供全面、专业的一体化管理服务。此种管理模式分三种情况：

1. 单纯双向转诊模式

三级医院和社区卫生服务中心（站）签署双向转诊协议书，社区卫生服务中心（站）负责稳定患者的随访和管理，病情不稳定的患者转诊三级医院。这种管理模式的优点为有效节约了医疗资源；缺点是虽然部分省市出台了双向转诊的条款，但是患者是否需要转诊大部分是由医生的主观判断来决定，患者的上转和下转因为涉及不同主体，责任和义务界限划分模糊，经常出现"上转容易、下转难"的问题。

2. 紧密型医联体模式

三级医院提供优质的技术指导，并负责对社区卫生服务中心（站）的家庭医生团队进行培训，以确保社区卫生服务中心（站）医护人员具备随访管理患者的能力，在此基础上执行双向转诊，提供转诊患者转诊到医院的绿色通道，并为转诊到医院的患者预留专家号。社区卫生服务中心（站）负责对患者的随访和管理，确保宣教和治疗得到有效落实。此类模式得到患者的广泛认可。

3. 社区首诊模式

为了解决"大医院人满为患，社区医院门可罗雀"的问题，各级政府提出"疾病急慢分治，社区首诊，双向转诊"。

（三）以家庭为单位的社区管理模式

家庭管理模式是将患者家属纳入干预对象中，和患者一起接受生活和行为方式等干预，旨在通过提高整个家庭对疾病的认识和管理能力，促使患者提高其治疗依从性。

（四）学院—社区管理模式

该模式采取学院和社区合作的方式，将学院有丰富科研经验的研究人员和社区医护团队结合起来，低成本、简单有效地改善糖尿病患者的生活方式，促进健康行为的形成。

（五）疾控中心—综合医院—社区卫生服务中心（站）一体化综合管理模式

疾控中心—综合医院—社区卫生服务中心（站）一体化综合管理模式由疾控中心负责总的组织管理和质量控制，综合医院负责专科技术支持，社区卫生服务中心（站）负责糖尿病患者的治疗和管理，建立糖尿病患者的综合医院—社区双向转诊绿色通道。

（六）互联网远程管理模式

该模式利用电子邮件、网络在线交流、远程软件记录和监测血糖等方式来对患者进行随访，不仅有效预防糖尿病并发症的出现，还避免患者因病情变化而频繁到访医院的现象，同时也方便三甲医院专家通过视频、语音等对社区中心医护人员进行糖尿病的远程会诊、指导等。互联网远程管理模式充分发挥了科技创新优势，促进分级诊疗的落实，不仅有助于灵活地管理和治疗患者，而且有助于改进传统医疗体系的工作流程。

（七）文化调适型糖尿病社区管理模式

随着糖尿病患者数量在全球范围内的增长，越来越多的证据表明，移民群体和少数民族有着更高的患病率和病死率。这就要求社区卫生工作者根据干预对象的民族文化特点制订相应的健康教育和行为干预方案，使患者的理解能力及依从性提高，从而达到有效管理的目的。

四、糖尿病社区护理发展方向

（一）进一步加快医联体的建设

医联体是指区域医疗联合体，是将同一个区域内的医疗资源整合在一起，通常由一个区域内的三级医院与二级医院、社区医院、村医院组成一个医疗联合体。2017 年国务院办公厅《关于推进医疗联合体建设和发展的指导意见》指出：我国优质医疗资源总量不足、结构不合理、分布不均衡，特别是仍面临基层人才缺乏的短板，必须推进医联体建设，逐步形成多种形式的医联体组织模式，以高血压、糖尿病为重点突破口，提升基层服务能力。

（二）依托医联体开展糖尿病同质化管理，对社区糖尿病患者进行分层护理

1. 逐步形成多种形式的医联体组织模式

（1）在城市组建医疗集团，探索资源共享、分工协作的管理模式，即城市三级医院＋社区卫生服务中心模式。

（2）在县域组建医共体，实行县乡村一体化管理，构建三级联动的县域医疗服务体系。

（3）跨区域组建专科联盟，消除薄弱学科短板，发挥辐射带动作用。

（4）在偏远贫困地区建立远程医疗协作网，扩大远程医疗协作网覆盖范围，促进基层医护人员能力的提升。

2. 依托医联体进行社区糖尿病管理

依托医联体开展社区护理，按照同质化管理要求，对社区医生和护士进行集中培训和帮扶，提高他们的专科业务能力和健康教育水平，深化糖尿病规范化管理，提升社区护士的职业荣誉感和工作积极性，增强社区居民的信任，可促进医疗资源纵向整合。为患者提供个性化的分层护理，使得在联合体内就医的患者可以在不同层级的医院内享有同等质量的优质服务，降低医疗费用。因此，依托医联体开展社区糖尿病同质化管理，将大型综合医院的管理经验和专科护理模式融入社区医院，大幅度提升社区医院的服务质量和专科疾病管理能力，将对社区慢性病管理起到较好的引领和推动作用，具有可行性及可持续发展性。

3. 存在的不足

现存的医联体大多以试点或项目的形式进行，在实际的运行中还具有以下不足：缺乏系统的医联体管理制度和运行机制，没有完善的激励机制，医保的支撑不足，医联体的建设受到行政体制的约束和制约，利益分配机制设计不完全等。特别是没有良好管理模式的支撑、经济的统一管理权限，这样的医联体是难以为继的，社区糖尿病的三级预防就不能发挥应有的作用。

4. 改进方向

（1）更好地建立分级诊疗模式，政府起主导作用，三级医院牵头，从以下几个方面

着手：建立双向转诊的标准与机制；制订并统一医联体内的临床路径标准；构建双向转诊网络平台及绿色通道，医疗信息互联互通，以最快的速度使患者信息同步；进行医联体内的医保体系的重构；建立一个可行的、高效的、系统化的运行模式。社区医疗中心承担社区人群中糖尿病患者的发现、高危人群和患者的登记、患者的随访管理、综合治疗、双向转诊、患者自我管理技能指导和健康教育工作。社区医生在患者的医保卡或市民健康卡上注明初步诊断和患者当前的病情。糖尿病患者需上转时，转诊患者持卡到上级医院糖尿病一站式服务门诊就诊。患者在上级医院诊断明确、病情稳定后，医生在医保卡上记录诊疗方案、建议和注意事项供社区医生参考，持卡下转，做到真正的无缝连接，方便患者。

（2）鼓励医生多点执业，让更多的医疗专家级及高学历、高职称、高技术的医疗人才有序下沉到基层医院坐诊、查房、做手术、会诊等，提供糖尿病分层管理的技术支持。

（3）倡导护士多点执业，鼓励糖尿病专科护士及护理专家多点执业，持续参与和指导对社区糖尿病的规范管理。

（4）加快基层医疗卫生机构的人才培养，提升社区糖尿病规范管理能力。

1）加大全科医生规范化培训力度：通过医院—社区帮扶行动（专家进社区、社区医生进名院、远程会诊等方式），提高我国基层医疗卫生机构的糖尿病防治能力，推广社区糖尿病规范化管理的成功经验，探索具有地区特色的综合医院、社区卫生服务机构合理分工、密切协作的糖尿病管理模式，提高我国糖尿病综合防控水平。

2）社区糖尿病专科护士规范化培训：目前，全国开展社区糖尿病专科护士规范化培训的不多，应积极组建糖尿病护理服务团队，开设糖尿病专科护理，开设糖尿病专科护理门诊，对社区糖尿病患者进行分层管理，有效促进糖尿病患者的自我管理行为、规范血糖管理，改善血糖控制效果。

（5）建立好的激励机制。应建立同向的激励机制。政府层面的医保支付、定价、财政投入等，都应该围绕医联体的建设目标设计；对基层工资总额进行突破；应建立起三级医院通过控制成本获得利益的激励机制。

（崔素芬）

第九章　糖尿病相关特殊诊疗技术及护理配合

第一节　糖尿病实验室检查

一、胰岛 β 细胞功能检查

胰岛 β 细胞，也称胰岛 B 细胞，能分泌胰岛素，与胰岛 α 细胞分泌的胰高血糖素一起调节血糖。胰岛 β 细胞功能受损、胰岛素分泌绝对或相对不足（胰岛素抵抗），会使血糖升高，从而引发糖尿病。常见的评价胰岛 β 细胞功能的检查有葡萄糖耐量试验、胰岛素释放试验、C 肽释放试验、葡萄糖钳夹试验等，以下将依次介绍。

（一）葡萄糖耐量试验

葡萄糖耐量试验分为口服葡萄糖耐量试验（Oral Glucose Tolerance Test，OGTT）和静脉葡萄糖耐量试验（Intravenous Glucose Tolerance Test，IGTT 或 IVGTT）。IVGTT 适用于胃切除后、胃空肠吻合术后、吸收不良综合征等患者，也可作为评价葡萄糖利用的临床研究手段，但由于开展条件要求较高，临床应用较少。OGTT 则是临床最常见的糖尿病筛查与确诊的检查方法，是指在口服一定量的葡萄糖后，间隔一定时间抽取静脉血，采用葡萄糖氧化酶法测定血糖，通过血糖上升、下降速度及各时间血糖水平，观察机体对葡萄糖的利用和耐受情况。对已确诊的糖尿病患者，OGTT 用于评价胰岛 β 细胞贮备功能及外周胰岛素抵抗程度（血糖已明显升高者不用葡萄糖，而用100g 白面面粉做成的馒头代替）。本节主要介绍 OGTT。

1. 原理

正常人口服一定量葡萄糖后，血糖升高。高血糖一方面刺激胰岛 β 细胞合成、释放胰岛素，另一方面抑制胰岛 α 细胞生成和释放胰高血糖素，使升高的血糖降至正常。一般来说，正常人口服葡萄糖后 30～60 分钟时血糖值升高达峰值，但一般不超过 8.9mmol/L，120 分钟血糖接近正常，180 分钟恢复空腹血糖水平。糖尿病患者、胰岛功能障碍者、与糖代谢间接相关的腺体功能障碍者，其胰岛素受体数量与功能发生改变，或受其他因素影响，可使服糖后的血糖代谢发生变化。

2. 作用

OGTT 常用于确诊和排除疑似糖尿病患者、筛查糖尿病高危人群，以及其他糖代谢异常疾病的病因诊断。

3. 试验前准备

（1）受检者准备：试验前3～7天停用可能影响 OGTT 的药物，如避孕药、利尿剂、激素类药物或苯妥英钠等。试验前3天，每天进食碳水化合物不应少于150g。试验前1天晚餐后停止进食，禁食时间为8～10小时，可以喝水。试验当天早上停用降糖药。

（2）用物准备：无水葡萄糖粉75g（如用1分子水葡萄糖则为82.5g；儿童则给予每千克体重1.75g，总量不超过75g），温开水300ml，无菌治疗盘，采血用持针器、采血针，相应数量采血试管，分别在采血试管上标注取血时间（0分钟、30分钟、60分钟、120分钟、180分钟）。

4. 试验方法及护理配合

（1）晨7至9时开始。

（2）在前臂采集空腹静脉血测血糖。

（3）将无水葡萄糖粉75g溶于300ml温开水中，5分钟内喝完。

（4）于服糖第1口开始计时，于服糖后按计划时间点，在前臂采血测血糖。若为筛查妊娠糖尿病，必须在60分钟采血；若系垂体前叶或肾上腺皮质功能不全者，需留标本至180分钟。

（5）对已知的糖尿病患者，需观察胰岛功能时，为了减少对胰岛β细胞的强烈刺激，可采用10分钟内进食100g面粉做成的馒头代替葡萄糖粉。

5. 结果

结果参见第二章第二节。

6. 注意事项

（1）血标本应尽早送检。若不能，应把血标本放于4℃低温条件下保存。

（2）试验过程中，受试者不喝茶及咖啡，不吸烟，不做剧烈运动，无须绝对卧床。

（3）有发热、感染等应激状况者，不应做 OGTT。服糖后恶心、呕吐严重者终止试验，可于另一天改做馒头餐试验。

（二）胰岛素释放试验

正常胰岛素分泌受血糖浓度升降调节，在一定范围的血糖浓度内，其分泌量与血糖浓度成正相关。当血糖浓度过高或过低时，胰岛素分泌均受抑制。在正常情况下，口服葡萄糖或馒头，使血糖升高，刺激胰岛β细胞使其兴奋，胰岛素分泌增加。胰岛素释放试验是口服定量的葡萄糖或馒头，使血糖升高，刺激胰岛β细胞释放胰岛素，通过测定空腹及服糖后30分钟、60分钟、120分钟、180分钟的血浆胰岛素水平，来了解胰岛β细胞的储备功能。该试验可更为准确地反映胰岛β细胞的分泌功能及肝脏、肌肉、脂肪等组织对胰岛素的敏感性，对于糖尿病分型、治疗和预后评估有重要意义，也可用于胰岛细胞瘤的确诊。其试验前准备、试验方法及护理配合、注意事项均同 OGTT。结果分析：

（1）空腹血浆胰岛素正常值为5～20mIU/L；正常人服75g葡萄糖（或100g馒头）后30～60分钟血浆胰岛素分泌达高峰，为40～80mIU/L，是空腹的8～10倍，180分钟时降至正常或稍高于空腹时的水平。

（2）1型糖尿病患者空腹血浆胰岛素低于正常或不能测得，服糖后亦不增高，呈低平反应，呈现胰岛素绝对缺乏。

（3）2型糖尿病患者空腹血浆胰岛素可正常或稍高，亦可稍低。服糖后血浆胰岛素分泌的高峰延迟，多在120~180分钟出现，可呈高反应延迟型或正常反应延迟型。

（4）肥胖型患者多有高胰岛素血症，空腹血浆胰岛素比正常体重者高，服糖后胰岛素释放曲线呈高反应延迟型，呈现胰岛素抵抗。

（5）糖耐量异常者的胰岛素释放曲线多高于正常人，多伴有高胰岛素血症及胰岛素抵抗。

（三）C肽释放试验

C肽是胰岛β细胞的分泌产物，与胰岛素有一个共同的前体——胰岛素原，一个分子的胰岛素原在特殊的作用下裂解成一个分子的胰岛素和一个分子的C肽。因此，C肽和胰岛素以等克分子的比例从胰岛β细胞释放至血液，由于胰岛素抗体和C肽没有交叉反应，而药用胰岛素中又不含C肽，所以外源性胰岛素不影响C肽测定。因为使用胰岛素后，体内可产生胰岛素抗体，干扰胰岛素的测定，所测得的胰岛素水平不能正确反映胰岛β细胞的功能，所以测定血清C肽对于接受胰岛素治疗的患者来说，更能清晰地判断胰岛β细胞的分泌功能，对于糖尿病的分型、治疗和预后估计有重要意义，也可用于胰岛细胞瘤的确诊。其试验前准备、试验方法及护理配合、注意事项均同OGTT。结果分析：正常空腹血清C肽为0.3~0.6nmol/L，服糖后30~60分钟达高峰，较空腹时增高5~6倍，2小时为1.6 ± 1.1nmol/L。C肽水平降低或升高的意义与胰岛素相同。1型糖尿病患者C肽水平低或测不出。

（四）葡萄糖钳夹试验

葡萄糖钳夹试验又称葡萄糖钳夹技术，是一种定量检测胰岛素分泌和胰岛素抵抗的方法，是1966年Andress等根据葡萄糖-胰岛素的负反馈原理创立的技术，1979年De Fronzo等对该技术从理论上做了详细阐述和技术指导，使之在世界范围广泛应用。葡萄糖钳夹试验根据研究目的分为高胰岛素-正常血糖钳夹、高血糖钳夹等，被认为是现今最新的葡萄糖稳态的测量技术，也是评估胰岛β细胞分泌胰岛素能力和外周组织对胰岛素反应敏感性的"金标准"。但因为费用贵，过程复杂且费时，取血较多，故多在临床研究中开展，临床应用较少。

1. 高胰岛素-正常血糖钳夹试验

（1）原理和作用：通过持续输注外源性胰岛素及葡萄糖，阻断受检者胰岛β细胞与胰岛素依赖组织间的反馈调节，形成外源性胰岛素、葡萄糖代谢平衡状态，评价个体胰岛素对葡萄糖代谢的作用程度，即外周组织对胰岛素的敏感度。该试验结果准确、可靠，特异性及重复性较好，对早期诊断胰岛素抵抗及指导临床治疗有着十分重要的作用。

（2）试验方法：同时静脉泵入20％葡萄糖溶液和短效胰岛素（120mU/min/m²），根据血糖调整葡萄糖的泵入速度，把血糖钳夹在一个预先设计的稳态水平（遵医嘱），然后通过计算机专用软件计算外周葡萄糖清除率（Glucose Deposal Rate，GDR），确定患者胰岛素抵抗的程度。

1）试验前准备。

受检者：试验前一晚 20：00 后禁食，空腹 10～14 小时，停用一切药物；检查前排空小便，静息 20 分钟。

护士：向受检者解释检查的目的、意义及检查流程，消除其紧张、恐惧心理；测定受检者身高、体重、脉搏、血压、腰围、腹围、臀围，计算其体表面积、体质指数和腰臀比。

药物：高浓度胰岛素（生理盐水 50ml＋短效胰岛素 40IU，充分混匀）、20％葡萄糖溶液、生理盐水肝素液（2IU/ml）。

用物：全自动血糖检测仪、血液离心机、微量注射泵、输液泵、留置针（20G）、加热护手袋、其他静脉输液和抽血用物若干。

环境：干净、整洁、舒适，室温 20～25℃，必要时用音乐、电视创造轻松愉快的环境。

2）试验过程。

受试者平卧，于一侧上肢肘正中静脉以向心方向置入 20G 静脉留置针建立输液通道，连接于备好的肝素液三通管，缓慢滴入，维持通道。用留置针在同侧上肢肢端的静脉以离心方向置入 20G 静脉留置针建立采血专用通道，与备好的肝素液三通管相连接，缓慢滴入，维持通道。需将肢端置于 60℃ 左右恒温加热的护手袋中，以升高静脉血中氧浓度达到动脉血中氧浓度水平。

获得受检者的基础血糖值后在输液泵上调节初始葡萄糖用量，在注射泵上调节胰岛素泵入速度（120mU/min/m²），用加热护手袋包裹住采血专用通道的肢端，维持肢端温度在 60～70℃。

每 10 分钟从抽血通道抽取 0.2ml 全血，经离心后检测血糖。

一般从 120 分钟开始，血糖趋于稳定状态；180～240 分钟，血糖即能钳夹在预先设计的稳态水平。取此时段值，计算受检者每分钟每平方米体表面积的葡萄糖清除率。

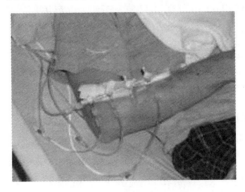

图 9-1 葡萄糖钳夹实验

来源：https://baike.sogou.com/v70536645.htm。

2. 高血糖钳夹试验

（1）原理和作用：通过血糖灌注使受检者血糖水平升高至一较高水平的稳态值并维持该水平，检测保持在高水平血糖情况下葡萄糖的灌注量，以评价葡萄糖代谢率。该试验是目前最敏感、最精确的评价胰岛 β 细胞功能的方法，该方法能发现潜在及早期的胰岛细胞功能损害。

（2）试验方法。

1）试验前准备：不需准备胰岛素稀释液，余同高胰岛素-正常血糖钳夹试验。

2）试验过程：步骤同高胰岛素-正常血糖钳夹试验，但不需输注胰岛素稀释液。一般正常人输注 20％葡萄糖溶液后 60 分钟左右血糖可达到高糖平台并持续至结束。1 型糖尿病、2 型糖尿病、IGT 患者输注 20％的葡萄糖溶液 90~120 分钟后血糖才能达到高糖平台，且高糖钳夹稳态下的葡萄糖输入速率（M）及持续胰岛素分泌量明显低于正常对照人群。

3）注意事项：①试验前选择血管穿刺要准确；试验过程中严格执行无菌技术操作，严密监测血糖，取血肢端持续保温。②嘱受检者及时小便，并能预见性地在小便前调高葡萄糖输注速率，预防小便后引起的血糖快速降低。

二、血糖监测

血糖监测是糖尿病管理的重要组成部分，主要包括毛细血管血糖监测、动态血糖监测、糖化血红蛋白（HbA1c）测定、糖化白蛋白（GA）测定等。毛细血管血糖监测和糖化血红蛋白测定是糖尿病患者传统的血糖监测方式。毛细血管血糖监测的内容详见第三章第六节。以下主要介绍其他几种血糖监测指标。

（一）动态血糖监测

动态血糖监测是指通过葡萄糖感应器连续自动监测皮下组织间液的葡萄糖浓度而反映血糖水平的监测技术，可以提供全面、连续、可靠的全天血糖信息，帮助了解血糖波动趋势，提供每日血糖图、多日血糖图、特定时间血糖图、平均血糖值、血糖曲线下面积等多种临床资料。其优势在于发现不易被传统监测方法探测到的高血糖和低血糖，尤其是无症状性低血糖和餐后明显高血糖，帮助医生全面了解患者的血糖变化的类型和趋势，进一步调整治疗方案，使患者的血糖控制更加理想，在临床应用中具有广阔的空间。

1. 动态血糖监测系统（Continuous Glucose Monitoring System，CGMS）的组成
CGMS 主要由探测头、信息记录器、电缆、信息提取器、软件分析系统 5 部分组成，具有操作简单、佩戴方便、损伤性小、结果准确等优点。

2. 动态血糖监测的原理
血糖探测头是一个小巧、柔软的铂电极，其上含有葡萄糖氧化酶并且有一个半透明膜覆盖，探测头植入患者皮下，细胞间液的葡萄糖弥散渗透通过半透膜，与葡萄糖氧化酶发生反应，产生与血糖浓度成正比的电信号，信息记录器通过电缆每 10 秒接受 1 个电信号，每 5 分钟将获得的电信号平均值转化为血糖值储存起来，每天可获得 288 个血糖值。期间每日至少输入 4 个不同时间点（涵盖空腹和餐后）指尖血糖值进行校正，并输

入可能影响血糖波动的事件，如进食、运动、使用降糖药和低血糖反应等。通过信息提取器将数据下载到计算机，用专门的软件进行数据分析，可获得连续的动态血糖变化信息。

3. 动态血糖监测的作用

（1）帮助找出与食物种类、运动类型、药物品种、精神因素、生活方式等因素有关的血糖变化，使患者更直观地了解进餐、锻炼、药物等对血糖的影响，提供了一种用于糖尿病教育的可视化手段。

（2）发现传统血糖监测方法难以发现的餐后高血糖、低血糖（尤其是夜间、无症状性低血糖）、黎明现象、Somogyi 现象等，可以进一步分析低血糖的时间分布、类型和原因。

（3）协助制订个体化的治疗方案。

（4）提高患者的治疗依从性。

（5）确定糖尿病患者怀孕和孕前的胰岛素需求量。

4. 动态血糖监测的缺点

（1）费用高。

（2）有创检测，并且每天需要输入至少 4 次指尖血糖值校正。

（3）一般佩戴 24~72 小时，造成受检者生活不便。

5. 扫描式葡萄糖监测系统

扫描式葡萄糖监测系统（Flash Glucose Monitoring System，FGMS）是目前新上市的动态血糖监测系统，通过附着于皮肤的一次性电子器件和皮下传感器探头，监测组织间液的葡萄糖，在长达 14 天的时间内能够每分钟自动测量一次葡萄糖，并且无须通过自我血糖监测来进行系统校准。扫描检测仪通过无线技术快速扫描传感器，可读取当前的葡萄糖读数和变化趋势，以及过去 8 小时每 15 分钟的葡萄糖监测结果。扫描检测仪还包括一个试纸端口，可完成毛细血管血糖和血酮检测。安置部位以上臂为主，但因佩戴时间过长，可能导致穿刺部位疼痛、皮下硬结、红疹、出血、瘙痒、瘀斑、水肿等，需注意穿刺部位皮肤的护理和观察。

总之，随着 CGMS 技术的不断发展，CGMS 以其操作简单、安全、结果准确等优点而广泛应用于临床，有利于医患更全面地了解病情，增加患者配合治疗的动力，使代谢控制目标更加个体化、科学化、合理化。但在使用 CGMS 时需考虑到它的局限性，根据临床经验、患者症状及体征、其他辅助检查，即利用各监测手段的优势，进行有机结合，扬长避短，正确判断低血糖，从而及时调整治疗方案。

（二）糖化血红蛋白测定

1. 糖化血红蛋白测定的原理

血中葡萄糖与红细胞中的血红蛋白进行非酶促糖化反应，它的高低和血中葡萄糖呈正比关系。此过程不需要酶的参与，糖化过程缓慢，反应物一旦形成则不易解离，因此糖化血红蛋白就不像血糖那样易于波动，在临床上已作为评估长期血糖控制状况的"金标准"，可反映近 2~3 个月的血糖水平。

2. 糖化血红蛋白测定的意义

（1）评估糖尿病患者的血糖控制状况：《中国 2 型糖尿病防治指南（2017 年版）》

中 HbA1c 的控制目标是小于 7%。在治疗之初建议至少每 3 个月检查一次，达到治疗目标后可每 6 个月检查一次。

（2）诊断糖尿病：近年来 HbA1c 的标准化检测在全球不断完善，促进了对 HbA1c 作为糖尿病筛查和诊断方法的重新评估。ADA 和 WHO 将"HbA1c≥6.5%"作为糖尿病诊断标准，但不同国家、检测机构的检测方法不同，我国的糖尿病诊断中尚未将糖化血红蛋白纳入标准。目前实验室检测方法正在开始标准化，这将为其在我国糖尿病防治中的进一步临床应用奠定良好的基础。

3. 糖化血红蛋白测定的注意事项

（1）无须特殊准备，空腹及餐后都可。

（2）使用维生素 C、维生素 E、大剂量的水杨酸盐、促红细胞生成素、抗逆转录病毒（抗反转录病毒）、利巴韦林及氨苯砜等药物，溶血性贫血、接受透析治疗（尿毒症）、慢性肝病者，可使 HbA1c 测定结果降低。高胆红素血症、高甘油三酯血症可升高 HbA1c 水平。

（3）标本贮存时间越长，HbA1c 测定结果越高，因此采集标本后及时送检。

（4）HbA1c 对于调整治疗后的血糖水平评估存在延迟效应，不能精确反映患者的低血糖风险，应定期监测指尖血糖，两种测定相结合，能较好地反映体内糖代谢状况。

（三）糖化白蛋白测定

1. 糖化白蛋白测定的原理

血清白蛋白在高血糖情况下同血红蛋白一样发生糖基化，主要是白蛋白肽链 189 位赖氨酸与葡萄糖结合形成高分子酮胺结构，其结构类似果糖胺，故糖化白蛋白测定又称果糖胺测定。糖化白蛋白测定是利用血清糖化白蛋白与血清白蛋白的百分比来表示糖化白蛋白的水平，去除了血清白蛋白水平对检测结果的影响。由于白蛋白在体内半衰期较短，为 17~19 天，所以糖化白蛋白反映糖尿病患者检测前 2~3 周的平均血糖水平，尤其适用于对糖尿病患者治疗方案调整后疗效的评价。

2. 糖化白蛋白测定的作用

（1）糖化白蛋白可辅助鉴别急性应激如外伤、感染及急性心脑血管事件所导致的应激性高血糖。

（2）糖化白蛋白和 HbA1c 联合测定有助于判断高血糖的持续时间，可作为判断既往是否患有糖尿病的辅助检测方法。

（3）糖化白蛋白作为一种重要的糖基化产物，已有证据表明其与糖尿病肾病、视网膜病变及动脉粥样硬化等慢性并发症具有良好的相关性。

3. 糖化白蛋白测定的注意事项

（1）同样的血糖水平，血清白蛋白更新速度加快的个体糖化白蛋白水平较低。对于患有肾病综合征、肝硬化等影响白蛋白更新速度的疾病的患者，糖化白蛋白的检测结果是不可靠的。

（2）在体脂含量增多或中心型肥胖的人群中，糖化白蛋白可能低估其实际血糖水平，可能与肥胖者白蛋白更新速度、分解代谢速度加快及炎症等因素有关。

（3）甲状腺功能亢进症可使测定结果降低，甲状腺功能减低症可使测定结果升高。

三、糖尿病有关抗体测定

1 型糖尿病是一种免疫介导的疾病，患者血清中可检测到针对胰岛 β 细胞的自身抗体，是存在免疫损害的有力证据。糖尿病有关抗体测定主要包括谷氨酸脱羧酶抗体（Glutamic Acid Decarboxylase Antibody，GADA）、血清胰岛细胞自身抗体（Islet Cell Autoantibody，ICA）和血浆胰岛素自身抗体（Insulin Autoantibody，IAA）测定。血清胰岛细胞自身抗体是临床上应用较早的指标，采静脉血直接送检，不需空腹。目前糖尿病相关抗体测定主要用于从高危人群中筛查出糖尿病，进行正确的诊断分型，预测何时会发生胰岛 β 细胞功能衰竭而需要胰岛素治疗，预测及评价 1 型糖尿病免疫干预治疗的疗效等。抗体阳性，可作为 1 型糖尿病的一个早期预测、诊断参考指标。

四、尿糖检测

尿糖检测是观察糖尿病控制好坏常用而又简便的方法。一般留取清晨空腹小便，采用试纸法和班氏尿糖定性检查法来检测尿中葡萄糖含量。

（一）试纸法

其优点是简便、快速、特异性较高。检测方法是先将试纸条有试剂的一端浸入新采取的尿液中，5 秒钟后取出，1 分钟时与标准版比色，判定结果。

（二）班氏尿糖定性检查法

需准备班氏尿糖定性试剂（蓝色液体）、玻璃试管、试管夹、滴管、酒精灯。操作方法是先用滴管吸取班氏试剂 20 滴，滴入试管，然后在酒精灯上烧热煮沸，若不变色（蓝色），表示试管清洁，试剂质量较好；再用另一滴管吸取患者尿液，向试管内加入 2 滴，轻摇混匀后，继续在酒精灯上煮沸 1 分钟并摇动试管，防止外溅，同时试管口不要面对操作者，以免液体溅出时烫伤。煮沸冷却后观察试管内液体的颜色变化。班氏尿糖定性检查结果判定标准见表 9-1。

表 9-1　班氏尿糖定性检查结果判定标准

反应颜色	结果	尿糖含量（g/100ml）
蓝色	－	无
绿色	＋	<0.5
黄色	＋＋	0.5~1.0
橘红色	＋＋＋	1.0~2.0
棕红色	＋＋＋＋	>2.0

班氏尿糖定性检查法是一种传统的检查方法。其操作步骤多，且易受其他因素干扰；尿中所含并不是葡萄糖，也可呈阳性反应；有些药物也可使结果产生阳性反应。

正常健康人尿里仅有极微量的葡萄糖，用一般方法检查不出来，所以尿糖为阴性。尿中不出现葡萄糖的最高血糖浓度叫肾糖阈值，一般为 8.9～10mmol/L。当血糖浓度超过此值时，由肾小球滤出的葡萄糖超过了肾小管重吸收的能力，尿中可出现葡萄糖，即尿糖阳性。但并不是所有的糖尿病患者尿糖都是阳性，老年糖尿病、糖尿病肾病患者，由于肾糖阈值升高，血糖超过 10mmol/L 时尿糖仍为阴性。尿中检测尿糖阳性不一定就是糖尿病：①妊娠期由于肾糖阈值下降，可出现血糖正常而尿糖阳性，分娩后恢复正常。因此，当孕妇尿糖阳性时，应检查血糖或做糖耐量试验。②肾性糖尿：尿糖增多而血糖正常，糖耐量试验正常。这是由肾糖阈值下降所致。③滋养性糖尿：正常情况下，当进食大量糖类食物后，可出现暂时性餐后高血糖和尿糖阳性。④应激性糖尿：在严重应激如精神创伤、外伤、剧痛、感染等情况下，体内使血糖升高的激素分泌增加，使血糖升高超过肾糖阈值，导致尿糖阳性。当以上情况消失后，血糖恢复正常，尿糖即恢复正常，为阴性。⑤饥饿性糖尿：长期处于饥饿状态，突然进食大量食物时，胰岛β细胞不能立即做出反应，不能分泌与血糖增高相应量的胰岛素，引起一过性餐后高血糖及糖尿。

五、酮体测定

酮体是脂肪代谢的产物，包括乙酰乙酸（10%～20%）、β羟丁酸（80%～90%）和丙酮（2%）。正常血酮浓度为 0.3～5mg/dl。如果肝脏产生的酮体超过肝外组织的利用程度，血酮升高超过 5mg/dl，肝脏继续产生酮体，则酮体从尿中排出，出现尿酮阳性。酮体测定在临床上主要用于诊断糖尿病酮症和糖尿病酮症酸中毒。

（一）适应证

ADA 建议糖尿病患者出现下述情况须监测酮体。

（1）急性疾病期间，如合并其他急性疾病或严重应激状态时。

（2）情绪紧张。

（3）血糖持续升高（>16.7mmol/L）。

（4）妊娠期间。

（5）有酮症的任何症状，如不明原因的腹痛、恶心、呕吐等。

（二）血酮测试和尿酮测试的区别

（1）血酮测试主要检测β羟丁酸，直接测量血液循环中的酮体，即时显示血液中酮体水平；尿酮测试主要检测乙酰乙酸，间接表明血液循环中的酮体，显示 2～4 小时前血液中酮体水平。

（2）尿酮测试可以检测出乙酰乙酸，对酮症产生和治疗状况反映缓慢。尿酮阳性提示需进一步行血酮测定和血气分析。使用卡托普利等含巯基的药物时可产生假阳性结果，尿标本长时间暴露在空气中可产生假阴性结果。发生 DKA 时，β羟丁酸：乙酰乙酸≥3:1，尿酮测试可能无法检出即将发生的糖尿病酮症加重；当酮症好转时，β羟丁酸转换成乙酰乙酸，尿酮呈阳性，无法显示疾病好转的情况，可能导致不必要的加大胰岛素治疗剂量的危险。

第二节　下肢血管检查

一、踝肱指数检查

踝肱指数（Ankle Brachial Index，ABI）即踝动脉－肱动脉血压比值，反映的是肢体血运状况。其主要适用于糖尿病患者、疑有下肢血管病变者或监测治疗措施的疗效、流行病学资料提示有下肢动脉疾病风险的人群等。下肢局部皮肤有感染或皮肤水肿明显者不宜检查。

（一）检查注意事项

测量中，患者应保持平和心态，四肢放松，不宜握拳和大声说话、咳嗽或用力屏气。

（1）测压放气过程中如果指针在两个刻度之间，读数应取较高者。

（2）为减少操作者读数误差，可对同一动脉测量两次取平均值，前后两次间隔至少30秒以使静脉充血恢复。

（3）少部分患者踝部某一血压检测不到时，使用能检测到的结果进行计算。

（4）测量踝动脉压的过程中，压力升至300mmHg仍不能使动脉搏动音消失，这是动脉中层钙化的明确证据，这种情况下测量值不是动脉压力的真实反映，应选择其他诊断检查，如趾肱指数（Toe Brachial Index，TBI）检测。

（5）勿对主机使用气体消毒、高压灭菌，以免发生任何的损坏，可用柔软的干布蘸一点水擦拭主机，再进行照射消毒。勿使用酒精、稀释剂清洁探头，以免损坏探头。

（6）影响ABI的因素有动脉硬化、心律不齐、下肢局部皮肤水肿明显、患者准备不足、超声耦合剂不足、探头位置不正确、检测经验不足等。

（二）结果分析

（1）ABI正常值是1.00～1.30，0.91～0.99为临界状态。

（2）ABI大于1.30提示下肢动脉钙化，应用趾压带测定足趾血压（大脚趾或第二脚趾的近端），通常认为足趾动脉是不会钙化的。测量趾压需要更娴熟的技术和更丰富的经验，最好选择大脚趾。

（3）ABI小于或等于0.90提示下肢动脉血管狭窄或闭塞，是糖尿病足的标志，可根据降低的幅度判断糖尿病足的程度：①0.71～0.90，轻度缺血；②0.40～0.70，中度缺血；③小于0.40，重度缺血，提示严重外周动脉疾病容易发生下肢（趾）坏疽。

二、血管彩超

双下肢血管彩超检查可提供双下肢血流动力的丰富信息，包括血流速度、血流方向、血流流量以及有无血栓的形成，反映动脉粥样硬化程度，血管狭窄或闭塞的部位、程度和范围及侧支循环的状况，是评估糖尿病外周血管病变的重要检查方法之一，可作为筛查糖尿病患者下肢血管病变的首选检查方法，对早期预防和治疗下肢血管病变、减少糖尿病足的发生具有十分重要的作用。随着超声仪器设备的更新换代，其灵敏度不断提高，目前认为下肢血管彩色多普勒诊断的灵敏度与金标准血管造影检查更为接近。

三、血管造影

血管造影是一种介入性检查方法，利用 X 光穿不透显影剂的特点，将显影剂注入血管里，通过显影剂在 X 光下所显示的影像来诊断血管病变，可以准确地反映血管病变的部位和程度，已普遍用于疾病的诊断与治疗，是目前公认的评价糖尿病下肢血管病变的"金标准"。通过血管造影可了解下肢血管闭塞的部位、程度及有无斑块，评价患者是否需要截肢以及决定截肢平面。

检查前应严格掌握适应证，血糖、血压控制不好者暂不进行检查；因该检查是一种有创性检查，故检查前须取得患者的知情同意并签署知情同意书；检查前详细询问病史、过敏史或过敏倾向，判断患者有无对造影剂过敏；向患者介绍检查的目的、意义、作用、注意事项和用药后可能出现的不适，解除其思想顾虑，使其积极配合检查；服用二甲双胍者按要求停药。

检查后持续按压穿刺点进行有效止血，注意观察穿刺点有无出血、感染、血管破裂及造影剂不良反应。某些不良事件在操作后不会很快表现出来，可从以下几个方面预防：①血管造影后绝对卧床休息，血管穿刺的肢体处制动 24 小时，若穿刺血管是腹股沟动脉，则术后用手垂直按压 2~4 小时，腹股沟静脉则按压 1~2 小时，再改为 1000g 盐袋或沙袋加压包扎 24 小时，或术后直接使用血管压迫止血器，定时调解压迫力度，24 小时后取下。②多饮水，肾功能不全者可连续 3 天静脉输入 1000~1500ml 的生理盐水促进造影剂的排出。③密切观察穿刺部位有无出血、包块，双下肢肢端循环、感觉和功能，生命体征及病情等。

四、经皮氧分压测定

经皮氧分压（Transcutaneous Oxygen Pressure，$TcPO_2$）测量技术是一项能够实时、连续监测人体循环系统气体交换和运输能力的技术，可对人体任何部位的局部组织进行监测，可反映局部动脉血流和皮肤组织供氧（图 9-2）。当血流动力学不稳定时，$TcPO_2$ 将反映循环系统是否与组织细胞进行了正常的气体交换，因而在评价循环系统功能方面比测量大血管的氧分压更具参考价值，是衡量人体新陈代谢功能的重要指标，是目前国际上公认能反映局部微循环状态的可靠指标。监测时，只需将传感器探头固定在患者的皮肤表面，传感器中的加热部件将对传感器下的皮肤进行升温，从而使组织中毛细血管的血流量增加，其中运输的 O_2 将透过皮肤表面被传感器检测到，整个过程操作简便、无创，且传感器监测灵敏度高。该项检查由 Tonnesen K H 于 1978 年首先用于检查动脉闭塞性病变，主要用于糖尿病足及外周动脉疾病的诊断筛查、伤口愈合预后评估，以及血管重建术后疗效、造血干细胞移植疗效、截肢平面的判定等。正常人足背 $TcPO_2$ 大于 40mmHg；如小于 30mmHg 提示周围血液供应不足，足部易发生溃疡，或已有溃疡难以愈合；如小于 20mmHg，足溃疡几乎没有愈合的可能。

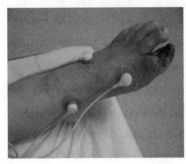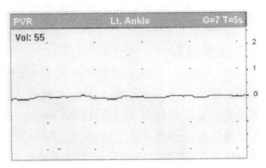

图 9−2　足背经皮氧分压测定

来源：http://www.perimed.com.cn/products/instruments/transcutaneous−oxygen。

第三节　眼底检查

糖尿病患者眼部疾病发生率较高，血糖控制不好时容易发生糖尿病视网膜病变、白内障、屈光改变、青光眼及眼部神经病变等，导致患者视力逐渐下降、视物模糊或者突然失明，影响患者生活质量。因此，糖尿病患者应定期和常规进行眼科检查，早期发现和治疗眼部病变，常规行矫正后视力检查、散瞳眼底镜检查、免散瞳眼底照相机检查等。

一、适应人群和检查频率

（1）2 型糖尿病患者应在明确诊断后筛查眼底。

（2）1 型糖尿病患者在诊断后 5 年内应进行筛查。

（3）无糖尿病视网膜病变患者推荐每 1~2 年检查 1 次；非增殖期视网膜病变轻度者每年 1 次，中度者每 3~6 个月 1 次，重度者每 3 个月 1 次。

（4）怀孕的糖尿病患者应在妊娠前或第一次产检、妊娠后每 3 个月及产后 1 年内做眼底检查。

二、检查内容

（1）检查裸眼视力、眼底、晶状体，有条件的行视网膜照相机检查。

（2）2 型糖尿病患者在首次检查时还应该检查眼内压力、视神经和视野，以便确定是否存在开放性青光眼。采用裂隙灯透镜检查判断是否有白内障。

（杨小玲）

第十章　临床护理工作中的科研问题

随着医学模式向生物-心理-社会医学模式转变，现代护理模式也由单纯的疾病护理发展成以患者为中心的整体护理，由疾病的康复护理发展为增进健康的护理，由对个体的护理转变成对群体的护理。护理模式的转变，使得护理工作中有许多新理论、新业务、新技术有待护理工作者去探索和研究。同时，随着糖尿病发病率在我国逐年升高，许多传统的护理理念、护理方法、护理措施也需要科学地评价、更新或完善。因此，护理研究工作显得格外重要。

第一节　护理科研选题

护理科研选题，就是选定所要研究的问题，即探索某护理事件发生的原因或危险因素、护理诊断、护理措施、效果评价等方面的问题。简言之，就是提出问题和确立研究问题的过程。选题是进行临床护理科研活动的第一步，也是护理科研中最重要、最有决定意义的一步。科研实践表明，选题恰当与否直接关系到护理科研工作质量的好坏、水平的高低、成果的大小、进展的快慢，是科研工作成败的关键。一个恰当的科研选题往往要经过大量的文献查阅，了解国内外的研究现状，抓住最新、最有价值的线索，进行充分的调查研究和科学论证，反复推敲而成。如果选题出现偏差，甚至是错误，则势必导致整个研究工作的方向性错误，轻则使研究工作多走弯路，重则导致研究工作失败，甚至造成决策上的失误。

一、护理科研选题的基本原则

（一）必要性

选择临床护理科研课题可以从国家或本地区经济建设和社会发展的需要以及护理科学发展的需要出发，尽量选择在临床护理实践中有重要意义或迫切需要解决的关键问题。选题时要善于把客观需要同护理专业的发展有机结合起来。选题应是临床护理工作中迫切需要解决的问题，预期的研究结果对临床护理的影响越大，研究的必要性也越大。目前，临床各专科护理中一些新的诊疗技术护理的研究、护理心理的研究、社区护理与家庭护理的研究、护理设备和手段的研究、护理管理与教育的研究、某些传染病（如非典型性肺炎、艾滋病等）的预防和护理的研究、老年护理的研究、慢性病护理的研究等都是迫切需要解决的问题。另外，要善于把临床护理客观需要同本单位、本学科的优势和特色有机结合起来，去开拓新的技术思路，形成新的研究领域，从而形成新的特色与优势。

（二）创新性

创新性是衡量一项科研选题最重要的价值标准。在选题时要着眼于创新，要善于从护理领域中的难点、疑点和空白点中选题，切忌单纯重复别人的研究，造成浪费。护理科研选题必须具有创新性，选题必须选择前人没有解决或没有完全解决的问题，研究的结果应该是前人没有获得的成就。它可以是新技术、新产品、新材料、新设计、新方法等，也可以是理论上的新发现、新结论、新见解；可以是前人或他人未研究过的题目，也可以是对前人或他人已研究过的题目的进一步发展、补充或修正，还可将国外科技新进展结合我国实际进行创新性研究。同一课题，在前人研究的基础上，只要不是简单、低水平的重复研究，在研究思路、技术路线、研究手段、样本量的大小和代表性等方面有所更新，使研究结果更为准确、结论更加完善或得出不同的结果，这也是创新。但通常情况下，对于一个具体研究课题，一般只应有一个新的问题。若同时存在几个新的问题，其结果的可靠性往往下降。

（三）科学性

科学性要求选题必须要有科学依据，具体体现在以下三个方面：第一，选题应有一定的事实根据和科学的理论依据。第二，选题要符合客观规律，违背客观规律的课题就不是实事求是，没有科学性。第三，科研设计必须符合逻辑，要周密、严谨、科学及合理，对整个工作的手段、实验方法、进度、人才等都能做科学的安排。在确定课题前，应阅读大量文献，了解有关研究题目的历史和现状，吸取他人的实践经验，掌握新发现的规律。护理科研课题的科学性体现在确定课题是否有科学依据，研究结果能否为以后的护理实践所证实，能否切实回答和解决有关的护理问题。

（四）实用性

研究课题要有一定的实用价值。鉴于我国护理科研目前的水平、规模和条件，在科研选题时应在不低估基础研究的重要意义的同时，更强调和重视解决护理实践中的实际问题，减轻患者痛苦，促进人类健康。当然，在讨论实用性时，要正确看待理论与实践、基础与应用、远期效果与近期效果的辩证关系。护理领域要研究的问题非常多，影响较大、问题较普遍、患者或护理人员最关注的问题往往都是意义较大、需要优先研究的。

（五）可行性

可行性是指研究课题的主要技术指标实现的可能性。选题必须在具备一定的主客观条件下才有可能完成。为保证课题的顺利实施，选题时应做到：第一，正确评价研究者的知识结构和水平、研究能力、思维能力及个人综合素质。第二，正确评价客观条件是否具备，包括研究对象来源、研究手段、经费支持、研究时间、伦理问题、协作条件等。

二、护理科研题目的来源

根据研究经费来源，科研题目的来源有国家、军队、部委、省（市）、单位及个人自选课题。所选课题最好来自各级科管部门的科研规划，如5年规划项目，这些课题多经过专家反复论证，一般是当前本专业临床上需要解决的重大科研题目，容易受到重视，可以申请经费资助。其中有国家级课题，如国家科技攻关项目、发展高科技计划项目和国家自然科学基金项目，也有部委、省（市）和军队级项目，包括招标与指令性、委托性课题，还有青年科学基金项目与政策性拨款资助项目等。护理工作者应针对不同层次的资助范围与特点，选择实用性强、创新性较大、科学性强、可行性好的课题申报资助。

个人选题是护理人员按护理工作的实际需要结合自己的特长和兴趣选取的，一般研究题目较小，研究进展快，出论文、出成果较多。国家、军队、部委、省（市）级研究课题一般要具备中级以上技术职称的医护人员才能申请立项资助，而单位与个人自选课题，各级专业人员均可申请，有利于发现人才，多出成果。

有上级部门的科研经费资助固然重要，但并不是没有经费拨款就不能做护理科研，实际上，不少护理研究是与临床护理工作同步进行的。只要护理工作者掌握了科研设计的基本方法，进行了良好的课题设计，在开展日常护理工作的同时，严格按科研设计的要求进行研究对象的选择、分组、观察、测量、记录，并注意各种可能出现的偏倚的控制，获取一定样本后就可进行总结和撰写论文，不需要多少经费仍可写出高质量的论文。如利用常规的临床护理资料进行描述性研究，对护理管理、护理措施效果等进行评价性研究等，都不需投入太多的经费。对于有较大意义的研究，可以先做一些前期研究，有一定基础后，再向上级部门申请进行更深入、大样本、多中心的协作研究，获得经费资助，取得更大的研究成果。

三、护理科研题目的分类

按是否有人为实验因素，可以将科研设计分为实验性研究、类实验性研究和非实验性研究；按研究性质，可分为量性研究和质性研究。

（一）实验性研究

实验性研究即干预性研究。干预性研究有人为的干预措施，对为前瞻性研究。要求对实验组实施干预措施，对对照组不实施干预措施，观察比较干预效果的差异。实验性研究必须具备以下三个特点：①有人为的施加因素；②设立对照组；③随机分组。

实验性研究是检验因果假设最有说服力的一种研究设计，通过设立对照组最大限度地控制了对人为处理因素的干扰，比较准确地解释了处理因素和结果即自变量与因变量之间的关系。

实验性研究的缺点主要是应用的普遍性差，需严格控制外变量，但许多护理研究的问题较难有效地控制外变量，因此降低了在护理研究中的普遍应用。由于伦理方面的考虑，很难做到完全应用随机的方法分组。由于种种原因，在实际工作中难以找到完全相等的对照组。

（二）类实验性研究

类实验性研究同样具备人为施加影响因素的特点，与实验性研究的根本区别是或者缺少对照组，或者不是用随机的方法进行分组。某些情况下，两个条件都不具备。

类实验性研究的最大优点是在实际人群中进行人为干预因素研究的可行性高，较实验性研究更为实用。特别是在护理实践中，由于无法严格地控制外变量而不能采用实验性研究来回答因果关系时，类实验性研究是很好的选择。

类实验性研究的缺点是由于不能很好地控制外变量，在回答自变量与因变量的关系时，不如实验性研究的可信度高。

（三）非实验性研究

非实验性研究指不能用人为的方法或措施作为自变量，即不向研究对象施加任何影响和处理因素的研究。它是实验性研究非常重要的基础。许多研究都是先由非实验性研究提供线索，再由实验性研究予以验证的。尤其是在护理研究中，非实验性研究发挥着十分重要的作用。

非实验性研究的优点是在完全自然的状态下进行研究，因此是最简便易行的一种研究方法。该研究方法可以同时收集较多的信息，特别适用于研究问题比较复杂的情况，用来描述、比较各种变量的现状。这是护理研究中最常用的研究方法。

非实验性研究的缺点是没有人为施加因素，也无法控制外变量的影响，无法解释因果关系。

（四）量性研究

量性研究多先规定收集资料的方法，通过数字资料来研究现象的因果关系。该研究方法认为获得数字的研究测量精确，并能较客观地描述问题和现象，用统计学方法分析资料和设立对照可避免研究中的偏差。目前护理学杂志所刊登的论文，大多属量性研究。量性研究在确定课题后要有科研设计和对研究形成假设，并规定收集资料的方法，如常用实验法、调查法和历史研究法等。量性研究在各学科中运用普遍，它具有一定的客观性和代表性。该研究方法一般只能解释所提出的研究问题变量之间的因果关系、验证理论或进一步发展理论和模式。

（五）质性研究

质性研究指研究者凭借研究对象的主观资料和研究者进入当事人的处境中参与分析资料，找出其共同特性和内涵，用文字描写报告结果。质性研究侧重于探讨现象的本质，发现新的理论框架和模式。质性研究可以从另一个角度为护理科研提供研究某些特殊群体的需求、问题或现象的方法，进一步提供相应的护理措施。质性研究可以了解和解释一些量性研究无法解释的现象和问题。

质性研究常采用面对面的个案互动的研究方式。研究者必须深入研究对象的生活中，并且在不打扰现实的自然状况下了解动态现象和各种层面的背景，获取研究资料。研究方法常选用个案研究、现象学研究、根基理论研究、人种学研究、田野研究。常选用的收集资料的方法有访谈法、观察法和记录行为过程。质性研究多用文字描述的方式处理非数字性的资料，也可以量化某些资料并进行计算分析。该研究在开始时无法预测结果，所以不形成假设，而在研究后期资料分析过程中有可能产生对研究结果的预测。这是一种有系统、有资料依据的具有科学性的研究方法，并能对某些特殊问题和现象进行研究和解释。

质性研究和量性研究是两种不同的研究方法，它们可以从不同角度对同一护理问题进行动态研究，所得资料都是有价值的，其结果能够相互补充，所以在护理研究中，质性研究与量性研究是同样重要的，应得到同等重视。

四、护理科研选题的基本步骤

（一）提出问题

护理领域需要研究的问题和尚待验证的理论很多，必须提出研究问题，才能解决问题。研究课题主要来自护理实践。一个研究问题的产生常需经过长期的观察和思考，主要从护理实践和日常工作中发现问题，逐步形成新的想法继而提出研究问题。例如，当看到某种新技术、新方法、新手段的资料后，就立即联想到是否能借用这种新技术去解决思考中的护理问题，如有可能性，再经过查阅资料、调查论证，就有可能提出一个新的研究题目。

（二）查阅文献，确立创新点

提出问题，只是有了研究问题的线索，提出的研究问题必须通过文献检索，了解该问题的研究历史与现状、国内外研究动态，避免盲目地重复他人工作。这是定题前首先要解决的问题。一般需查阅既往 5～10 年的国内外期刊文献。如果国内外杂志都未发现有类似研究报道，那所选的题目在国际上是创新课题。如果国外已有研究而国内没有，则属于国内创新课题。如果在既往文献中已有类似报道，则应找出已有研究文献，分析其优、缺点，在此基础上寻找创新点，使在已有的研究基础上有新的发现。

在当今信息时代，文献数量快速增长，要想在众多文献中及时、准确、全面地查到所需的文献，研究者应当掌握文献快速阅读及现代文献检索的方法。在众多文献中，要根据自己所选题目选择国内外护理专业期刊及部分相关学科期刊为查阅对象，也可选择工具书，如索引、文摘、科技资料目录。可由近及远，先国内后国外，带着问题快速阅读。对于期刊文献可用浏览性阅读的方法，即"一看题目，二看摘要，三看研究"，最后阅读全文的逐项淘汰法，前者没选中就不必再往下看，避免浪费时间。对于与选题有关的最早报道文献与值得借鉴的论文需详细阅读。为了能在几小时甚至数分钟内及时、准确、全面地查到急需文献，在检索平台要对所选课题进行主题分析，选择好检索词，对文献种类、时间跨度、专业范围进行限定，检索结果包括有关检索课题的题录和文献摘录以及刊名、卷期、出版时间、作者姓名等。如果条件许可，可在网络平台中直接下载原文阅读，无条件者可根据题录线索到图书馆查找所需原文。如果是投标课题，还需要到国家承认的检索查新单位查新检索，并出示检索查新证明。

（三）建立假说

假说是根据一定的事实和科学理论，对拟研究的问题提出的假设性回答或试探性解释，提出一个预期性的研究结果。建立假说是科研选题的核心环节，没有假设，护理科研就无从谈起。任何科研工作都必须先有假设，然后在实验中根据假设确定研究对象、研究方法和观察指标等，获得结果，验证或否定假设。假设常由理论推测而得，所以研究假设能提供研究方向、指导研究设计。一个好的可以被操作的假设，应该提出对所研究变量之间的关系的推测。因此假设的陈述应包括"同什么有关""比什么多/少""与什么不同"之类的有比较意义的词汇，如"健康教育效果与依从性有关"。

（四）明确技术路线，拟订研究计划

建立假说后，要验证假说，得出结论，在选题时就应围绕提出的问题，明确证实假说的技术路线、观察指标、技术手段等。测量效果的指标要客观、合理，与处理因素间要有实质性联系，真正反映效果。技术路线要构思严谨、科学。技术手段要先进、简单、可靠、准确。结果判断要有严格的质量控制措施。研究计划中还应包括样本来源、样本量、人员配备、经费预算、研究周期等，以便进行论证。

（五）课题论证

护理科研是一项严密的科学工作，需要耗费大量的时间、精力和经费。因此，形成一项科研方案后，应组织研究人员、专家对所选的题目进行科学论证。课题论证一般包括课题研究的目的、创新性、实用性、科学性、需要性、预期成果，以及其应用后是否对护理的发展有重大社会和经济效益、是否能解决医疗护理中的实际问题、完成课题的可能性。通过这一过程，看其所选课题是否正确，有无科学价值，是否具备完成研究工作的必要条件等，以免浪费。组织论证的范围可大可小，参加人数可多可少，一般以选择题目的大小而定。自拟小题目，可请少数专家把关，提出修改、补充意见，最后形成一个比较完善可行的课题研究方案。通过论证，可提高课题的科学性、先进性和可行性。课题方案形成后，可填写有关科研课题申报书，获取立项资助。

第二节　护理科研设计

一、护理科研设计的基本原理

护理科研设计与其他医学学科的临床科研设计一样，都有三个基本要素和三项基本原则。

（一）护理科研设计的三个基本要素

任何一项研究总要包括研究对象、研究因素、观察指标或效应指标三个基本要素。下面对这三个基本要素的要领及要求做一简要介绍。

1. 研究对象

研究对象是指接受研究因素的动物或人群，也是效应产生的主体，亦称实验对象或观察对象。研究对象的选择非常重要，它对研究结果有着极为重要的影响，研究对象合适与否，对试验成败是很关键的。研究对象的选择一般要服从于研究目的。如果是研究正常值范围或观察预防性措施的效果，应选择正常人作为研究对象；如果要观察某种药物疗效或某专科护理措施的效果，应选择对应的患者作为研究对象；如果进行动物实验，应选择对拟施加的处理因素反应敏感、反应稳定、尽可能近似于人、经济可行、容易获得的实验动物。

选择研究对象要有明确具体的纳入标准、排除标准和剔除标准。如要评价某专科护理措施的效果，选择的研究对象只能是某种疾病的患者，必须按该疾病的诊断标准进行选择，如果把别种疾病的患者作为研究对象，产生的效应就会出现偏倚。纳入标准中需有明确的诊断标准，诊断标准应采用国际疾病分类和全国性学术会议规定的标准。符合诊断标准的患者也不一定都满足临床科研的需要。还需要进一步制订符合研究课题要求的其他纳入标准和排除标准。纳入标准的要点是从复杂的群体中选择具有相对单一临床特点的对象进行研究。纳入标准要明确而不宜制订过多的条件。

临床研究的实施与结果受研究对象的来源、病情、心理状态、社会经济地位及接受各种治疗等因素的影响。为防止这些因素的干扰，确保研究对象的相对可控性，提高试验研究结果的可靠性，在研究对象的选择上，只有纳入标准还不能很好地控制临床上千变万化的各种非研究因素，还应依据研究目的以及干预措施的特点，制订相应的排除标准。在纳入标准与排除标准的共同控制下，使符合诊断标准的入组病例相对"单纯"，从而避免过多因素的干扰，使得研究结果有着相对可靠的病例基础。

另外，研究对象要有一定的数量，即样本含量。科研设计时要对样本含量做出适度估计。样本太大，不仅造成人力、物力、财力的浪费，而且会增加偏倚产生的机会；样本太小，容易出现假阴性，实际有效的护理措施可能因为样本过少而得出措施无效的结论。需根据实际研究设计，选择恰当的样本含量计算公式，计算样本含量。

2. 研究因素

为了不同的研究目的，加给研究对象的各种物理、化学或生物的条件被称为研究因素。研究因素的性质、作用方式和强度对试验效应会有不同程度的影响，在设计时要加以全面考虑。

（1）研究因素的性质：研究因素的性质决定着研究的类型，必须优先考虑。研究因素按是否可由研究者控制分为自然存在的研究因素和人为的研究因素两类。自然存在的研究因素包括各种环境因素（生物环境、物理环境、化学环境、社会环境）和体内因素（如年龄、性别、高血压、高血脂、肥胖等）。这些因素在病因研究中称为致病因素，在队列研究中称为暴露因素，在病例对照研究中称为危险因素，在预后研究中称为预后因素。人为的研究因素，即研究者给予的干预因素，包括诊断方法、治疗药物、手术方式、器械和各种护理措施，这些又称为处理因素、处理措施。根据研究因素的性质，临床科研要选取不同的设计类型。

（2）研究因素的数量：一般来讲，一次研究中研究因素的数量越少越好。临床研究情况复杂，多种因素对研究结果都可能造成影响，因此，会给结果分析带来一定的困难。通常的做法是每次研究只观察一个研究因素，把其他影响因素作为非研究因素，均匀分布在实验组与对照组之间。该设计称为单因素设计。这种设计的优点是目的明确、单一、易于执行、分析简单；缺点是每次只研究一个因素，说明的问题太少、效率低。在病因研究中，常常同时探讨多种研究因素，且每个因素还可能存在多个水平，这称为多因素设计，可以用多元分析的方法处理。这种设计的优点是说明的问题多、效率高、研究的速度快，缺点是设计和分析比较复杂。

（3）研究因素的强度：任何性质的研究因素都有量的问题。如药物作为治疗试验中的研究因素，就要规定剂量、用法和时间；如在病因研究中调查吸烟与肺癌的关系，则要了解每日的吸烟量和吸烟的年限。在分析结果时，如果某研究因素与效应之间存在剂量反应关系，则更为有力地说明之间的因果关系。

（4）研究因素的测量要标准化：首先研究对象是否暴露于某研究因素或受到某研究因素的作用和影响，应有一个明确具体的标准。如什么算吸烟，国际公认的标准是每天吸1支、持续1年以上的为吸烟，那些偶尔吸1支的人，视为不吸烟。其次，对研究因素暴露的量要有测量方法和标准。如在糖尿病的病因研究中把体重作为研究因素时，可以按照国际公认的标准划分为肥胖、正常和消瘦。在治疗性试验中，要规定药物的剂量、用法、疗程等。在整个研究过程中研究因素的测量标准要贯彻始终，不能随意改动。

3. 效应指标

处理因素作用于研究对象所显示出的结果被称为效应。为了具体准确地反映出试验效应，就必然需要使用效应指标，其不仅可以用来揭示试验研究对象的某些特征，也可以作为判断某些特定现象或事实的依据与标准。在医学研究中，不论哪种类型的研究，要探索的因素必须通过具体的指标反映出来。不同类型的研究设计，观察和测量效应的指标是不同的。但对各观察测量指标的要求是一致的。

（1）效应指标能反映效应的本质，具有较高的灵敏性和特异性，不仅能发现较轻微的效应，而且能与其他效应区分开。

（2）效应指标的选择：尽量选择客观的、可以测量的观察指标，减少或避免选择主观的、不易测量的指标。如选取观察治疗高血压效果的指标时，血压与头晕的改变都可以作为高血压治疗效应的指标，但这两个指标中血压是本质的、客观的、可以测量的指标，因此应该作为高血压治疗效果的效应指标，而不应选择主观的、不易测量的软指标头晕作为观察指标。

（3）在开始观察前，就要将开始观察的时间、观察的间隔时间、观察方法及判断标准规定好，一经确定，对每个观察对象都应同样执行。

（二）护理科研设计的基本原则

在护理科研设计中要遵循随机化、对照和盲法三项原则。

1. 随机化

随机化是临床科研的重要方法和基本原则之一。在科研设计中，随机化的方法有两种。其一，随机抽样，即目标人群中的每一个个体都有同样的机会被选择作为研究对象。其二，随机分组，即将随机抽样的样本（或连续的非随机抽样的样本）应用随机化分组的方法，使其都有同等的机会进入试验组或对照组接受相应的试验处理。实施随机化的原则，最重要的就是为了防止选择研究对象或分组分配时人为的主观因素的干扰，包括来自研究者或研究对象两个方面的人为干扰。因此，随机化不是"随意"，更不是"随便"。随机化的方法包括简单随机法、分层随机法、区组随机法、系统随机抽样法和半随机法等。

（1）简单随机法：有抛硬币法、抽签、掷骰子、随机数字表、电子计算机或计算器随机分组等。现介绍几种常用的方法。

1）抽签随机法：按照纳入研究的合格对象的人数（N），从 $1 \sim N$ 进行顺序编号，做到一人一签，然后将它们放入一个贴有封条的盒子或信封里，事先规定好分组，如奇数为试验组，偶数为对照组。按纳入研究的患者总数逐个抽签，对号归组，最终两组人数必然相等。需注意的是，已抽出的签不应再放回，以免重复。

2）随机数字表法：在简单随机法中，最好是用统计学家编制的随机数字表（表 10-1）进行分组。随机数字表中的全部数字在行、列或斜向等方向上顺序都呈随机状态。具体方法是先将纳入试验的合格对象依先后次序编号，再将随机数字表中的任意行或列作为起点，得到一个随机数，依次取其表中的系列数字，与纳入的研究对象编号配对，并列出样本的随机分配表格。如事先设定随机表的奇数代表试验组，偶数代表对照组，其组间分配的机遇大致相等。

表 10-1 随机数字表

编号	1	2	3	4	5	6	7	8	9	10	11	12	13	14	15	16	17	18	19	20	21	22	23	24	25
1	03	47	43	73	86	36	96	47	36	61	46	98	63	71	62	33	26	16	80	45	60	11	14	10	95
2	97	74	24	67	62	42	81	14	57	20	42	53	32	37	32	27	07	36	07	51	24	51	79	89	73
3	16	76	62	27	66	56	50	26	71	07	32	90	79	78	53	13	55	38	58	59	88	97	54	14	10
4	12	56	85	99	26	96	96	68	27	31	05	03	72	93	15	57	12	10	14	21	88	26	49	81	76
5	55	59	56	35	64	38	54	82	46	22	31	62	43	09	90	06	18	44	32	53	23	83	01	30	30
6	16	22	77	94	39	49	54	43	54	82	17	37	93	23	78	87	35	20	96	43	84	26	34	91	64
7	84	42	17	53	31	57	24	55	06	88	77	04	74	47	67	21	76	33	50	25	83	92	12	06	76
8	63	01	63	78	59	16	95	55	67	19	98	10	50	71	75	12	86	73	58	07	44	39	52	38	79
9	33	21	12	34	29	78	64	56	07	82	52	42	07	44	38	15	51	00	13	42	99	66	02	79	54
10	57	60	86	32	44	09	47	27	96	54	49	17	46	09	62	90	52	84	77	27	08	02	73	43	28
11	18	18	07	92	46	44	17	16	58	09	79	83	86	19	62	06	76	50	03	10	55	23	64	05	05
12	26	62	38	97	75	84	16	07	44	99	83	11	46	32	24	20	14	85	88	45	10	93	72	88	71
13	23	42	40	64	74	82	97	77	77	81	07	45	32	14	08	32	98	94	07	72	93	85	79	10	75
14	52	36	28	19	95	50	92	26	11	97	00	56	76	31	38	80	22	02	53	53	86	60	42	04	53
15	37	85	94	35	12	83	39	50	08	30	42	34	07	96	88	54	42	06	87	98	35	85	29	48	39
16	70	29	17	12	13	40	33	20	38	26	13	89	51	03	74	17	76	37	13	04	07	74	21	19	30
17	56	62	18	37	35	96	83	50	87	75	97	12	25	93	47	70	33	24	03	54	97	77	46	44	80

编号	1	2	3	4	5	6	7	8	9	10	11	12	13	14	15	16	17	18	19	20	21	22	23	24	25
18	99	49	57	22	77	88	42	95	45	72	16	64	36	16	00	04	43	18	66	79	94	77	24	21	90
19	16	08	15	04	72	33	27	14	34	09	45	59	34	68	49	12	72	07	34	45	99	27	72	95	14
20	31	16	93	32	43	50	27	89	87	19	20	15	37	00	49	52	85	66	60	44	38	68	88	11	80
21	68	34	30	13	70	55	74	30	77	40	44	22	78	84	26	04	33	46	09	52	68	07	97	06	57
22	74	57	25	65	76	59	29	97	68	60	71	91	38	67	54	13	58	18	24	76	15	54	55	95	52
23	27	42	37	86	53	48	55	90	65	72	96	57	69	36	10	96	46	92	42	45	97	60	49	04	91
24	00	39	68	29	61	66	37	32	20	30	77	84	57	03	29	10	45	65	04	26	11	04	96	67	24
25	29	94	98	94	24	68	49	69	10	82	53	75	91	93	30	34	25	20	57	27	40	48	73	51	92
26	16	90	82	66	59	83	62	64	11	12	67	19	00	71	74	60	47	21	29	68	02	02	37	03	31
27	11	27	94	75	06	06	09	19	74	66	02	94	37	34	02	76	70	90	30	86	38	45	94	30	38
28	35	24	10	16	20	33	32	51	26	38	79	78	45	04	91	16	92	53	56	16	02	75	50	95	98
29	38	23	16	86	38	42	38	97	01	50	87	75	66	81	41	40	01	74	91	62	48	51	84	08	32
30	31	96	25	91	47	96	44	33	49	13	34	86	82	53	91	00	52	43	48	85	27	55	26	89	62
31	66	67	40	67	14	64	05	71	11	05	65	09	68	76	83	20	37	90	57	16	00	11	66		
32	14	90	84	45	11	75	73	88	05	90	52	27	41	14	86	22	98	12	22	08	07	52	74	95	80
33	68	05	51	18	00	33	96	02	75	19	07	60	62	93	55	59	33	82	43	90	49	37	38	44	59
34	20	46	78	73	90	97	51	40	14	02	04	02	33	31	08	39	54	16	49	36	47	95	93	13	30
35	64	19	58	97	79	15	06	15	93	20	01	90	10	75	06	40	78	73	89	62	02	67	74	17	33
36	05	26	93	70	60	22	35	85	15	13	92	03	51	59	77	59	56	78	06	83	52	91	05	70	74
37	07	97	10	88	23	09	98	42	99	64	61	71	62	99	15	06	51	29	16	93	58	05	77	09	51
38	68	71	86	85	85	54	87	66	47	54	73	32	08	11	12	44	95	92	63	16	29	56	24	29	48
39	26	99	61	65	53	58	37	78	80	70	42	10	50	67	42	32	17	55	85	74	94	44	67	16	94
40	14	65	52	68	75	87	59	36	22	41	26	78	63	06	55	13	08	27	01	50	15	29	39	39	43
41	17	53	77	58	71	71	41	61	50	72	12	41	94	96	26	44	95	27	36	99	02	96	74	30	83
42	90	26	59	21	19	23	52	23	33	12	96	93	02	18	39	07	02	18	36	07	25	99	32	70	23
43	41	23	52	55	99	31	04	49	69	96	10	47	48	45	88	13	41	43	89	20	97	17	14	49	17
44	60	20	50	81	69	31	99	73	68	68	35	81	33	03	76	24	30	12	48	60	18	99	10	72	34
45	91	25	38	05	90	94	58	28	41	36	45	37	59	03	09	90	35	57	29	12	82	62	54	65	60
46	34	50	57	74	37	98	80	33	00	91	09	77	93	19	82	74	94	80	04	04	45	07	31	66	49
47	85	22	04	39	43	73	81	53	94	79	33	62	46	86	28	08	31	54	46	31	53	94	13	38	47
48	09	79	13	77	48	73	82	97	22	21	05	03	27	24	83	72	89	44	05	60	35	80	39	94	88
49	88	75	80	18	14	22	95	75	42	49	39	32	82	22	49	02	48	07	70	37	16	04	61	67	87
50	90	96	23	70	00	39	00	03	06	90	55	85	78	38	36	94	37	30	69	32	90	89	00	76	33

3）电子计算机或计算器随机分组：利用电子计算机或计算器中的随机编码号0.000～0.999，可进行随机分组。如果设0.5或0.5以下的编号为试验组，大于0.5的

就属于对照组。每纳入一名合格的研究对象，按下计算器的随机编码键，低于或等于0.5的就纳入试验组，高于0.5的则分配到对照组。这个方法十分简便，适用于大样本研究的随机分配。

（2）分层随机法：以研究对象的预后因素或重要临床特点作为分层因素，如年龄、性别、病情、有无合并症或危险因素等，先进行分层再随机分组。这种方法可以增加研究的科学性，保证在随机对照研究中所得到的结果有较高的可比性。

（3）区组随机法：将需要的研究对象总人数分为四人一区组，对每个区组内的患者，事先确定奇数和偶数各属于哪组，然后分别根据随机数字表进行编号和分组。这种方法适合于临床科研工作中患者分散就诊的情况，可以保证组间例数相等，实施较为方便。

（4）系统随机抽样法：又称间隔抽样，是将所有研究对象按设计要求的抽样单位依次编号，先随机抽取第一个观察单位，再依次按一定间隔选取其余的观察单位。这种方法常用于大面积的流行病学调查，优点是简便易行，不需要每次都抽签，而只抽一次。

2. 对照

对照即设置对照组，就是确定试验中相互比较的试验组和对照组，对各组给予不同的处理，然后观察其效应。对照的意义在于消除和减少实验误差。在医学研究中，除正常解剖生理数据的调查以外，都要有对照。设置对照是科学地评价一项治疗措施必不可少的原则。如某些疾病是自限性疾病，患者即使不治疗也可因自然转归而症状消失自愈；有些疾病的自然史中会出现缓解，若不设对照，极易将疾病的自限性和缓解误认为是药物疗效。在临床试验中，除研究因素外，研究对象所具备的其他因素如年龄、性别、疾病类型、病程、严重程度和治疗历史等均可影响疗效，研究人员应排除上述各种非研究因素对疗效的影响，以确定研究因素的真实疗效，也只有设置对照才能做到。

在治疗性试验或护理效果评价研究中，对照组与试验组是同质的、有可比性的研究对象，但对照组在选取的时间、方法和处理措施上有所不同。按选取方式可有随机对照、非随机对照；按时间可有同期对照、历史对照、自身前后对照；按处理措施可有安慰剂对照、药物对照和空白对照。实际临床治疗性试验中，对照的选取常常是多种形式的组合，如常采用的是随机分组的（同期）有效药物对照或安慰剂对照。病例对照研究中的试验组是患该疾病的人，对照组是没有患该疾病的人。但要注意，试验组和对照组在非研究因素上如年龄、性别等要具有可比性。

3. 盲法

在临床研究中，试验的研究者或研究对象都不知道分配的所在组接受的是试验措施还是对照措施，这种试验的方法就称为盲法。盲法用于对研究资料的分析与报告。盲法的目的是有效地避免来自研究者和研究对象的主观偏见和测量性偏倚，这种偏见或偏倚可产生于设计阶段，也可产生在收集资料阶段，可影响研究结果的真实性和可靠性。盲法分三种，即单盲、双盲和三盲。

（1）单盲是指只有研究者知道分组情况，研究对象不知道自己属于哪一组。其优点是研究者可以更好地观察和了解研究对象，及时处理研究对象可能发生的意外情况，使研究对象的安全得到保障。缺点是避免不了研究者带来的偏倚。

（2）双盲是指研究者和研究对象都不知道每个对象分配到哪一组，需要第三者来安排、控制整个研究，此法主要用于药物临床试验研究。优点是可以避免研究者和研究对象的主观因素带来的偏倚。但方法复杂，较难实行。

（3）三盲是指研究者、研究对象和资料收集和分析者均不知道分组情况。此法从理论上可以更客观地评价研究结果。但通常不用该法，因极难施行。

与上述盲法相对应的是开放法，即研究者、研究对象都了解分组情况。此法易进行，易发现研究中产生的问题并可及时处理，但易产生偏倚。有些研究也并不需用盲法，如比较手术与非手术治疗效果或者干预效果是以测量的数量表示，如血压、血脂、血糖、体重等，可应用开放法。

二、护理科研设计的基本类型

现代护理学研究分类可以沿自然科学的分类，分为基础医学、临床医学、预防医学和卫生事业管理学研究。研究对象包括正常人、患者、动物（实验动物）和生物体赖以生存的自然和社会环境。常用的设计方案依照传统的流行病学研究设计的类型可分为实验性研究和非实验性研究。依照它们的科学论证强度以及研究者能否主动控制试验因素，共分为四个级别。

一级设计方案：为前瞻性研究设计方案，有对照组，研究者通过设计可以主动控制试验干预措施或可能影响研究结果的有关偏倚因素，论证强度高。设计类型包括随机对照试验、半随机对照试验、组群随机对照试验、交叉试验、单个体的随机对照试验。各设计方案虽同为一级，但彼此间的论证强度有差别。

二级设计方案：具有前瞻性，有对照组，但研究者不能主动控制试验干预措施，也不能有效地控制若干偏倚因素对研究观测结果的影响。设计类型包括队列研究、前后对照试验。

三级设计方案：多设有对照组，研究者不可能主动控制试验干预或影响因果效应的因素，论证强度三级。设计类型包括横断面研究、病例对照研究、非传统的病例对照研究及非随机同期对照试验。

四级设计方案：为叙述性研究，含临床系列病例分析、个案总结及专家评述等。这些都属于观察的描述性经验或评述，科学论证强度弱。

以下就护理科研中常用的几个类型进行介绍。

（一）随机对照试验

随机对照试验（RCT）又称随机同期对照试验，属一级设计方案，是指采用随机分配的方法，将符合要求的研究对象分别分配到试验组或对照组，然后接受相应的试验措施，在一致的条件下或环境中，同步进行研究和观察试验效应，并用客观的效应指标，对试验结果进行测量和评价的试验设计。随机对照试验主要用于研究治疗及预防效果，在特定条件下，也可用于病因学因果效应的研究，还可用于非临床实验的系统工程。

该研究类型的基本特征：①是前瞻性研究；②必须施加干预措施；③必须设立平行

的对照组；④研究对象的分组必须是随机的。

设计要点：①明确研究目的；②确定研究对象（某病患者要按诊断标准诊断），确定样本含量（按公式计算）；③随机化分组（简单随机分组、配对随机分组、分层随机分组、整群随机分组）；④确定对照方式（安慰剂对照、相互对照、交叉对照、自身对照、非随机同期对照、历史性对照）；⑤确定观察指标；⑥确定观察方法：盲法观察（单盲、双盲、三盲）或开放性试验（非盲法）；⑦确定统计分析方法。以上设计方案中，随机对照双盲试验被认为是最佳的标准的临床试验。

在治疗研究时，首先要根据为获得其临床疗效差别并具有临床意义的最低要求样本数而做出样本的估计数。将符合诊断标准、纳入标准和不符合排除标准的对象，自愿或同意（或家长同意）参加试验的患者，按随机分配方案，分配入试验组或对照组。两组患者数原则上相等，即 1：1，如患者来源较少，试验组患者可略多于对照组，如 3：2，甚至 2：1，如差别太大，将降低检验效能。划定统一的纳入标准、排除标准的目的，是使全部患者治疗前的情况通过限制性的条件达到基本一致，具有可比性。但是，在一般临床研究条件下，患者例数不可能很多，此时将患者分为试验组和对照组，一些对研究结果可能有较大影响的因素，如性别、年龄、病情程度的分布，在两组间不一定均衡，因此需做分层处理，成为若干组合，在此基础上的随机分配将进一步增强组间可比性。疾病诊断有公认标准，而纳入标准、排除标准和分层因素应结合临床医师专业知识做出决定，但是分层因素不宜超过 3 个。如分层过多，很难保证每个组合都可收进例数相近的两组患者，从而降低组间可比性。因此，确定分层因素和分层数必须十分慎重。

随机对照试验的优点是可比性好，能较好地防止选择性偏倚，研究对象诊断确凿，研究设计中有标准化的试验措施和观察指标。缺点是比较费时，人力与财力负担较大，代表性有所局限等。

（二）队列研究

队列研究又称定群研究，属二级设计方案，是从因到果的研究。被观察的人群按其自身是否暴露于可能的致病因素或危险因素，自然形成暴露组与非暴露组，研究者对观察人群的暴露因素，既不能随机分配，也不能加以控制。随访一段时间后，分别确定两个群体中发生目标疾病或某种不良反应的例数，并对其差别进行比较。队列研究多用于病因学、预后的研究，也可用于治疗、预防的研究。

符合研究条件的对象不受研究者控制或分配，而是自然地形成两个组，其中一个组暴露于可能致病的因素，另一个组则不暴露，作为对照。两组对象在入组（入列）时都没有所要研究的疾病或所欲观察的结果。研究的终极目标则是产生的疾病或结果在两组中出现的情况。尽管暴露与否不是由研究者安排，但两组的基本情况却可以由研究者安排，使之除暴露因素之外的其余条件如性别、年龄，均具可比性。病因学研究的做法是以暴露者作为主体，按性别、年龄（确定年龄范围，由研究者定）配对，在不患该病也无暴露于可疑致病因素情况的人群中选出对照组。如可供选择的同性别、同年龄的对象多，则按随机查表选出。两组入列时例数应相近。入列后，两组有统一的观察期限和观察方法，有公认的疾病诊断标准，有统一的纳入标准、排除标准。观察期长短由研究的问题决定。

队列研究也可用于疾病预后的研究。例如比较风湿性心脏病单纯二尖瓣病变与联合瓣膜病变的预后，以心力衰竭、心房纤颤、病死率作为终极目标。患者入列时，不应有心力衰竭及心房纤颤存在。观察母乳与非母乳喂养新生儿对孩子健康的影响也属队列研究。这些"因"都非研究者所能操纵。该研究类型偏倚较少，说服力较强；但样本量大，人力投入多，需要花费的时间长。

（三）病例对照研究

病例对照研究属三级设计方案，是一种分析暴露和疾病之间因果关系的分析性研究设计方案。病例对照研究选择具有所研究疾病的一组患者组成病例组和一组无该疾病者组成对照组，调查他们的暴露情况，比较两组的暴露率或暴露水平的差异，以研究该疾病与暴露的关系。如果病例组的暴露率或暴露水平明显高于对照组，则认为该暴露因素与疾病或事件有联系。

病例对照研究的特点：研究对象分成病例组和对照组并不是随机化分配，而是按是否患有所研究的疾病分组，因此病例组与对照组是自然形成的，并不是研究者能主观控制的；所调查的研究因素包括危险因素、预后因素及诊治措施，是由研究者从现在对过去的回顾而获得，因此是回顾性研究；从因果关系的角度看，是先有了结果（疾病）再去寻找原因（调查暴露情况），分析暴露和疾病的联系，因此系"由果推因"的研究。如用于研究病因或致病因素，则其"果"就是"疾病"，其对照就是不患该疾病的人群。如用于研究导致某种疾病的结局（如死亡、残废）的因素，其"果"就是某种疾病的死亡或残废的病例，其对照就是患有同样疾病但已康复的病例。对于所研究的疾病必须有公认的、明确的诊断标准以及明确的诊断方法或步骤。病例可采自住院患者，研究者查阅病历，审查其诊断方法及诊断是否正确。病案记录资料也可从计算机中内存的信息库中提取。也可询问现有的住院（或门诊）患者，填写调查表，追溯患者既往本次欲研究的可疑致病因素的暴露史或接触史（包括接触时间长短、数量大小）。对照组的选择十分重要，其来源应与病例组相同（均为住院或门诊患者，或其他有近似条件的人群），必要时考虑性别、年龄配对。研究疾病的致病因素时，对照组必须排除所欲研究的疾病，而且应同期，以避免季节气候等的影响。排除疾病所用方法应与确诊该病的方法相同，例如研究消化性溃疡的致病因素时，病例组以胃镜检查确诊，对照组不能只凭病史、症状、体征而排除消化性溃疡。两组间除研究的疾病有或无的差别外，其余条件应具可比性，例如，研究吸烟与肺癌的关系时，两个组都将患有慢性支气管炎作为排除标准，而不要只在对照组中排除慢性支气管炎患者，因为慢性支气管炎常与吸烟有关。如只在对照组中排除慢性支气管炎患者，势必夸大吸烟与肺癌的因果联系。对照组与病例组例数一般应相等，也可为 2:1。

该研究设计方案的优点是病例对照研究所需样本量小，因此适宜于少见疾病的研究，如恶性肿瘤的病因和危险因素研究；病例对照研究允许同时调查许多因素和疾病的联系，并可以使用病史记录作为数据的来源；采用病例对照研究设计方案可以省人、省时、省钱，研究周期短，容易出成果。缺点是病例对照研究选择合理对照十分困难，对照组由研究者自行选择，难免产生偏倚，且暴露水平和暴露率的测量是在患疾病之后回顾而获得，因此特别容易受到回忆偏倚的影响，从而影响研究结果的正确性；论证强度不及试验性研究，因此病例对照研究得出的结论有争议时，应进一步经队列研究加以证实；病例对照研究不能计算发病率，只能计算近似的相对危险度（比值比）来判定联系强度。

（四）横断面调查研究

横断面调查研究是指在某个时点或较短时间内调查一个特定人群中的疾病和健康状况，及其与一些因素的相关关系。横断面调查研究常用于患病率调查，在一定时间界限内对有代表性的人群做调查，了解患病率（不包括已因某病死亡或已痊愈者，而是正患某病的人数占被调查人数的百分比），同时调查可能与该病发生有关的因素，分析其因果联系。横断面调查研究也可用于患者群做现状调查，探讨患者体内的变化，研究其发病机制等。

横断面调查研究只是收集因果联系事实或现状，不去干预受试者暴露或接受治疗的情况，故较易进行，又是同期进行，可做分组比较。因只做一次，可节省时间、人力、物力。因为不是前瞻性，很难说明因果联系的时间先后关系，对由多因素引起的疾病容易产生混杂性偏倚。调查患病率时，因不调查已死亡及痊愈者，降低了代表性。

具体选用哪种类型的研究设计，主要取决于研究的目的、要解决的问题的性质。如要探讨疾病或护理事件发生或形成的原因，一般先做现状研究，然后做病例对照研究，再做队列研究，如有可能再做干预研究，用随机对照试验直接验证病因。观察药物疗效或护理措施效果则尽量采用随机对照试验，但由于临床科研的复杂性，有时也可采用历史对照或非同期对照试验。

第三节　临床护理科研中常用统计学方法的选择

在科研工作中，对收集到的原始资料和数据，要先进行科学分类和归纳，以便于分析和叙述。在整理完资料后，再采用恰当的统计学方法，找出指标的变化规律，以显示出资料的特殊意义，从而认识现象的本质。在临床护理科研中，正确地选择统计学方法，应充分考虑科研工作者的研究目的、设计方案、数据类型、数据资料的分布特征和所涉及的数理统计条件等。其中任何一个问题没考虑到或考虑有误，都有可能导致统计分析方法的选择失误。另外，统计分析方法的选择应在科研设计阶段来完成，而不应该在临床试验结束或在数据的收集工作完成之后。

一、统计方法选择的条件

对科研数据进行统计方法的选择和统计分析时，应考虑以下因素。

（一）研究目的

对于临床护理人员或护理科研人员来说，在进行统计分析前，一定要明确利用统计方法需要达到研究者的什么目的。一般来说，统计学方法可分为统计描述与统计推断两类方法。统计描述，即利用统计指标、统计表或图，对数据资料进行最基本的统计分析，使其能反映数据资料的基本特征，能帮助人们准确、全面地了解数据资料所包含的信息，以便对资料做进一步的分析，如率、构成比、均数、标准差等。统计推断，即利用样本所提供的信息对总体进行估计，其中包括参数估计和假设检验。若要分析某病在不同地区的患病率有无差异、甲药与乙药两组的疗效是否不相同等可用假设检验的统计方法。此外，若要研究某些因素间的相互联系，可用相关分析，以相关系数来衡量各因素间相关的程度和方向，如肥胖与糖尿病、高血脂与冠心病等的相关分析。若要研究某个因素与另一因素（变量）的依存关系，即以一个变量去推测另一变量时，可用回归分析，如利用回归分析建立起来的回归方程，可由儿童的年龄推算其体重。

（二）资料类型

统计分析的目的是面对不确定的数据信息，做出科学的推断或结论，因而对数据资料进行类型划分就显得尤为重要。资料类型的划分现多采用国际通用的分类方法，将其分为两类：数值变量资料和分类变量资料。数值变量是指其值是可以定量或准确测量的变量，其表现为数值大小的不同；而分类变量是指其值是无法定量或不能测量的变量，其表现没有数值的大小而只有互不相容的类别或属性。分类变量又可分为无序分类变量和有序分类变量两小类。无序分类变量表现为没有大小之分的属性或类别，如性别是两类无序分类变量，血型是四类无序分类变量；有序分类变量表现为各属性或类别间有程度之分，如临床上某种疾病的"轻、中、重"，治疗结果的"无效、显效、好转、治愈"。由此可见，数值变量资料、无序分类变量资料和有序分类变量资料又可分别叫作计量资料、计数资料和等级资料。

$$资料类型\begin{cases}数值变量（计量资料）\\ 分类变量\begin{cases}无序分类变量（计数资料）\\ 有序分类变量（等级资料）\end{cases}\end{cases}$$

统计方法的选择与资料类型有关，在多数情况下，资料类型不同，选择的统计方法不一样。如数值变量资料的比较可选用 t 检验、u 检验、方差分析等统计方法，而率的比较多用 X^2 检验。有些临床科研工作者由于误判资料类型而导致统计方法的选择失误，最常见的错误是将数值变量资料错判为分类变量资料。

资料类型的判断应从观察单位（研究者根据研究目的确定的最基本的观察对象）入手。若每个观察单位都有一个数值，而无论这个数值是否具有度量衡单位（如国际单位、率、百分比等）的资料都是数值变量资料；若每个观察单位只有属性或类别之分，而没有数值的资料都是分类变量资料。例如：统计是否吸烟，此时应判为分类变量资料；如统计空腹血糖的具体数值，此时应判为数值变量资料。

值得注意的是，有些临床科研工作者常常人为地将数值变量的结果转化为分类变量的临床指标，然后参与统计分析，如患者的血红蛋白含量，研究者常用正常、轻度贫血、中度贫血和重度贫血来表示，这样虽然照顾了临床工作的习惯，却损失了资料所提供的信息量。换言之，在多数情况下，数值变量资料提供的信息量最为充分，可进行统计分析的手段也较为丰富、经典和可靠，分类变量资料在这些方面都不如数值变量资料。因此，在临床实验中要尽可能选择量化的指标反映试验效应，若确实无法定量时，才选用分类数据，通常不宜将定量数据转变成分类数据。

（三）设计方法

在任何具体的临床科研设计中，都应考虑所获得资料的统计方法。因此，统计方法的选择切不可在获得资料结果后才考虑。在众多的临床科研设计方法中，每一种设计方法都有与之相适应的统计方法。因此在选择统计方法时，必须要根据不同的临床科研设计方法来选择相应的统计分析方法。如果统计方法的选择与设计方法不一致，统计分析得到的任何结论都是错误的。

常用的科研设计方法有成组设计（完全随机设计）的 t 检验、配对 t 检验、成组设计（完全随机设计）的方差分析、配伍设计（随机区组设计）的方差分析等，都是统计方法与科研设计方法有关的佐证。因此，应注意区分成组设计与配伍设计，在成组设计中又要注意区别两组与多组设计。最常见的错误是将配伍设计的资料当作成组设计来处理，如配伍设计的资料使用成组设计的 t 检验、配伍设计使用成组设计的方差分析，或将三组及三组以上的成组设计资料的比较采用多个 t 检验、三个或多个率的比较采用四格表的卡方检验来进行比较，都是典型的错误。某妇科肿瘤患者化疗前的血红蛋白值（g/L）见表 10—2。

表 10—2 某妇科肿瘤患者化疗前的血红蛋白值

组别	例数	均数（g/L）	标准差
甲组	37	108.08	20.05
乙组	51	111.63	20.67
丙组	30	113.50	14.04
合计	118	110.99	18.96

此例是三组的成组设计，若要比较三组有无差别，应使用方差分析或三组的秩和检验，若有统计学意义，再进行方差分析或秩和检验的两两比较，而不能简单地使用三个 t 检验来进行比较。

（四）资料的分布特征

在数理统计公式推导和建立的条件中，涉及最多的是数据的分布特征。数据的分布特征是指数据的数理统计规律，许多数理统计公式都是在特定的分布下推导和建立的。若实际资料服从某个分布，我们就可以使用该分布所具有的数理统计规律来分析和处理实际资料，反之则不能。例如：在临床科研中，许多资料的描述不考虑资料的分布特征，而多选择均数与标准差。如某妇科肿瘤患者化疗前的血常规资料见表 10—3。

表 10-3　某妇科肿瘤患者化疗前的血常规

指标名	例数	均数	标准差	偏度系数	偏度系数 P 值	峰度系数	峰度系数 P 值
血红蛋白（g/L）	98	111.9900	18.8200	0.180	0.459	0.025	0.958
血小板（×10⁹/L）	98	173.5800	87.1100	1.353	0.000	1.843	0.000
白细胞（×10⁹/L）	98	6.7930	2.7670	1.207	0.000	1.202	0.013

　　从以上结果可见，若只看三项指标的均数和标准差，临床医生也许不会怀疑有问题。但是经正态性检验，血红蛋白服从正态分布，而血小板和白细胞经正态性检验，两项指标的偏度和峰度系数均不服从正态分布（$P<0.05$）。因此，描述该资料的血小板和白细胞平均水平正确的指标是中位数，而其变异程度应使用四分位数间距。

　　此外，标准差大于均数的原因有两个：一是不考虑资料的分布特征，错误地用均数和标准差描述偏态分布的资料；二是某些资料确实可出现此种情况，对此本书不过多地讨论，只对第一种情况加以说明，见表 10-4。

表 10-4　某妇科肿瘤患者化疗后与化疗前血常规的差值

指标名	例数	均数	标准差	偏度系数	偏度系数 P 值	峰度系数	峰度系数 P 值
血红蛋白差（g/L）	98	2.4388	21.7061	2.766	0.000	12.834	0.000
血小板差（×10⁹/L）	98	22.2245	57.4303	～0.495	0.042	4.390	0.000
白细胞差（×10⁹/L）	98	0.5551	1.6787	0.561	0.021	3.028	0.000

　　该资料的标准差大于均数，其原因是不服从正态分布（正态性检验偏度和峰度系数的 $P<0.05$），错误地使用均数和标准差描述。正确的方法是用中位数描述其平均水平，用四分位数间距描述其变异程度。

　　综上所述，在临床资料的统计分析过程中，应考虑资料的分布特征，最起码的要求是熟悉正态分布与偏态分布。

（五）数理统计条件

　　数理统计和概率论是统计的理论基础。每种统计方法都要涉及数理统计公式，而这些数理统计公式都是在一定条件下推导和建立的。也就是说，只有当某个或某些条件满足时，某个数理统计公式才成立；反之，若不满足条件，就不能使用某个数理统计公式。例如：成组设计的 t 检验要求正态分布和方差齐性，卡方检验对理论数大小和样本含量有要求等。

　　总之，对于临床科研工作者来说，为正确地选择统计方法，首先要掌握或熟悉上述影响统计方法的因素。其次，还应熟悉和了解常用统计方法的应用条件，不考虑应用条件是滥用统计方法。

二、数据资料的统计描述

统计描述的内容包括统计指标、统计图和表，其目的是使数据资料的基本特征更加清晰地表达。下面重点介绍统计指标的正确选用。

（一）数值变量资料的描述

描述数值变量资料的基本特征有两类指标：一是描述集中趋势的指标，用以反映一组数据的平均水平；二是描述离散程度的指标，用以反映一组数据的变异大小。两类指标的联合应用才能全面描述一组数值变量资料的基本特征。这是目前统计中应用最多、最重要的指标体系。描述数值变量资料平均水平的常用指标有均数、中位数和几何均数等，描述数值变量资料离散程度的常用指标有标准差、四分位数间距和变异系数等。各指标的名称及适用范围见表10-5。

表10-5 描述数值变量资料的常用指标

指标名称	作用	适用的资料类型
均数（X）	描述一组数据的平均水平	正态分布或近似正态分布
中位数（M）	与均数相同	偏态分布、分布未知、两端无界
几何均数（G）	与均数相同	对数正态分布、等比资料
标准差（S）	描述一组数据的变异大小、离散程度	正态分布或近似正态分布
四分位数间距（$Q_U \sim Q_L$）	与标准差相同	偏态分布、分布未知、两端无界
极差（R）	与标准差相同	观察例数相近的数值变量
变异系数（CV）	与标准差相同	比较几组资料间的变异大小

来源：王家良. 临床流行病学［M］. 第2版. 上海：上海科技出版社，2001。

在使用这些指标时，应注意两个问题：一是各个指标有其适用范围，应根据实际资料的情况选择使用，资料如服从正态分布或近似正态分布，可选用均数和标准差进行描述；二是各个指标的计算和应用必须具备同质基础，如不分性别和年龄，求其血红蛋白量的均数和标准差，既不能说明成人血红蛋白量的基本特征，也不能说明儿童或老年人血红蛋白量的基本特征。所以在使用这些描述性统计指标时，应充分考虑这些指标的适用范围和条件。

（二）分类变量资料的描述

描述分类变量资料的指标，由于其基本概念和计算都较为简单，因此，是临床科研工作者最常用的一类指标，如痊愈率、死亡率、患病率等。在临床上，这类指标的应用较多，出现的错误也较多。如以比代率，即误将构成比当作率来描述某病发生的强度和频率，如用某病的患者数除以就诊人数（或人次）得到"某病患病率"或"发病率"，就是典型的以比代率；另外，容易将不同的率相互混淆，如把患病率与发病率、死亡率与病死率等概念混淆。

常用的描述指标如下：

（1）率主要用于描述事件发生的强度和频率，计算公式：

$$率＝\frac{发生某现象的观察单位数}{可能发生某现象的观察单位数}×K$$

K 为比例基数，可以取 100%、1000‰、10 万/10 万等，其选择主要根据习惯用法使其计算结果能保留 1~2 位整数，以便阅读。

（2）构成比用于描述事物内部各组成部分所占的比重，计算公式：

$$构成比＝\frac{A}{A+B+\cdots}×100\%$$

（3）相对比用于描述指标 A 为指标 B 的若干倍或百分之几，计算公式：

$$相对比＝\frac{A}{A+B}$$

三、数据资料的比较

在众多的科研方法中，对数据资料的分析归纳有两种最基本的方法：一是对研究对象的全体进行研究，如普查，这种方法只能用于有限总体而不能用于无限总体，且需要花费的人力、物力和时间较多，在实际临床科研工作中很难实现；二是从总体中抽取一定数量的样本进行研究，这种方法不仅可用于有限总体，也可用于无限总体，且是无限总体唯一的研究方法，与普查相比可节省大量的人力、物力和时间，是实际工作中最常用的研究方法。在抽样研究的过程中，不可避免要产生由抽样所致的样本与总体的差别，即抽样误差。因此，在利用样本数据对总体进行推断时，必须考虑抽样误差对结果的影响。若用样本信息去推断其所代表的总体间有无差别，需要使用假设检验（显著性检验）。

（一）假设检验的基本思想

假设检验的基本思想可以用小概率原理来解释。所谓小概率原理，就是认为小概率事件在一次试验中是几乎不可能发生的。也就是说，对总体的某个假设是真实的，那么不利于或不能支持这一假设的事件 A 在一次试验中是几乎不可能发生的。要是在一次试验中事件 A 竟然发生了，我们就有理由怀疑这一假设的真实性，拒绝这一假设。

假设检验的基本思想：首先对总体参数值提出假设，然后再利用样本告知的信息去验证先前提出的假设是否成立。如果样本数据不能充分证明和支持假设，则在一定的概率条件下，应拒绝该假设；相反，如果样本数据不能够充分证明和支持假设是不成立的，则不能推翻假设成立的合理性和真实性。假设检验推断过程所依据的基本信念是小概率原理。以两样本均数的比较为例，如图 10-1 所示。

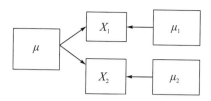

图 10-1　假设检验的基本思想

两样本均数 X_1 和 X_2 可能是来源于同一总体 μ（如图 10-1 左侧所示），两样本均数的不同是由抽样误差所致；也有可能两样本均数来自不同总体 μ_1 和 μ_2（如图 10-1 右侧所示），其样本均数间的不同是由各自来源于不同的总体所致。统计中的假设检验也是从假设开始，先假设两个样本均数 X_1 和 X_2 可能来源于同一总体 μ，然后计算出在此假设下的某个统计量的大小。当这个统计量在其分布中的概率较小时（如 $P \leqslant 0.05$），我们就拒绝该假设，而接受其对立的假设，认为两样本分别来自不同的总体 μ_1 和 μ_2。反之，当统计量在其分布中的概率较大时（$P > 0.05$），我们就不能拒绝假设。

总而言之，假设检验是反证法原理的统计应用：①假设检验所采用的逻辑推理方法是反证法；②假设检验所依据的是小概率原理，即"小概率事件实际不可能发生"的原理。

（二）假设检验的基本步骤

1. 建立假设，确定检验水准 α

假设有零假设（H_0）和备择假设（H_1）两个，零假设又叫作无效假设或检验假设。H_0 和 H_1 的关系是互相对立的，如果拒绝 H_0，就要接受 H_1。根据备择假设，假设检验有单、双侧检验两种。一般假设检验中的检验假设 H_0（或称为零假设、无效假设），假设样本来自同一总体，即其总体参数相等。备择假设 H_1，作为拒绝检验假设时的备选假设，检验水准为拒绝检验假设是犯第一类错误的概率。检验水准用 α 表示，通常取 0.05 或 0.10，检验水准说明了该检验犯第一类错误的概率。假设检验的通常格式如：

H_0：多个样本来自同一总体，各样本间的差别是由抽样误差所致；

H_1：多个样本来自不同总体，各样本间的差别是由不同总体所致；

$\alpha = 0.05$。

2. 根据研究目的和设计类型选择适合的检验方法

根据资料类型、分布特征和科研设计方案等，选择不同的统计检验方法，如 t 检验、u 检验等。

3. 确定 P 值并得出统计结论

当 $P > \alpha$ 时（如 $P > 0.05$），接受零假设，认为差异无统计学意义，或者说二者不存在质的区别；当 $P < \alpha$ 时（如 $P < 0.05$），拒绝零假设，接受备择假设，认为差异有统计学意义，也可以理解为二者存在质的区别。但要注意：即使检验结果是 $P < 0.01$ 甚至 $P < 0.001$，都不说明差异相差很大，只表示更有把握认为二者存在差异。

（三）假设检验的两类错误

接受或拒绝 H_0，都可能犯错误。Ⅰ 类错误——弃真错误，发生的概率为 α；Ⅱ 类错误——取伪错误，发生的概率为 β。假设检验的两类错误见表 10-6。

表 10-6　假设检验的两类错误

检验决策	H_0 为真	H_0 非真
拒绝 H_0	犯 I 类错误（α）	正确
接受 H_0	正确	犯 II 类错误（β）

两类错误是互为消长的：一般来说，当 n 固定时，α 大 β 就小，α 小 β 就大。基本原则是力求在控制 α 的前提下减少 β。如果犯 I 类错误损失更大，为减少损失，α 值取小；如果犯 II 类错误损失更大，α 值取大。β 称为检验功效，表示原假设不真时拒绝原假设的概率，反映了肯定备择假设的能力大小。α 给定时，使 β 最小或最大的检验称为最佳检验。

（四）常用假设检验方法

1. 计量资料的假设检验

计量资料的假设检验见表 10-7。

表 10-7　常用计量资料的假设检验

比较目的	应用条件	统计方法
样本与总体比较	例数较大，任意分布	u 检验
	例数较小，样本正态分布	t 检验
两组资料的比较（完全随机设计）	例数较大，任意分布	u 检验
	例数较小，正态且方差齐	成组设计的 t 检验
	例数较小，非正态或方差不齐	成组设计的秩和检验
		成组设计的 t' 检验
		成组设计的中位数检验
配对资料的比较（配对设计）	例数较大，任意分布	配对设计的 u 检验
	例数较小，差值来自正态分布	配对设计的 t 检验
	例数较小，差值为非正态分布	配对设计的秩和检验
多组资料的比较（完全随机设计）	各组均数来自正态分布或方差齐	成组设计的方差分析
	各组为非正态分布或方差不齐	成组设计的秩和检验
配伍资料的比较（配伍设计）	各组均数来自正态分布且方差齐	配伍设计的方差分析
	各组为非正态分布或方差不齐	配伍设计的秩和检验

来源：王家良．临床流行病学 [M]．第 2 版．上海：上海科技出版社，2001。

2. 计数资料的假设检验

计数资料的假设检验见表 10-8。

表 10－8　常用计数资料的假设检验

比较目的	应用条件	统计方法
样本率与总体率比较	n 较小时	二项分布的直接法
	$NP>5$ 且 $n(1-P)>5$	二项分布的 u 检验
两个率或构成比的比较（完全随机设计）	$NP>5$ 且 $n(1-P)>5$	二项分布的 u 检验
	$n>40$ 且 $T>5$	四格表的 χ^2 检验
	$n>40$ 且 $1<T<5$	校正四格表的 χ^2 检验
	$N<40$ 或 $T<1$	四格表的确切概率法
配对四格表比较（配对设计）	$B+c>40$	配对 χ^2 检验
	$B+c<40$	校正配对 χ^2 检验
多个率或构成比资料的比较（完全随机设计）	全部格子 $T>5$ 或小于 1/5 的格子 $1<T<5$	行×列表 χ^2 检验（列联表 χ^2 检验）
	若有 $T<1$ 或有多于 1/5 的格子 $1<T<5$	行×列表的确切概率法（列联表确切概率法）

注：n 表示例数，T 为列联表中各格子的理论数，P 为样本量。来源：王家良. 临床流行病学 [M]. 第 2 版. 上海：上海科技出版社，2001。

3. 等级资料的假设检验

等级资料的假设检验见表 10－9。

表 10－9　常用等级资料的假设检验

比较目的	统计方法
两组比较（完全随机设计）	两组比较的秩和检验
多组比较（完全随机设计）	多组比较的秩和检验
配对设计	符号秩和检验
配伍设计	配伍设计的秩和检验

来源：王家良. 临床流行病学 [M]. 第 2 版. 上海：上海科技出版社，2001。

四、变量间的相关分析

数据资料的比较，是同一指标的不同处理组之间的比较。但在临床实际工作中，常常涉及疾病危险因素的研究和疾病病因的探索，即分析某个因素与疾病间的关系，如肥胖是否是糖尿病的危险因素，高血脂是否是冠心病心肌梗死的危险因素。如果研究结果证明了它们是某种疾病的危险因素或与某种疾病有相关关系，还不能肯定其因果关系，只有当某个因素导致某个肯定的结果，若该因素消除后，其相应的结果也不复存在时，因果关系才能被肯定。

（一）数值变量（计量资料）的关系分析

数值变量（计量资料）的关系分析见表 10－10。

表 10-10　常用数值变量的关系分析

比较目的	应用条件	统计方法
两变量间的依存关系	正态单变量资料*	直线回归（Ⅰ型）
	正态双变量资料**	直线回归（Ⅱ型）
两变量间的相互关系	正态双变量资料	直线相关
	两变量都不服从正态分布	等级相关

注：*表示两变量中有一个变量服从正态分布，**表示两变量都服从正态分布。来源：王家良.
临床流行病学［M］. 第 2 版. 上海：上海科技出版社，2001。

（二）无序分类变量（计数资料）的相关分析

（1）前瞻性研究：应用下列统计方法。

$$相对危险度（RR）=\frac{人群总体中暴露于某因素者的发病率}{非暴露者发病率}$$

$$归因危险度（AR）=\frac{暴露于危险因素组的患病率}{因素组的患病率}$$

（2）回顾性研究：统计方法如下。

$$相会比（OR）=\frac{某事件发生的概率}{该事件不发生的概率}$$

2×2 表：列联系数和四格表的 χ^2 检验；行×列表：列联系数和行乘列表的 χ^2 检验。

第四节　护理论文的撰写

护理论文是护理研究的重要组成部分，是护理研究的书面总结。通过科研论文的撰写，从大量的实践中发现规律、总结成果，从理论上阐述自己的观点，充实和发展新的护理理论，反过来再指导临床实践。护理论文应有一定的学术价值，如研究一些危害人类健康的疾病的护理中尚未解决的问题，这些问题是迫切需要解决的问题。研究要求有所创新、实用、科学性强。从创新来讲，研究可以分为开创性研究与重复验证性研究。从道理上讲，科学研究必须具备创新性，且力争创新，但在具体实行上不是事必创新，重复也是科学中的一条重要原则，必要的重复验证也不可忽略。研究论文的撰写要以科学的态度，实事求是地进行，所获资料力求准确、无误、无伪，经过整理、统计、处理、分析综合，得出科学结论。切不可以主观愿望取舍资料，造成错误结论。撰写论文用词要简明、准确，注重学术语言，层次要分明，论证严谨，逻辑性要强，对读者要能产生感召力。常见的护理论文按格式可以分为以下四种：护理科研论文、护理综述论文、护理个案论文和护理经验论文。

一、护理科研论文的撰写

护理论文要求一定的格式，国际医学期刊编辑委员会根据实践和国际上沿用的习惯，在《生物医学期刊投稿统一要求》中，规定论文格式应由论文题目、作者署名及单位、摘要、关键词、正文和参考文献等几部分组成。

（一）论文题目

论文题目（文题）是概括文章性质和内容的重要标志，是最先提供给读者的直接信息。文题与内容要相符，应能概括论文的主要内容。读者常是以文题为主要依据来判断论文的阅读价值，故文题要概括、简练、准确、新颖。

1. 概括

用简短的文字囊括全文内容，体现全文精髓，使人一看就能对全文的内容有一个明确的概念，引人入胜，便于记忆。

2. 简练

简练就是简短、精练、突出重点，一般以不超过 20 个字为宜，切忌冗长繁杂，用词要字斟句酌。如"妥拉苏林局部皮下浸润注射消除输液引起的局部肿胀的观察"，共 26 个字，改为"妥拉苏林局部注射消除输液外渗肿胀的观察"，19 个字已可表达文章主题。题目的文字一般不用简称或外文缩写，必须用时也只能选用公认和常用名称。文题尽量不用标点符号，若文题确实长，可用附题说明，附题用一破折号与主题分开，如"自拟消渴汤治疗 2 型糖尿病 158 例——附六味地黄丸对照组 52 例"。

3. 准确

准确就是要用词准确，正确反映论文的主题与内容，避免出现文题不符的情况。如"临床输注过程中的空气污染及其对策"，作为文题不准确。因为"空气污染"并非输注过程中的，"对策"应该是防止或减少污染的对策，其中"及其"用词欠妥。如改为"静脉输注环境的空气污染及其预防"则能正确反映论文的主题。

4. 新颖

题目要有特色和新意，不落俗套，避免与已有文献的题目雷同。

（二）作者署名及单位

题目下面要写上作者姓名和工作单位，以便于编辑、读者与作者联系或咨询，也是对文章内容负责的表现。

1. 署名作者

署名作者一般包括下列人员：①课题的提出者及设计者；②课题研究的主要执行者；③进行资料收集及统计处理的人员；④论文的主要撰写和修改者；⑤对论文主要内容能承担全部责任，并能给予全面解释和答辩的人员。

2. 署名注意事项

（1）署名顺序按参加研究工作的多少和实际贡献大小排列，而不能以职务高低、资历长短排列。第一作者应是研究工作的构思、设计、执行和论文撰写的主要负责者。

（2）每位作者姓名之间要空一格，但不需加任何标点符号。

（3）署名必须用真名，不得用化名、笔名和假名。

（4）论文发表前，若参加研究者已调往其他单位，可在署名末尾右上角加注符号，在脚注中说明。

（三）摘要

摘要即文章的内容提要，用准确、具体、精简扼要的文字介绍研究论文的目的、方法、结果、结论。它是论文内容的高度浓缩，一方面是为了方便读者概略地了解论文的内容，以便确定是否通读全文或选读其中的一部分，另一方面是为了使科技情报便于做文摘索引。摘要不列图或表，不引用文献，一般在正文之前，以200~300字为宜。摘要一般在署名之下、正文之前，书写时"摘要"二字顶格写，空两格后接摘要内容。

（四）关键词

关键词是20世纪60年代初期出现的一种检索语言，80年代应用于医护学术刊物。它是最能反映文章主要内容的单词、词组或短语，目的是便于读者了解论文的主题，有利于人们在检索中迅速查到文献。每篇文章可选3~5个关键词，可从文题、摘要、正文中特别是文中小标题中选择，也可参照美国国立医学图书馆编辑的最新版 *Index Medicus* 中医学主题词表（MeSH）内所列的词。关键词一般不用缩写词，在摘要之下，顶格写"关键词"，空两格后依次列出，之间可用分号隔开，最末一词不加标点。

（五）正文

科研论文正文的写法多年来已形成相对固定的格式，包括前言、材料与方法、结果和讨论四个部分。国内称之为四段式。此格式并非一成不变，而是根据文章的实际内容具体应用。

1. 前言

前言又称导言、引言或序言，主要包括对文章内重要名词和理论框架的介绍，恰当介绍该课题的研究背景及依据、研究目的及意义等。前言不宜过长，避免自我评价，用"国内首创""填补空白"等字描述和过多引用文献，点明主题即可。前言按顺序可有如下内容：

（1）提出问题：文章的第一句话要开门见山地引出文章所涉及的问题，有时可加入部分疾病流行病学现状。

（2）说明选题依据：引用文献资料的信息，用前人的研究情况，说明本人为什么选此题。

（3）阐述论文的价值和意义。

（4）点题收口：前言结束时，常用本文的直接目的点出论文题目收口。

2. 材料与方法

材料与方法也可称资料来源（临床资料）与方法。临床研究的论文可用"临床资料""对象与方法""病例资料"等。这部分内容应详细介绍，内容包括研究对象的来源及数量、纳入标准及排除标准、抽样方法、研究步骤、观察指标、收集资料的场所、选用的量表和仪器、研究工具的信度、资料整理与统计学处理方法等，都要交代清楚。目的是使读者了解研究的具体内容，便于对研究进行评价和验证。对于实验性研究，如果研究方法是通用的，则只写明名称即可。如果受试者和处理因素的情况比较复杂，则应分别叙述，包括如何设立对照、如何随机分组、如何控制实验条件等。

3. 结果

结果是论文的关键部分，是作者论述本研究的价值和讨论观点的依据。观察到的现象和收集的数据经过科学地整理归纳和精确地统计学处理后，按照逻辑顺序，用文字、统计图或表格的形式报告出来，图和表不宜过多，能用文字表达清楚的就不必用图表。如果图或表能更清楚地表达，则应压缩文字，表格采用三线表形式。必须注意研究结果的真实性和科学性，遵循实事求是的态度，既要详细叙述新的发现和正面的、阳性的结果，也要如实叙述反面的、阴性的结果，做出客观的分析与报道，切忌在结果部分出现主观评价性语言。

4. 讨论

讨论是论文的精华部分，在一定程度上决定了论文的学术水平和价值。讨论是结果的逻辑延伸，对结果进行阐释、分析、论证和评价，从感性认识上升到理性认识，得出令人信服的结论。讨论部分的写法不一，一般内容可包括本研究的原理和概念，所有结果的分析和评价，结果的含义和事物的内在联系，从结果得出的推理和结论，指出结果和结论的理论意义、对实践的指导作用和应用价值，今后要解决的问题与展望及该项研究的不足之处或出现的误差等问题。讨论部分注意与本文的结果紧密联系，同时分析过程最好多结合理论。还可把研究结果与有关文献报道的异同处进行比较，从不同角度分析产生此种结果的原因，提出新的观点和建议，以充实作者的论点。

（六）参考文献

参考文献是科研论文中不可缺少的部分。在论文最后列出本次研究工作所参考过的主要文献目录，目的在于表明论文的科学依据与历史背景，反映出作者对他人成果的尊重，为读者进一步查阅和探索有关问题、了解文献的详细内容提供线索。所列参考文献的要求：①必须是作者亲自阅读过的；②一般只限于正式出版物上发表的文章，文摘、内部刊物、内部资料及未发表的文章均不列入参考文献中；③引用论点必须准确无误，不应断章取义；④著录必须准确，著录格式应按 GB/T 7714 - 2015《信息与文献　参考文献著录规则》，采用顺序编码制著录。参考文献的书写格式如下：

1. 引用期刊格式

［序号］作者（3 名应全部引出，3 名以上只引前 3 名后加"等"）. 文献题名［J］. 杂志名称，年，卷（期）：起止页码。

例：［1］谭莉莉，黄津芳. 康复训练对先天性心脏病患儿术后恢复的影响［J］. 中华护理杂志，1996，31（6）：314 - 315.

［2］King L A，Downey G O，Welch R A，et al. Treatment of advanced epithelia ovarian carcinoma in Pregnancy with cisplatin-based chemotherapy［J］. Gynecol Oncol，1991，41（2）：78 - 80.

2. 引用书籍文献格式

［序号］作者. 书名［M］. 出版地：出版者，出版年：页码。

例：［1］王家良. 临床流行病学：临床科研、设计、衡量与评价［M］. 上海：上海科学技术出版社，1990：181.

（七）脚注

为了使作者投稿更加正规化，避免漏注重要项目，特设脚注。例如：①论文系国家基金项目或部、省级以上攻关课题，论文曾在国内外学会上宣读，在文题右上角用△标出，在文题首页最下方脚注中注明，用短横线与正文分开。②作者单位在首页最下方脚注，包括第一作者单位、所在地、邮政编码。③第一作者单位、研究生、进修医师均应注明。

二、护理综述论文的撰写

文献综述是对文献资料的综合评述，是作者在阅读大量原始文献后，对文献中提出或探讨的某些护理问题的进展情况，经过将各种资料归纳、总结、对比、分析和评价，综合加工，加上自己的观点而写成的学术论文。文献综述是一种情报资料，它可反映有关问题的发展概况、新动向、新技术和发展趋势。综述与科研论文的区别主要是综述文章资料来自文献，而科研论文的数据是由研究者通过科研设计，自己收集得到的。拟定综述是积累、理解和传播资料的过程，可使自己和读者对所论述问题的发生发展、历史背景和现状有一个比较完整的了解，也是培养综合资料能力和提高科研能力的过程。写文献综述的步骤如下：

（一）选题

文献资料非常之多，可根据自己的选题，有目的、有重点地选择要阅读的文献。一般综述选题来源：①实际工作或科研工作中发现某方面问题需要归纳；②某护理问题的研究近年来发展较快，需要综合评价；③从掌握的大量文献中选择反映本学科新理论、新技术的题目；④与自己科研内容和方向有关的题目。

（二）收集、整理资料

选定综述的题材后要大量收集和阅读有关的中文和外文文献，文献越多越好，越全越好，这是撰写综述的基础。一篇综述参考文献的质量和数量常是衡量其价值的指标之一。文献资料的来源：①原始文献是论文作者根据临床经验和科研成果写出来的原始论文，刊登于各种医学杂志、学报、学术会议资料汇编或论文集等，如《中华护理杂志》《中华内科杂志》《中华儿科杂志》等。②文献索引，如《中文医学文献索引》，还有目录类，如《国外科技资料目录（医药卫生）》《中文科技资料目录（医学）》。③专题评述、动态综述、进展、年鉴等。④数据库及网络平台。选择文献应先看近期的（近 2～3 年），后看远期的，在阅读文献过程中用看题目、选作者、读摘要来筛选文章，按先看前言，再看材料与方法以及结果的顺序进行粗读。依照粗读的提示深入阅读，选中的文章查看全文，同时做好读书笔记，正确理解、消化，不能只根据文摘或间接引用，避免造成误解。

（三）综述正文的写作格式

1. 前言

首先要说明写作的目的，明确有关概念，规定综述的内容和范围，并应扼要阐明有关问题的历史、现状、趋势和争论的焦点等，指出继续深入研究该课题的意义和可行性。此部分要以精炼的文字概括全文的核心内容，使读者通过前言简单了解综述所涉及的问题。

2. 中心部分

中心部分是综述的重点内容。通过综合各专家的不同观点，阐明某一课题的历史背景、研究现状、发展方向和解决办法。中心部分应按提纲分成若干段落，逐步由浅入深、由远及近地论述。每段开头以论点引路，以论点带论据的方法来组织材料。引用的文献最好是第一次文献，这样可避免二次文献、三次文献经他人之手后可能出现偏差，而不能如实地反映原始资料的观点。注意引用他人资料要严肃，不可歪曲原作精神，要尊重别人的工作。对不同观点一般将肯定的意见写在前面，否定的写在后面，结合自己的经验发表自己的观点。注意避免只写符合自己观点的资料。

3. 总结

总结是对全文主要内容的扼要概括，与前言相呼应，将主要的论点和论据进行总结，进一步得出结论。对存在的问题和今后的研究方向，作者应提出自己的观点和见解。注意对于有争议的学术观点，小结时用词要恰如其分，留有余地。

4. 参考文献

对于综述论文来说，参考文献最重要。综述后列出参考文献的意义：首先是尊重原作者的劳动成果，为本综述提供依据，提高综述的可信度。其次是为读者提供查找原始资料的线索。所引用的文献必须是自己全文读过的文献，不能引用别人论文中的间接资料，不能引用内部资料及未发表的著作等。一般要求30篇左右，不超过40篇，其中至少2/3为英文文献。

三、护理个案论文的撰写

个案研究是针对个案护理资料进行研究，探讨未知领域或对新措施、新理论进行深入分析，写出论文的过程，属于质性研究。在研究样本来源有困难而无法进行大样本研究时，可选用个案研究方法对少量样本进行探讨。个案研究侧重对少量样本进行深入分析解释，资料收集要求尽可能丰富和全面，研究结果虽较难大规模推广，但可获得一些新观点、新知识，并可为进一步研究提供依据。撰写个案论文时，切忌脱离案例本身，空谈理论方法，要结合案例进行阐述。

（一）个案研究的步骤

（1）选定研究对象。

（2）找出患者的健康问题或有关的护理诊断，以文献资料和有关护理理论为依据，从健康问题中确定研究问题和目的。

（3）针对研究问题制订相应的护理计划和护理措施。

（4）整理结果或护理效果。

（5）做出评价，结合护理理论或概念框架，评价护理效果，引出新的观点。

（二）撰写格式和内容

论文的文题、作者署名、摘要、关键词同护理科研论文。正文格式如下：

1. 序言

序言应包括提出研究问题的依据和写论文的目的，以及个案病例的简介。介绍病例的要点应与文章后面护理计划和措施所要解决的问题相呼应，不要过多叙述医生的处理，多介绍与护理有关的内容。

2. 对患者进行评估，提出护理问题

扼要介绍护理评估和患者的临床症状，提出要研究的护理问题，做出护理诊断，制订护理计划和措施。针对确定的护理问题，制订相应的护理计划并提出具体目标，对护理措施的完成时间和内容都应有具体介绍。

3. 护理效果

通过列表或文字叙述报告护理效果，叙述要真实，有依据和比较。

4. 效果评价

对研究中护理计划的实施结果，需要结合相关护理理论来进行评价，在护理计划与实际结果之间进行比较，通过患者健康状况的变化来判断效果，从中获得新知识和新观点，以指导临床实践。

5. 参考文献

在个案研究中阅读文献很重要，因为个案研究论文的写作要求密切结合相关理论。复习文献内容直接关系到个案研究论文的水平，所以在论文的最后应把主要参考文献列出，供读者查阅。

四、护理经验论文的撰写

护理学非常注意经验，故许多护理论文都是介绍护理工作的经验和体会的。这一类着重总结临床护理工作经验的论文，即为护理经验（体会）论文。它的书写格式与护理科研论文很相似，注意切勿以工作汇报的形式，降低论文的学术性。护理科研论文与护理经验论文的主要不同之处：①在护理科研论文正文的第二部分需要介绍科研设计的相关内容，如实验设计方案、研究方法、样本来源等，而护理经验论文则需要详细介绍护理的具体做法和体会，以便读者借鉴。②在结果部分，护理经验论文应着重报告护理效果，可通过具体病例的介绍、收集患者的反馈意见等来描述。③护理经验论文讨论部分（效果评价）应分析和解释产生护理效果的原因和理论依据，并总结出新观点。

护理论文不同类型格式的比较见表10-11。

表 10－11　护理论文不同类型格式的比较

比较内容	科研论文	综述论文	个案论文	经验论文
特点	难度最大，不易操作	整理、归纳、分析别人已往的研究	报道罕有事件	易操作
科研设计	一般设有对照或随机分组	无	无	无
科学性	强	弱	弱	弱
结果性	可靠	有一定局限	有一定局限	有一定局限
正文部分写作格式	1. 前言 2. 材料与方法 3. 结果 4. 讨论 5. 参考文献	1. 前言 2. 中心部分 3. 总结 4. 参考文献	1. 序言 2. 对患者进行评估，提出护理问题 3. 护理效果 4. 效果评价 5. 参考文献	1. 前言 2. 临床资料与方法 3. 结果 4. 讨论 5. 参考文献
摘要	中英文	可省去	不需要	不需要
资料来源	来自课题中收集的材料	来自查阅的医学和护理文献	临床罕见问题的资料收集	日常工作中积累的资料
字数约	5000 字左右	5000～6000 字	3000 字左右	3000 字左右

（李饶）

参考资料

1. 王珏慧，徐文. 国内外糖尿病专科护士发展现状与研究进展 [J]. 上海护理，2016，16 (5)：67—77.

2. 肖凌凤，耿丽荣. 糖尿病专科护士培养的发展现状 [J]. 解放军护理杂志，2014，31 (16)：36—39.

3. 赵芳，莫永珍. 国外糖尿病教育对我国糖尿病专科护理发展的启示 [J]. 中日友好医院学报，2017，31 (3)：176—178.

4. 廖二元，莫朝晖. 内分泌学 [M]. 北京：人民卫生出版社，2010.

5. 尚红，王兰兰. 实验诊断学 [M]. 北京：人民卫生出版社，2016.

6. 许曼音. 糖尿病学 [M]. 上海：上海科学技术出版社，2010.

7. 纪立农，宁光. 糖化血红蛋白 [M]. 北京：人民卫生出版社，2010.

8. 祝之明. 代谢综合征病因探索与临床实践 [M]. 北京：人民军医出版社，2005.

9. 陈灏珠，钟南山. 内科学 [M]. 北京：人民卫生出版社，2016.

10. 中华医学会糖尿病学分会. 中国 2 型糖尿病防治指南（2017 年版）[J]. 中国实用内科杂志，2018 (4)：292—344.

11. 中华医学会糖尿病学分会. 中国糖尿病患者胰岛素使用教育管理规范 [M]. 天津：天津科学技术出版社，2011.

12. 中华医学会糖尿病学分会. 中国糖尿病运动治疗指南 [M]. 北京：中华医学电子音像出版社，2013.

13. 孙子林. 从"自我管理教育"到"自我管理支持"——一步之遥的距离，翻天覆地的变革 [J]. 糖尿病天地（临床），2015 (11)：558—560.

14. 中华糖尿病杂志指南与共识编写委员会. 中国糖尿病药物注射技术指南（2016 年版）[J]. 中国实用内科杂志，2017，9 (2)：79—105.

15. 胡雯. 医疗膳食学 [M]. 北京：人民卫生出版社，2017.

16. 石汉平. 营养筛查与评估 [M]. 北京：人民卫生出版社，2014.

17. 中华医学会糖尿病学分会. 中国血糖监测临床应用指南（2015 年版）[J]. 糖尿病天地（临床），2016 (5)：205—218.

18. 中华医学会糖尿病学分会，中国医师协会营养医师专业委员会. 中国糖尿病医学营养治疗指南（2013）[J]. 糖尿病天地（临床），2016 (7)：289—307.

19. 中国老年学学会老年医学会老年内分泌代谢专业委员会，老年糖尿病诊疗措施专家共识编写组. 老年糖尿病诊疗措施专家共识（2013 年版）[J]. 中华内科杂志，

2014，53（3）：243－251.

20. 葛均波，徐永健. 内科学 ［M］. 8 版. 北京：人民卫生出版社，2013.

21. 尤黎明，吴瑛. 内科护理学 ［M］. 5 版. 北京：人民卫生出版社，2012.

22. 袁丽，熊真真. 糖尿病护理与管理 ［M］. 北京：人民卫生出版社，2013.

23. 斯德威. 糖尿病足：下肢动脉疾病与肢体保全 ［M］. 许樟荣，顾洪斌，主译. 天津：天津科技翻译出版公司，2011.

24. 张令玉. 糖尿病防治 ［M］. 北京：人民卫生出版社，2012.

25. 许樟荣. 2 型糖尿病社区临床指南 ［M］. 2 版. 北京：人民军医出版社，2010.

26. 中华医学会糖尿病学分会. 中国胰岛素泵治疗护理管理规范 ［M］. 天津：天津科学技术出版社，2017.

27. 中华医学会糖尿病学分会. 中国持续葡萄糖监测临床应用指南（2017 年版）［J］. 中华糖尿病杂志，2017，9（11）：667－678.

28. 中华人民共和国卫生部. 血源性病原体职业接触防护导则 GBZ/T213－2008 ［S］. 北京：中华人民共和国卫生部，2009.

29. 孙建，徐华，顾安曼，等. 中国医务人员职业暴露与防护工作的调查分析 ［J］. 中国感染控制杂志，2016，15（9）：681－684.

30. 董敬坚，周玲，潘昊. 糖尿病患者医院感染危险因素分析及控制对策 ［J］. 中华医院感染学杂志，2015，25（1）：148－150.

31. 黄勋，邓子德，倪语星，等. 多重耐药菌医院感染预防与控制中国专家共识 ［J］. 中国感染控制杂志，2015，14（1）：1－8.

32. 中华人民共和国卫生部. 中华人民共和国卫生行业标准 WS 397－2012 糖尿病筛查和诊断 ［M］. 北京：中国标准出版社，1992.

33. Delgadillo A T，Grossman M，Santoyo-Olsson J，et al. Description of an academic community partnership lifestyle program for lower income minority adults at risk for diabetes ［J］. the Diabetes Educ ator，2010，36（4）：640－650.

34. Harris S B，Stewart M，Brown J B，et al. Type 2 diabetes in family practice. Room for improvement ［J］. Canadian Family Physician，2003（49）：778－785.

35. Jia W P，Pang C，Chen L，et al. Epidemiological characteristics of diabetes mellitus and impaired glucose regulation in a Chinese adult population：the Shanghai Diabetes Studies，a cross-sectional 3-year follow-up study in Shanghai urban communities ［J］. Diabetologia，2007，50（2）：286－292.

36. Knowler W C，Fowler S E，Hamman R F，et al. 10-year follow-up of diabetes incidence and weight loss in the Diabetes Prevention Program Outcomes Study ［J］. Lancet，2009，374：1677－1686.

37. Li G，Zhang P，Wang J，et al. The long-term effect of lifestyle interventions to prevent diabetes in the China Da Qing Diabetes Prevention Study：A 20-year follow-up study ［J］. Lancet，2008，371：1783－1789.

38. Mangione C M，Gerzoff R，Williamson D，et al. The association between quality

of care and the intensity of diabetes disease management programs [J]. Annals of Internal Medicine，2006，145：107－116.

39. Smith J M, Kendall G E. Importance of effective collaboration between health professionals for the facilitation of optimal community diabetes care [J]. Australian Journal of Primary Health，2011，17 (2)：150－155.

40. Nam S, Janson S L, Stotts N A, et al. Effect of culturally tailored diabetes education in ethnic minorities with type 2 diabetes：A meta-analysis [J]. The Journal of Cardiovascular Nursing，2011，27 (6)：505－518.

41. Steinsbekk A, Ryqq L, Lisulo M, et al. Group based diabetes self-management education compared to routine treatment for people with type 2 diabetes mellitus：A systematic review with meta analysis [J]. BMC Health Services Research，2012，2 (1)：213.

42. Wang L, Gao P, Zhang M, et al. Prevalence and ethnic pattern of diabetes and prediabetes in China in 2013 [J]. JAMA，2017，317 (24)：2515－2523.

43. Yang W, Lu J, Weng J, et al. Prevalence of diabetes among men and women in China [J]. New England Journal of Medicine，2010，362 (12)：1090－1101.

44. 曹小红. 社区糖尿病护理中采用家庭单位护理模式的应用效果观察 [J]. 哈尔滨医药，2017，37 (1)：59－60.

45. 陈敏，薛晶晶，王稼颖，等. 社区全科团队模式下的 2 型糖尿病患者健康管理效果评价 [J]. 中国慢性病预防与控制，2012，20 (2)：236－238.

46. 丁兰，李世华，武琳，等. 对社区糖尿病患者采用以家庭为单位的护理管理的效果 [J]. 中华护理杂志，2010，45 (11)：1019－1021.

47. 董婷，刘素珍，李继平. 四川省 2931 例社区老年高血压糖尿病患者护理服务的满意度及影响因素分析 [J]. 护理学报，2017，24 (9)：7－10.

48. 费红敏，姚丽文，陆华. 依托医联体开展社区糖尿病患者分层护理管理的效果 [J]. 上海护理，2017，17 (6)：26－29.

49. 关军，董燕军，王中正. 社区糖尿病患者的护理方式及实行干预效果分析与研究 [J]. 当代医学，2017，23 (22)：144－146.

50. 郭晶，刘素珍. 我国糖尿病医院社区一体化管理的研究进展 [J]. 中国全科医学，2012，15 (22)：2554－2556.

51. 姬书瑶，曾慧，王红红，等. 糖尿病社区管理模式的研究进展 [J]. 护理学杂志，2017，32 (5)：101－104.

52. 梁欢澜，王运林，罗卓章，等. 引入家庭医生式服务开展 2 型糖尿病管理效果初探 [J]. 华中科技大学学报（医学版），2014，43 (4)：471－475.

53. 刘雅静. 影响社区糖尿病护理发展的原因及其对策 [J]. 上海医药，2016，37 (16)：28－29.

54. 李薇，朱敏，金爱萍. 社区护理对 2 型糖尿病老年患者治疗效果及治疗相关行为的影响 [J]. 解放军护理杂志，2017，34 (12)：31－34.

55. 李昱东，董斌，赵列宾. 医联体医院专科与社区全科合作对糖尿病管理的效果与费用研究 [J]. 中国卫生资源，2013，16（2）：131-133.

56. 秦清华. 糖尿病医院社区一体化管理的研究进展 [J]. 中国健康教育，2013，29（7）：636-640.

57. 唐国宝，杨叔禹，陈友兰. 糖尿病社区、医院一体化管理模式的研究 [J]. 中国慢性病预防与控制，2011，19（1）：74-76.

58. 陶奇渊，张晓鹏，邬婷媚，等. 家庭医生管理模式对 2 型糖尿病患者健康管理的效果评价 [J]. 广东医学，2017，38（14）：2209-2211.

59. 王晓静，王旭红，李爱华. 医联体联动模式下的糖尿病教育对社区糖尿病患者管理的效果分析 [J]. 检验医学与临床，2015，12（22）：3413-3414.

60. 王晓燕，李春红. 医联体同质化应用于社区糖尿病管理的研究探索 [J]. 中国医学创新，2016，13（30）：57-60.

61. 叶琪. 糖尿病健康管理模式的研究进展综述 [J]. 影像研究与医学应用，2018（3）：1-3.

62. 易利华. 四种模式的探索之路 [J]. 中国卫生，2017（4）：56-57.

63. 袁莎莎，王芳，李陈晨，等. 社区卫生服务中心全科团队构成模式分析 [J]. 中国卫生政策研究，2014，7（12）：37-42.

64. 郑亚平. 2010—2015 年我国糖尿病社区护理研究现状与热点领域的文献分析 [J]. 中国全科医学，2017，20（21）：2629-2634.

65. 中华医学会内分泌学分会. 中国成人 2 型糖尿病预防的专家共识 [J]. 中华内分泌代谢杂志，2014，30（4）：277-283.

66. 中华医学会内分泌学分会. 中国糖尿病血酮监测专家共识 [J]. 中华内分泌代谢杂志，2014，30（3）：177-183.

67. 中国医疗保健国际交流促进会糖尿病足分会. 中国糖尿病足诊治指南 [J]. 中华医学杂志，2017，97（4）：251-258.